JN444788

자세 교정과 통증 치료를 위한 실전 가이드

근육 불균형의 평가와 치료 전략

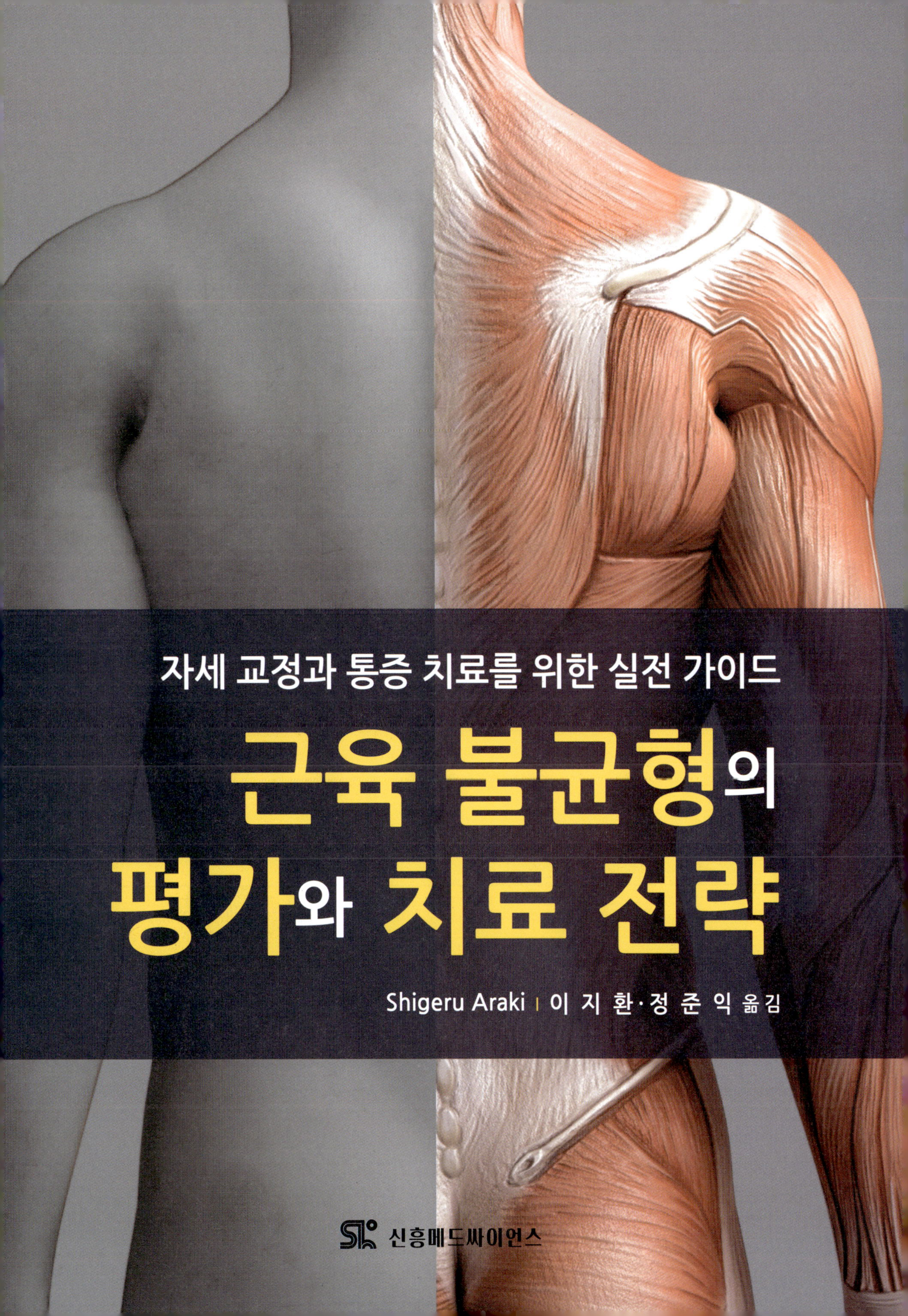

자세 교정과 통증 치료를 위한 실전 가이드

근육 불균형의 평가와 치료 전략

Shigeru Araki | 이 지 환 · 정 준 익 옮김

신흥메드싸이언스

MUSCLE IMBALANCE NO RIGAKURYOHO
text by Shigeru Araki
Copyright ⓒ 2018 Shigeru Araki
All rights reserved.
Original Japanese edition published by Publisher of Motion and Medical Co., Ltd.
Kanagawa
Korean translation rights arranged with by Publisher of Motion and Medical Co., Ltd.
through A. F. C. Literary Agency.

Korean language edition published by ShinHeung Medscience, Inc. Copyright ⓒ 2022

자세 교정과 통증 치료를 위한 실전 가이드

근육 불균형의 평가와 치료 전략

발 행	2022년 6월 03일
지 은 이	Shigeru Araki
옮 긴 이	이 지 환 · 정 준 익
발 행 인	홍 성 혁
발 행 처	**신흥메드싸이언스**
기 획	이 영 열
디 자 인	박 은 경
주 소	서울시 강서구 마곡중앙1로 10, 907호 (마곡동 798-17, 한일노벨리아타워)
등록번호	제318-2007-000077호
전 화	02-6956-8670
팩 스	02-6956-8671
홈페이지	www.shmed.co.kr
I S B N	978-89-6498-080-4 93510
정 가	42,000원

옮긴이 소개

이 지 환

- 힐링무브 필라테스 대표
- 힐링무브 아카데미 대표

정 준 익

- 뉴로재활필라테스 대표

* 이 책의 저작권은 **Publisher of Motion and Medical Co., Ltd.**와 저작권 계약을 한 ㈜**신흥메드싸이언스**에 있으며 저작권법에 따라 한국에서 보호를 받는 저작물이므로 내용 또는 화보의 무단 전재와 복제를 금합니다.

* 파본이나 낙장이 있는 책은 교환해 드립니다.

서문

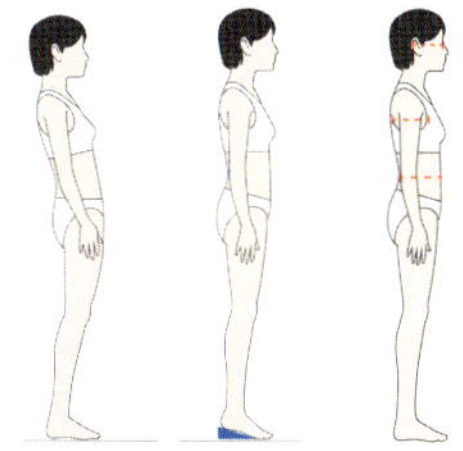

본인이 물리치료사가 된 것은 1978년이다. 그리고 2015년 3월 정년을 맞이할 때까지 37년간 이시카와현이라고 하는 지방도시에서 물리치료사가 희소가치가 있었던 시대부터 과잉이라 말해지는 시대를 경험해 왔다. 설마 내가 책을 출판할 줄은 꿈에도 몰랐으나 우연히 '임상가를 위한 운동기 연구회'가 주최하는 세미나에 강사로서 불려가던 때에 소노베 토시하루 선생(전 관동산재병원 중앙재활부)의 부탁을 받아 집필하게 되었다.

지식도 없고, 제대로 된 연구도 하고 있지 않던 본인이 이러한 책을 쓰는 것은 송구스러운 일이나. 그러나 물리치료사가 적은 시대부터 살아왔고, 지금은 사라질 위기에 놓인 국립요양소 양성학교 출신의 물리치료사가 40년 가까이 선배나 환자분이 가르쳐 주신 것들을 후배들을 위해 기록으로서 남기는 일은 아마도 본인의 마지막 일인지도 모른다.

생각해보면 학교를 졸업할 때쯤의 물리치료는 ROM 훈련, 근력강화 훈련, ADL 훈련이 중심인 대상적 기능훈련의 시대였다. 그 후 신경생리학적 접근이 각광을 받아 물리치료사들이 관련 세미나에 관심을 가졌고, 다음으로 관절에 대한 접근법이 소개되어 도수물리치료 세미나에 참가했다. 현재는 임상 추론과 모터 컨트롤(motor control)의 접근으로 시대가 흐르고 있다. 물리치료는 관절이나 근육, 신경이라고 하는 이른바 하드웨어의 치료로부터 운동 패턴이나 생활 습관 등 소프트웨어 치료로 폭을 넓혀 왔다.

본인은 1978년부터 2015년까지 병원 근무를 해왔으며 급성기, 회복기의 병원을 경험했다. 그리고 2015년부터 행정 물리치료사가 되어 지역 장애인 시설과 특별 지원 학교 등을 돌며 뇌성마비나 지적 장애인들의 상담과 운동지도를 하는 업무를 했다. 한편, 우연히 직장에 인접해 마련된 이시카와 종합 스포츠센타 스포츠과학과의 의뢰로 국민체육대회 대표 선수들의 신체 체크나 부상 예방 지도도 했었다. 그런데 지금까지 병원에서 해 온 평가나 치료방법은 지역 학교나 스포츠 현장에 도움이 되지 않는 경우가 많아 아무것도 할 수 없는 물리치료사임을 깨닫고 깜짝 놀랐다.

지금까지 많은 세미나 또는 연구회에 참가하면서 임상 경험이 풍부함에도 불구하고, 뇌성마비나 지적장애를 가진 아이들을 앞에 두고 아무것도 할 수 없었던 것이다. 병원이라는 관리된 환경에서 의사의 처방, 클리니컬 패스(clinical pass)라고 하는 작업 흐름으로 많은 환자들을 감당해 온 본인에게 병원 이외 환경에서의 일은 충격적이었고, 사고방식을 바꿀 수 있는 좋은 기회가 되었다. 장애를 가진 아이들이나 운동선수들이 본인에게 많은 것을 가르쳐 준 것이다.

뇌성마비나 지적장애인과 운동선수라는 양극과도 같은 대상자를 보면서 양쪽에 공통된 문제가 있음을 알았다. 바로 얀다 박사(Vladimir Janda)가 말했듯이 특유의 과긴장근과 약화근의 불균형에 의한 운동기능의 장애, 운동 패턴의 장애가 일어난다는 것이다.

얀다(Janda)의 접근법, 사만(Shirley A.Sahmann)의 운동손상 증후군에 대한 접근, 쿡(Gray Cook)의 기능성 움직임 검사(Functioanal Movement System) 등을 참고하여 근육 불균형 및 운동 패턴의 이상에 대하여 간단하고 표준화하기 쉬운 평가 방법을 도입하였다.

과긴장근 억제, 가동범위 개선을 위한 도수치료와 약화근 촉진과 운동 패턴 수정을 위한 운동치료로 이루어진 병행치료의 형태로 생각해 보면 장애인 또는 운동선수의 문제점이나 접근이 교사, 코치, 트레이너에게 설명하기 쉽다. 근육 불균형의 치료법을 도입함으로써 지역에서 작게 나마 도움이 되는 물리치료사가 되어간다고 생각한다.

물리치료사는 운동치료를 좀 더 활용해야만 하고, 수동적인 치료가 중심이 되어서는 안된다. 환자 자신이 움직이는 일이 중요하다. 그것을 위해 간단하고, 지속 가능하며 효과적인 셀프 운동이 반드시 필요하다.

초보자나 학생도 할 수 있는 기초적인 물리치료로서 가능한 한 알기 쉽게 평가와 치료를 전할 수 있으면 다행이다.

Shigeru Araki

목 차

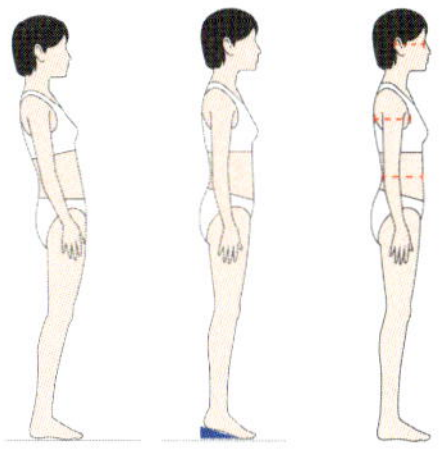

시작하며

Muscle imbalance는 '근육 불균형'을 의미하며 치료사가 신체운동을 생각할 때 매우 중요한 개념이 된다. 통증이나 기능장애를 안고 있는 증례의 다수는 근육 활동에 지속적인 불균형이 발생해 이상한 운동 패턴이 반복되고 있다. 이 이상 운동 패턴이 정착되어 있는 것이 많은 만성적인 통증을 발생시키는 요인이 되고 있다.

Muscle imbalance는 다양한 요인으로 발생하지만 이러한 증례에 대해 치료사가 적정한 근육의 활동이나 적정한 운동 패턴을 요구하는 것이 가능하다면 많은 증상이 개선될 것이다. 이것은 본서를 읽어나가며 임상 실습을 반복하면서 이해하는 것이 가능할 것이다.

본서는 우선 제1장에서 근육 불균형을 이해하기 위한 기초적인 사고방식을 소개하고, 제2장에서 개별적으로 원인을 찾기 위한 '평가'를 소개한다. 제3장 이후에서는 다양한 '치료'를 다면적으로 소개한다.

본서를 읽어나가기 위해서는...

- 우선 제1장에서 근육 불균형을 이해하기 위한 기초적인 사고방식을 소개한다.
- 제2장에서는 개별적으로 원인을 찾기 위한 '평가'를 소개한다.
- 제3장 이후에서는 여러 가지 '치료'를 다면적으로 소개해 나간다.

이 책의 특징과 사용방법

● 그림에서 나타낸 화살표에 대하여

본서의 그림에서 나타내는 화살표의 색은 다음의 의도를 의미하고 있습니다.

의미	화살표
스스로 힘을 주는 방향 · 모멘트	녹색 화살표
신장되는 힘 · 움직이는 힘의 방향	빨간 화살표
상태나 변위의 방향	흰색 화살표
치료자의 유도	파란 화살표
포인트 표시	검정 화살표

제1장

근육 불균형과 기능장애

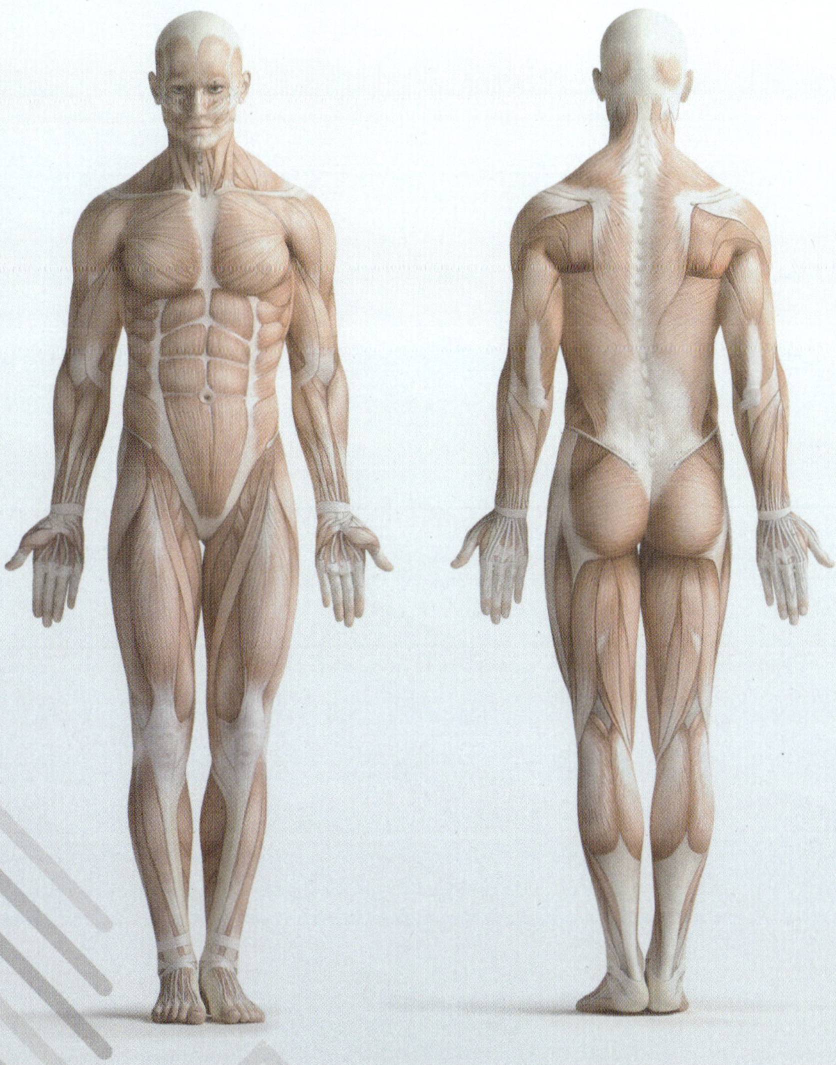

제1장. 근육 불균형과 기능장애

1. 다면적 접근의 필요성

요통이나 엉치엉덩관절(천장관절) 통증, 무릎관절 통증 등의 근골격계 통증증후군(musculoskeletal pain syndrome)은 보존요법이 중요하게 여겨지고 있어 오래 전부터 수기치료의 대상이 되어 왔다. 이를 위해 물리치료나 장구요법이 포함되어 근력강화 운동과 관절가동범위 운동 등, 운동요법이 시행되어 왔다. 최근 도수물리치료의 수기가 도입되어 많은 치료 체계가 소개되었다. 그러나 관절, 근육, 신경과 같이 개별적인 원인을 찾아 접근해도 효과의 지속성이 없다는 것을 알게 되었다. 따라서 치료사가 20분 이상 치료를 해도 환자의 생활습관이나 비정상적인 자세 정렬, 운동 패턴이 개선되지 않으면 재발을 반복하는 것이다.

이러한 것으로부터 관절, 근육, 신경에 대응하는 도수물리치료의 수기는 완성되었지만, 왜 그 관절, 근육, 신경에 기능장애가 일어나는지에 대한 원인을 찾아 치료하지 않으면 안된다고 생각하게 되었다.[1] 즉, 통증에 대한 치료도 중요하지만, 통증이 일으키는 원인을 치료하는 것이 재발 예방에 도움이 된다. 이것을 위해 신체 구조에 대한 하드웨어 치료와 운동 패턴 등의 중추 프로그램에 대한 소프트웨어의 치료가 필요하다. 그리고 국소적인 치료와 더불어 전체적인 기능을 중요시한 다면적 접근이 필요하다.[2]

체코의 재활치료 의사인 블라디미 얀다(Vladimir Janda)는 뇌졸중 환자나 뇌성마비 아동의 경련성 경향이 있는 근육 및 마비 경향이 있는 근육과 근골격계질환 환자의 단축 경향이 있는 근육, 약화 경향이 있는 근육에 대해 동일한 경향을 보이는 것에 주목하여 근육 불균형에 대한 치료[3]를 발전시켰다. 그 결과 심층 척주의 안정화 시스템이나 고유수용기 트레이닝 및 천장관절(sacroiliac joint)의 불안정성에 대해 많은 연구 실적을 남겼다. 얀다의 치료 체계는 얀다 접근법(Janda approach)으로 알려져 있다.[2] 또한, 샤만(Shirley A. Sahrmann)은 운동손상증후군(movement system inpairment, MSI),[1, 4] 그레이 쿡(Gray Cook)은 기능적 움직임 검사(functional movement system, FMS)를 체계화해 근골격계의 기능장애에 대해 표준화된 평가에 근거하는 치료 방법을 만들어 냈다.[5]

본서에서는 이러한 사고 방법을 참고로 간단하고 표준화된 평가 방법과 근골격계 통증증후군에 대한 도수물리치료와 운동요법을 조합하여 치료 · 재발 예방을 위한 자기관리로서 정리하였다. 이를 통해 개별 환자의 문제점에 따른 개별적인 물리치료 프로그램을 제공할 수 있게 될 것이라고 생각된다.

2. 근육 불균형을 이해하기 위한 기초지식

근육 불균형은 신체운동의 다양한 요인에 영향을 받아 생긴다. 여기에서는 근육 불균형을 이해하기 위한 기초지식으로써 다양한 영향인자에 대해 소개하려 한다. 이를 파악한 후에 본서의 '제2장 근육 불균형의 평가'를 읽으면 각 평가 항목의 의미를 이해할 수 있을 것이다.

1) 긴장하기 쉬운 근육과 약화되기 쉬운 근육

근골격계 통증증후군은 감염이나 외상, 종양 등 원인이 명확한 것을 제외하면 개인의 자세나 생활습관, 직업, 스포츠 등, 매일 반복되는 mechanical stress가 원인으로 발생한다. 이것은 특정 근육, 근막, 건(힘줄), 관절 등의 조직에 염증이나 손상을 일으킨다.

특정 근육의 과사용은 근육의 과긴장을 일으켜 단축되는 경향이 있다. 한편, 과긴장근의 길항근(antagonistic muscle)은 상호 억제의 영향을 받아 약화 경향에 빠진다. 이와 같이 개개인의 운동이나 생활습관 등의 특성에 따라 근육 불균형은 만들어진다.

이 근육 불균형이 자세나 정렬 이상을 만들어내, 정상적인 운동 패턴을 변화시킨다. 이러한 비정상적인 보상운동 패턴이 기능장애의 원인이 된다(그림 1-2-1).

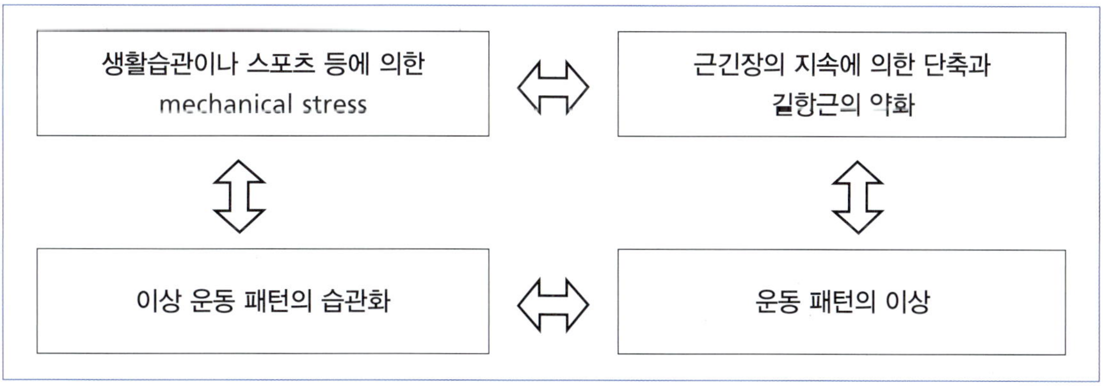

그림 1-2-1 근육 불균형에 의한 악순환

얀다(Janda) 등은 전신의 근육을 딱딱하고 굳기 쉬운 근육(긴장성 체계)과 약화되기 쉬운 근육(위상성 체계)으로 분류했다(표 1-1).[3)]

등척성 수축(isometric contraction)이 지속되는 자세유지근이나 과도하게 사용되어 긴장이 지속되는 근육은 딱딱해지기 쉽고, 역동적인 움직임이 요구되는 위상성 근육은 약화되기 쉽다. 이러한 특성을 이해하는 것은 임상에서 매우 중요하다.

표 1-1 긴장성 근육과 위상성 근육(얀다의 근육 분류)[3)]

딱딱해 지기 쉬운 긴장성 근육 체계 (tonic system)	약화되기 쉬운 위상성 근육 체계 (phasic system)
상지(upper limb)	
후두하근군(suboccipital muscles) 대흉근(pectoralis major muscle) · 소흉근(pectoralis minor muscle) 상부승모근(upper trapezius muscle) 견갑거근(levator scapulae muscle) 흉쇄유돌근(sternocleidomastoid muscle) * 사각근(scalenus muscle) 광배근(latissimus dorsi muscle) 상지굴근군(upper limb flexor muscles) 회내근(pronator muscle) 저작근(masticatory muscle)	중부(middle) · 하부(lower) 승모근 능형근(rhomboid muscle) 전거근(serratus anterior muscle) 경부심부굴근군[(deep neck flexors) : 경장근, 두장근] * 사각근 상지신근군(upper limb extensor muscles) 회외근(supinator muscle) 악이복근(digastric muscle)
하지(lower limb)	
요방형근(quadratus lumborum muscle) 흉요부 척주기립근 이상근(piriformis muscle) 장요근(iliopsoas muscle) 대퇴직근(rectus femoris muscle) 장경인대(iliotibial tract) 햄스트링(hamstrings) 단내전근(adductor brevis muscle) 하퇴삼두근[(triceps muscle of calf), 특히 가자미근(soleus muscle)] 후경골근(posterior tibial muscle)	복직근(rectus abdominis muscle) 복횡근(transversus abdominis muscle) 대둔근(gluteus maximus muscle) 중둔근(gluteus medius muscle) 소둔근(gluteus minimus muscle) 내측광근(vastus medialis muscle) · 외측광근(vastus lateralis muscle) 전경골근(tibialis anterior muscle) 비복근(gastrocnemius muscle)

* 사각근은 단단해 지거나 약화될 수도 있다.

뇌성마비나 뇌졸중 환자 등의 중추신경장애와 같은 만성 근골격계 통증증후군 환자에게도 이 근육 불균형이 확인된다. 또한, 칸투(Robert I.Cantu)는 얀다(Janda)의 연구를 토대로 주동근(작용근, protagonist)과 길항근(대항근, antagonist)의 근육 불균형에 의한 자세 이상이나 기능장애에 대해 표 1-2, 표 1-3과 같이 분류하고 있으며, 근육·근막치료에 있어 자세와 구조의 평가가 중요하다고 서술하고 있다.[6)]

표 1-2 경흉부의 주동근과 길항근군의 기능장애 및 결과[6)]

근육	작용	기능장애의 반응	기능장애의 결과
승모근 상부섬유 견갑거근	견갑대의 거상 견갑골 내전의 보조 척추의 후굴, 측굴	단축	견갑골 거상, 내전 경추 전만의 증가 축성 신전의 제한 경추의 측굴과 회전의 제한
대흉근 상부섬유	견관절 굴곡 상완골 수평내전	단축	견관절 굴곡 제한 수평외전의 제한
소흉근	견갑골의 전방 돌출 호흡 보조 근육	단축	하각의 외방 회전을 수반하는 견갑골의 외전 견갑골 하연의 winging 흉추 후만의 증가
능형근 승모근 중부·하부섬유	견갑골 내전 견갑 하각의 흉벽 고정	약화	하각의 외회전을 수반하는 견갑골 외전 견갑골 하연의 winging 흉추 후만의 증가
경부 척주기립근	경추의 신전	단축	전굴의 제한 축성 신전의 제한 경추를 두부 전방 자세로 고정
경부 전방 근육	경추의 굴곡	약화	전굴력 저하 축성 신전의 제한 두부 전방 자세의 수정 곤란

표 1-3 요부와 골반 부위의 주동근과 길항근군의 기능장애 및 결과[6)]

근육	작용	기능장애의 반응	기능장애의 결과
장요근	고관절 굴곡 외회전의 보조와 내전 요추의 전만 장골의 전방 회전	단축	고관절 신전 제한 전방 관절낭의 단축 요추 전만의 증가 장골의 후방회전 감소
대퇴근막장근	고관절 굴곡, 내회전, 외전 장골의 전방 회전 무릎관절 굴곡 보조	단축	고관절 신전, 외회전, 내전의 제한 장골 후방회전의 제한 요추 전만 증가에 일조
대둔근	고관절 신전 장골의 후방회전	약화	고관절 신전의 저하 장골 후방회전의 감소
고관절 내전근군	고관절 내전 고관절 굴곡의 보조 장골의 전방 회전	단축	고관절 외전 제한 장골 후방회전의 제한
중둔근	고관절 외전 전방 섬유 - 내회전, 굴곡 후방 섬유 - 외회전, 신전	약화	고관절 외전 제한 고관절의 외측 안정성 저하
이상근	고관절 외회전 고관절 외전과 신전의 보조 천골의 굴곡 또는 회전	단축	고관절 내회전 , 굴곡, 내전의 제한 천장관절 기능부전의 한 요인
햄스트링	무릎관절의 굴곡 고관절 신전 장골의 후방회전	단축	무릎관절 신전 제한, 고관절 굴곡 제한 SLR의 제한, 장골 전방 회전의 제한 요추 전만의 감소
대퇴사두근	무릎관절 신전 대퇴직근에 의한 엉치관절의 굴곡과 장골의 전방 회전	광근군의 약화 대퇴직근의 단축	슬관절 굴곡의 제한 고관절 신전의 제한 장골의 전방 회전
척주기립근	척주의 신전	단축	요추 전만의 증가 골반의 전경(앞기울기)
복근군	척주의 굴곡	약화	골반 전경의 경향

스포츠 선수 등은 종목 특성에 따라 특정 근육이 강화되면 부정렬을 일으킨다. 예를 들어 수영 선수는 대흉근이 발달하고, 길항근인 능형근·승모근 중부가 상대적으로 약화되어 있다. 이것으로 인해 견갑골 과외전이 되어 어깨의 충돌(impingement)을 일으키기 쉬운 자세로 조정된다. 또한, 고관절의 굴근군에 과긴장이나 단축이 있으면 대둔근의 억제가 일어나 고관절 신전운동을 요추 신전으로 보상

하는 이상 운동 패턴이 습관화된다.

이러한 경우 배구나 테니스 등, 서브나 스파이크를 반복함으로써 척추분리증(spondylolysis)을 일으키기 쉬운 자세 정렬이 된다. 따라서 통증이 있는 국소 치료뿐만 아니라 원인이 되는 이상 운동 패턴을 수정해 보상운동을 개선하기 위한 운동요법이 중요하다. 장시간 습관화된 보상운동을 수정하기 위해서는 수개월이 필요할 수도 있다.

근육 불균형의 사고방식에 따른 근골격계 통증증후군에 대한 물리치료의 목적은 과긴장근을 억제하고 길항근인 약화근을 활성화시켜 이상 운동 패턴을 수정하는 것이다. 이를 통해 장애조직에 관련된 스트레스를 경감시키는 것이다.

운동 패턴의 수정은 운동 레벨(단관절운동) → 동작 레벨(스쿼트 등의 기본동작) → 행위 레벨(보행 등) → 스포츠 레벨을 각각 단계적으로 도입해야 한다. 평가에서 얻어진 소견을 바탕으로 과긴장근 억제나 관절기능장애에 대해서는 도수물리치료, 약화근 활성화나 운동 패턴을 개선하기 위해서는 운동요법을 조합하여 치료 프로그램을 고려한다.

운동요법은 각 근육의 근력 강화뿐만 아니라 기능적인 운동 패턴의 재학습을 목표로 뇌에 접근할 필요가 있어 근육 트레이닝과 뇌 트레이닝을 연결한 운동요법이 중요하다. 또한, 재발 예방에 대해서는 셀프 운동이나 생활습관 개선을 포함한 자기관리법 등 교육적인 접근이 필요하다.

2) 체형과 기능장애의 리스크

개개인이 가진 체형이나 골격의 특성은 신체에 운동의 영향을 미치는 요인이 되고, 근육 불균형과도 관련되어 있다.

클레인 보겔바흐(S. Klein-Vogelbach)는 기능적 운동요법[7]의 하나로 체형에 의한 기능장애 리스크에 대해 다음과 같이 서술하고 있다. 신체 각 부위의 길이나 폭, 안쪽 길이는 표준보다 벗어난 경우 행동 양식이나 근활동에 영향을 준다. 체형을 관찰함으로써 개인 특유의 기능장애 리스크를 추측할 수 있다. 클레인 보겔바흐는 표준에서 벗어난 것에 대해 +, −의 기호를 이용해 기재하는 방법을 제안하고 있다(그림 1-2-2~그림 1-2-7).

그림 1-2-2는 신체 각 부위의 길이와 기능장애의 관계를 나타내고 있다. 이 그림에서는 각 부위의 길이가 짧은 경우는 −, 긴 경우는 +로 표시하고 있다.

신체 각 부위의 길이는 축이 되는 관절이나 근육에 가해지는 mechanical stress에 영향을 준다. 레버 암(lever arm)이 길어지면 짧은 경우에 비해 관절에 가해지는 토크가 증가한다. 특히 스쿼드 동작, 팔 길이, 앉은 자세 등에 영향을 준다.

예를 들어 상체가 신체 전체 비율에 비해 짧은 경우는 스쿼트 시 고관절 굴곡이 평소보다 커지는 경향이 있다. 반대로 상체가 긴 경우는 요추 후만으로 중심 위치를 기저면 내로 조절하는 경향이 있어 요추의 부담이 늘어난다. 또한, 앉은 자세는 두부 전방 자세, 흉추 후만이 생길 수도 있다.

대퇴의 길이가 긴 경우는 스쿼트 시 상체에 대해 무릎관절이 전방 자세를 취하기 쉬워지기 때문에

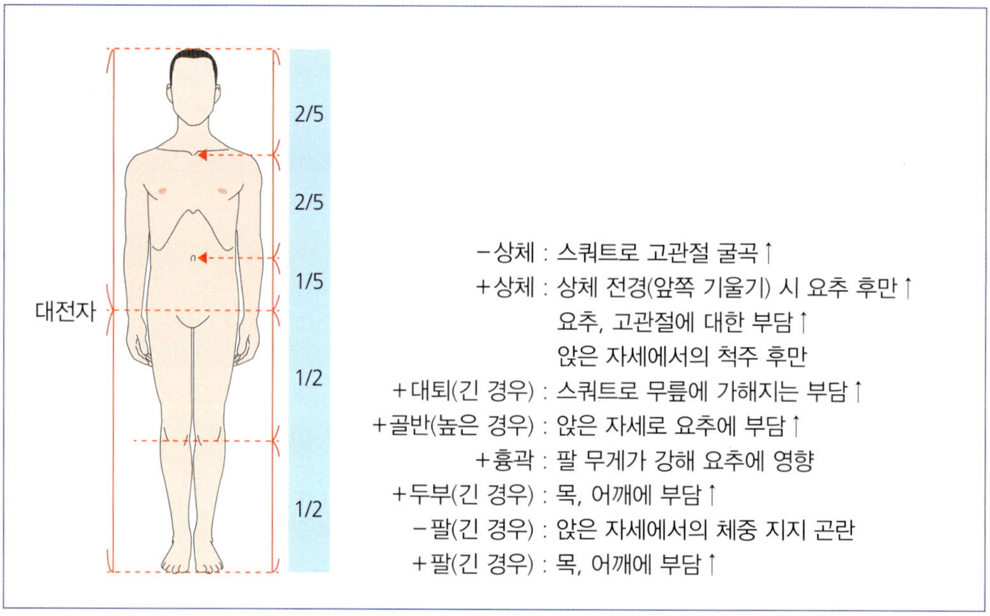

그림 1-2-2 신체 각 부위의 길이와 기능장애의 관계[7]

대퇴사두근의 수축이 강해지고 무릎관절에 가해지는 부담이 커지는 경향이 있다. 팔 길이가 긴 경우는 물건을 들어 올리거나 조작할 때 어깨나 경부에 가해지는 부담이 증가한다.

그림 1-2-3은 신체 각 부위의 폭과 기능장애의 관계를 나타낸다. 이 그림에서는 각 부위의 폭이 좁

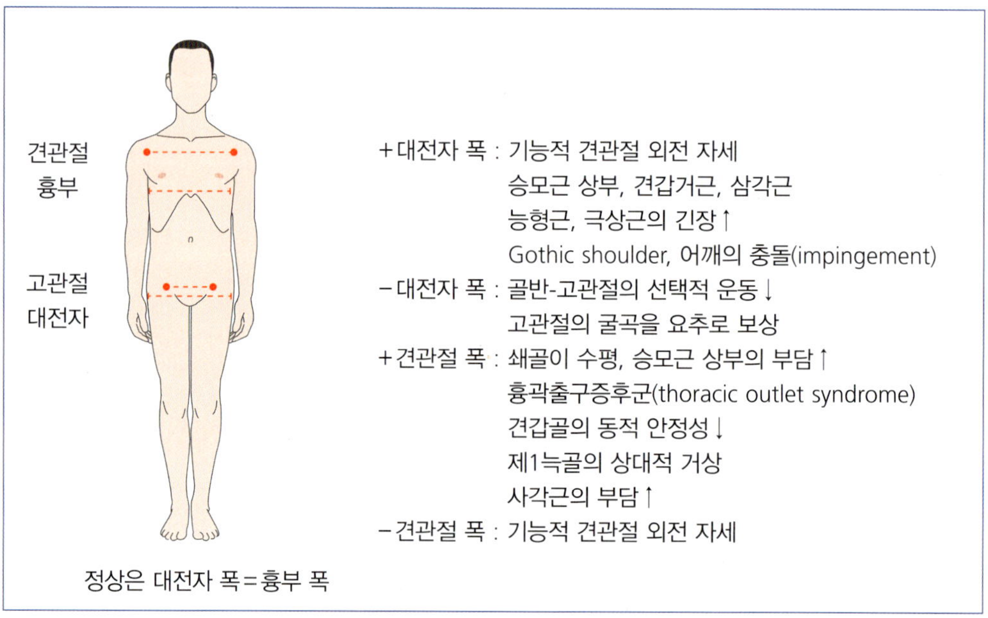

그림 1-2-3 신체 각 부위의 폭과 기능장애의 관계[7]

은 경우 −, 넓은 경우는 +로 표시하고 있다.

예를 들어, 대전자(greater trochanter) 폭이 견관절 폭보다 넓은 경우(그림 1-2-4), 팔이 외전 자세가 되어 승모근 상부섬유, 견갑거근, 사각근, 삼각근, 극상근, 능형근 등에 지속적인 긴장이 발생한다. 이로 인해 견갑골 거상 및 상완골두의 상승이 일어나며, 견관절의 충돌(impingement) 위험이 높아진다.

반대로 대전자 폭이 견관절 폭보다 좁은 경우, 골반과 고관절의 분리운동이 제한되기 쉬워 요추에 가해지는 부담이 증가한다.

견관절 폭이 대전자 폭보다 넓은 경우(그림 1-2-5), 쇄골이 수평에 가까워지고 견갑골의 하강(내림)이 일어나기 쉬워진다. 제1늑골은 상대적으로 거상(올림) 자세가 되고, 흉곽출구증후군(thoracic outlet syndrome)의 위험이 커진다. 또한, 승모근 상부섬유는 늘어나 양쪽 견갑대와 양쪽 팔의 중량이 경추에 매달리게 되어 경추의 부담이 증가한다.

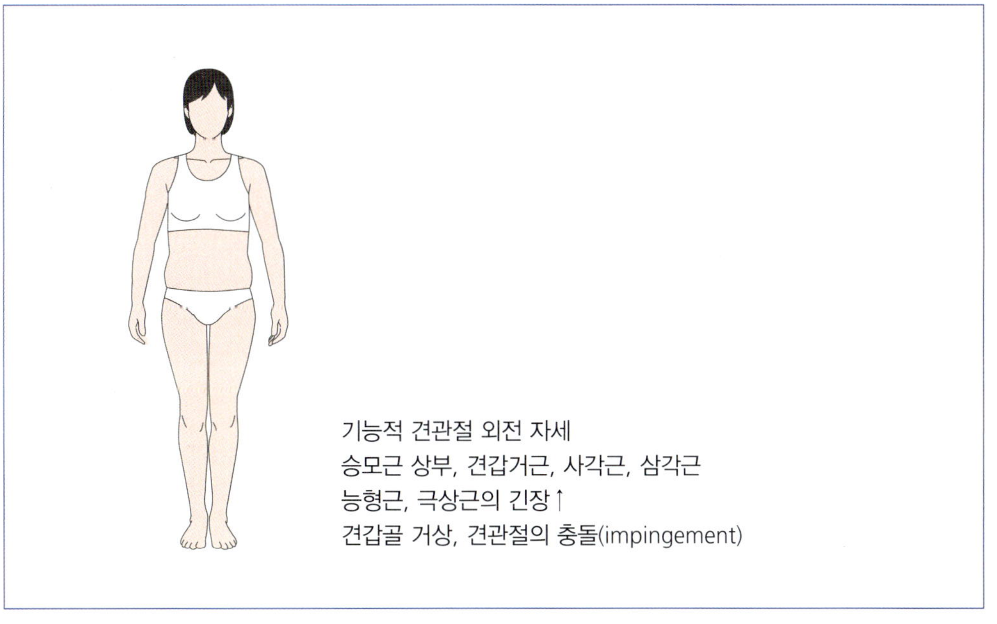

그림 1-2-4 대전자 폭이 견관절 폭 보다 넓은 경우[7)]

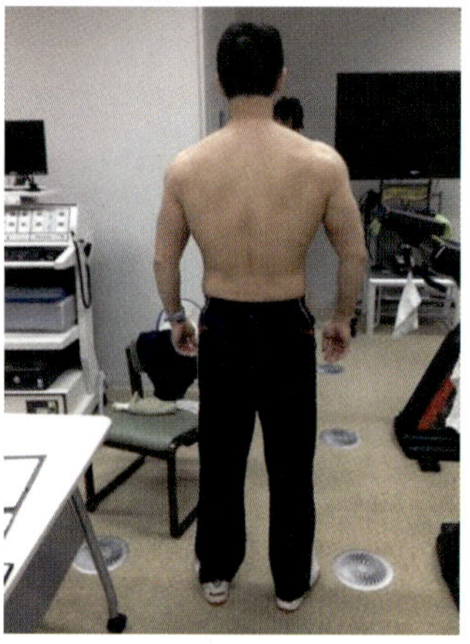

쇄골이 수평(견갑골 하강)
승모근 상부의 부담↑, 흉곽출구증후군
견갑골의 동적 안정성↓
제1늑골의 상대적 거상
사각근의 부담↑

그림 1-2-5 견관절 폭이 대전자 폭보다 넓은 경우

그림 1-2-6은 신체 각 부위의 앞뒤 직경과 기능장애의 관계를 나타낸다. 이 그림에서는 각 부위의 앞뒤 직경이 짧은 경우는 −, 긴 경우는 +로 표시하고 있다.

발 길이와 흉곽의 앞뒤 직경은 차이가 거의 없는 것이 이상적이며, 흉곽의 앞뒤 직경이 발 길이보다 큰 경우, 원배(hump back)나 늑골의 거상에 의해 호흡이 제한되어 흉골각이 증가한다(흡기 자세를 취한다).

또한, 씨름 선수나 임산부와 같이 극단적으로 흉곽 앞뒤 직경이 커지면, 자세 정렬을 유지하기 위해 요추와 하지관절에 영향을 준다. 흉곽 앞뒤 직경이 발 길이보다 작을 경우, 누두흉(funnel breast)이나 편평등(flat back) 경향이 있어 호흡이나 견갑골의 기능장애 위험이 증가한다.

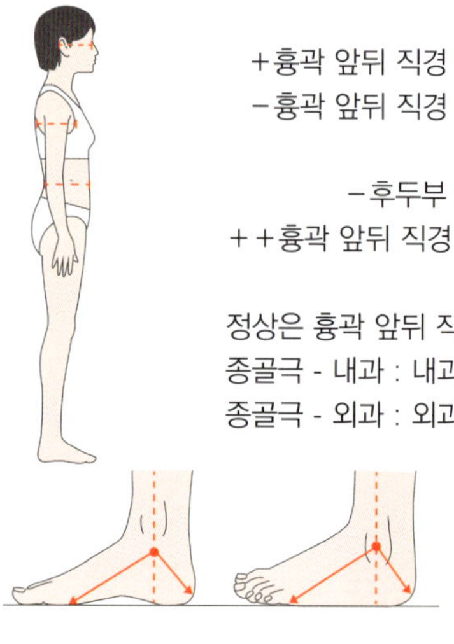

+흉곽 앞뒤 직경 : 원배(hump back), 흡기 상태에서의 흉곽
−흉곽 앞뒤 직경 : 흉추 평탄, 누두흉(funnel breast)
견갑골의 움직임 장애
−후두부 : 두통, 경부통증
++흉곽 앞뒤 직경 : 흉곽의 후경(뒤쪽 기울기), 복직근의 과다 사용

정상은 흉곽 앞뒤 직경 = 발 길이
종골극 - 내과 : 내과 - 무지기절관절=1 : 1.5
종골극 - 외과 : 외과 - 소지기절관절=1 : 2

그림 1-2-6 신체 각 부위의 앞뒤 직경과 기능장애의 관계

또한, 후두하관절의 중심에 비해 두개골의 앞뒤 직경이 후두부 쪽이 짧은 경우는 앞쪽 방향의 중량이 커져 두부 전방 자세(거북목)와 같은 기능장애가 발생하기 쉽다.

발 길이는 발꿈치 부분이 작을 경우, 신체 중심을 지지 기저면의 앞쪽으로 이동시킴으로써 편평발이나 망치족 변형 등 족부의 정렬 이상에 영향을 준다(그림 1-2-7)

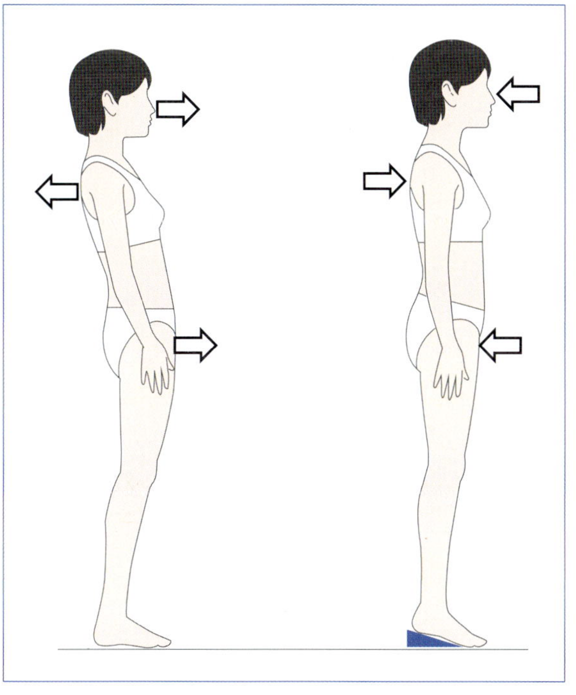

그림 1-2-7 편평발이나 망치족 변형 등, 족부 정렬 이상
무게 중심을 족저 내로 유지하기 위해 신체 각 부위의 정렬로 보상한다.

3) 연부조직 이행부에 대한 스트레스와 기능장애

연부조직 이행부란, 해부학적으로 구조가 변화하는 부분으로 후두하관절, 경추·흉추 이행부, 흉추·요추 이행부, 요추·천골 이행부가 이에 해당된다. 중심선은 이들 부위 근처를 통과한다.

연부조직 이행부는 스트레스의 변화를 받기 쉬운 곳이며, 기능 이상을 일으키기 쉬운 부분이기도 하다. 연부조직 이행부에 대한 스트레스 변화는 근육 불균형을 발생시키는 요인이 되며, 이들 부위가 몸통 정렬과 관련되어 있으므로 신체 전체의 균형과도 크게 관여하고 있다. 이 때문에 평가와 치료를 진행시키는데 있어서 중요한 부분이다(그림 1-2-8).

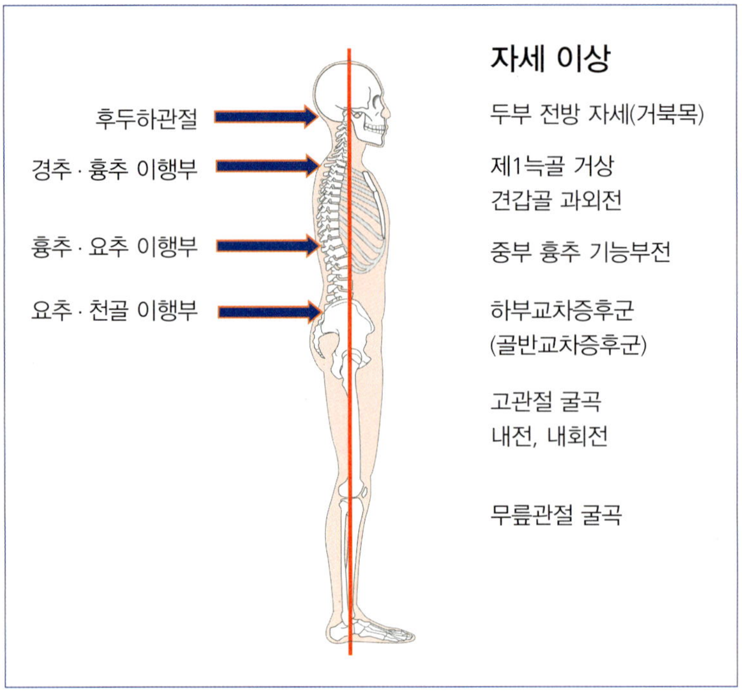

그림 1-2-8 연부조직 이행부에 대한 스트레스와 기능장애

① 후두하관절 부위

이 부분은 딱딱한 두개골에서 가동성이 크고 잘 움직이는 경부로의 이행부이며, 추간관절의 방향도 중부 경추와는 다르다. 또한, 후두하관절, 환축관절이 있어 스트레스를 받기 쉽다. PC 작업 등에서는 습관적으로 두부의 중심이 전방에 위치하는 경우가 많아 후두하근군의 스트레스가 증가한다. 상부 경추는 가동성이 필요한 관절로서 후두하근군의 긴장으로 이 부분의 가동성이 감소하면 하부 경추의 안정성이 무너져 경부 통증의 원인이 된다. 또한, 이 근군의 과긴장은 대, 소후두하신경의 혈액순환장애를 일으켜 두통의 원인이 된다.

② 경추 · 흉추 이행부

제1흉추의 상관절돌기는 경추 방향으로 향하고, 하관절돌기는 흉추 방향으로 향하고 있다. 경추는 흉추에 비해 움직임이 많기 때문에 이 부분에서 중심선 이동이 일어난다. 따라서 흉쇄유돌근, 승모근 상부섬유, 견갑거근, 사각근 등은 과긴장을 일으키기 쉽고 두통, 경부 통증, 어깨결림 등을 일으킨다. 또한, 호흡보조근인 사각근의 지속적인 긴장은 제1늑골을 거상시켜 흉곽출구증후군, 사각근증후군(scalenus syndrome), 견관절 기능장애의 원인이 된다.

③ 흉추 · 요추 이행부

추간관절의 방향이 관상면에서 시상면으로 변한다. 극돌기가 향하는 방향도 흉추에서 요추로 변한다. 척추의 커브는 후만에서 전만으로 변해간다. 흉추는 가동성이 필요한 부분이며, 안정성이 필요한 요추와의 경계가 되어, 움직임이 작은 흉추와 움직임이 있는 요추의 이행부는 스트레스가 걸리기 쉽다. 흉요추 이행부의 척주기립근은 흉추 후만 과잉 정렬에서는 과다 사용으로 이어질 수 있어, 과긴장이 되어 비대해지기 쉽다. 또한, 압박 골절의 호발 부위이기도 하다.

④ 요추 · 천골 이행부

움직임이 있는 척추에서 딱딱한 골반으로의 이행부이다. 추간관절의 방향은 다시 시상면에서 관상면으로 변해간다. 제5요추 · 제1천추 사이의 추간판은 쐐기 모양으로 전방으로 당겨지는 힘을 받는다. 또한, 제5요추 · 제1천추 사이의 신경공(neuropore)은 가장 작아 추간관절의 증상이 나타나기 쉽다. 이로 인해 추간판탈출증, 척추미끄럼증(척추전방전위증)의 호발 부위가 된다. 제5요추의 추체는 가장 크며, 몸통과 골반을 연결하는 중요한 부분으로 안정성이 필요하다.

4) 근육 불균형과 자세 이상

자세는 모든 동작의 시작 상태가 되고 또한, 신체에서 가장 큰 중량을 차지하는 몸통의 상태와 운동을 결정한다. 이 때문에 임상에서 매우 중요한 의의를 가지며 근육 불균형과도 깊이 관련되어 있다. 본서에서도 그 중요성은 많은 항목에서 언급하고 있다.

자세는 유전적인 요인에 더해 환경, 생활습관, 일, 스포츠 등 후천적인 요인에 의해 형성된다. 선 자세는 중력에 대하여 근육, 근막, 인대 등 연부조직의 장력에 의해 유지되고, 근육 불균형은 그 사람의 자세에 나타난다.

Kendall[8]은 Muscles: Testing and Function with Posture and Pain이란 책 중에서 척추 만곡에 의한 분류와 근육 불균형에 대하여 자세하게 서술하고 있다.

이 자세 정렬(alignment)은 기능장애와 밀접하게 관련되어 있으며, 자세 타입에 따라 물리적 스트레스가 어디에 가해지기 쉬운지를 예측할 수 있다. Sahrmann은 'Movement Impairment Syndromes'에서, Joephine Key는 'Posturomovement Impairment Syndromes'에서 자세 정렬과 기능장애에 대해 임상적 패턴을 분류하고 있다.[1), 9)]

자세 정렬을 평가함으로써 매우 많은 정보를 얻을 수 있다. 여기에서 자세 정렬을 평가하기 위해 고려해야 할 점에 대하여 다음과 같이 기재한다.

① 표준 자세 정렬(그림 1-2-9)

자세 관찰은 시상면과 관상면(이마면)에서 실시한다. 그림에 표시한 표준점을 관찰한다.

시상면에서는 귓바퀴로부터 수직선을 그어 각 표준점의 편위를 관찰한다. 표준 자세 정렬에서는 관상봉합(coronal suture)의 정점에서 약간 후방, 외이도, 축추 치돌기, 요추 추체, 천골 갑각, 고관절 중심 후방, 무릎관절 중심 전방, 종입방관절을 중심선이 통과한다.

관상면에서는 신체의 중앙에 수직선을 두어 좌우 기준점을 연결하는 수평선의 높이가 같은지 관찰한다. 하부에서 비대칭성이 있으면 그 위에도 좌우 차이가 발생하기 때문에 평가는 외과 높이에서 시작해 상부로 진행한다.

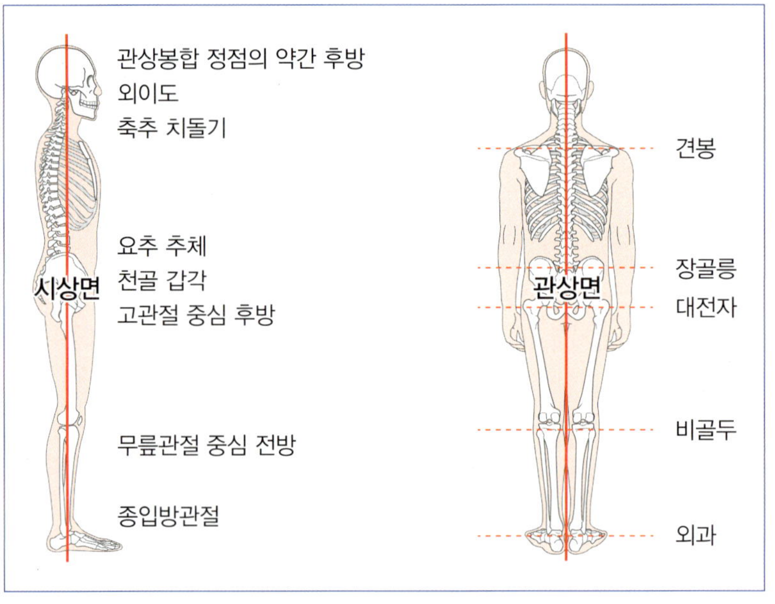

그림 1-2-9 표준 자세 정렬

② 척추 만곡으로 인한 자세 분류

Kendall[8]은 척추 만곡의 특성에서 척추 전만(lordosis), 척추 후만-전만(kypholordsis), 편평등(flat back), 굽은등(sway back)의 4가지 타입으로 자세를 분류하고 있다. 이 자세의 분류는 현재 가장 일반적인 자세 분류로서 세계적으로 널리 알려져 있다. 여기에서는 이 자세 분류를 기반으로 각 타입의 정렬, 과긴장을 동반하기 쉬운 근육, 약화를 동반하기 쉬운 근육에 대해 기술한다.

또 본서에서는 제2장과 제7장에서 자세 이상에 대해 다루고 있지만 여기서 설명하는 4가지 자세 타입을 이해해 두는 것이 다양한 자세 이상을 파악하는 데에 기초가 된다는 것을 알아두었으면 한다.

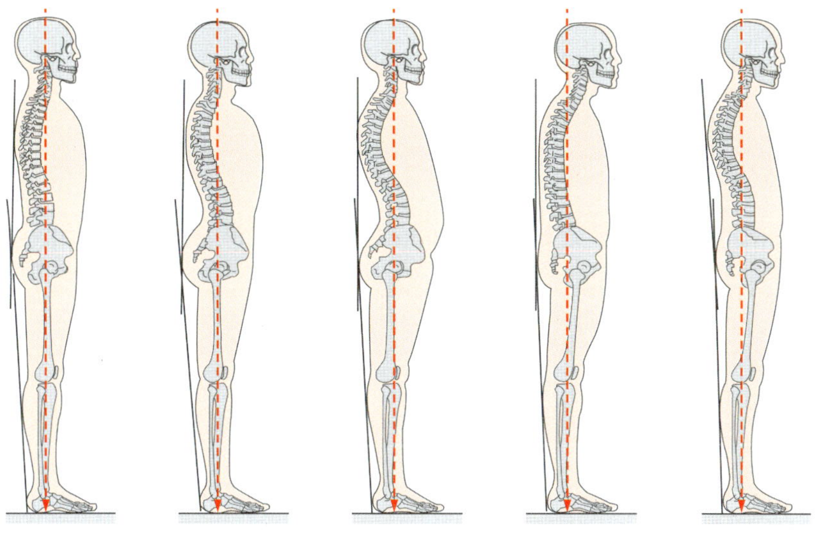

그림 1-2-10 척추 만곡으로 인한 자세 분류(Kendall 분류)

a) 척추 전만 자세(lordosis)(그림 1-2-10a)

정　　렬 : 골반 전경과 요추 전만의 증강, 무릎의 과신전, 족관절의 경도 저굴

과긴장근 : 흉요부 척주기립근, 고관절굴근군, 이상근

약 화 근 : 복근군, 요천부 척주기립근, 내둔근, 햄스트링은 길어지거나 자세의 보상으로 단축

b) 척추 후만-전만 자세(kypholordosis)(그림 1-2-10b)

정　　렬 : 두부 전방 자세, 견갑골의 외전, 흉추 후만, 요추 전만의 증강, 골반의 전경, 고관절 굴곡, 무릎관절 과신전

과긴장근 : 후두하근군, 사각근, 견갑거근, 만약 견갑대가 외전되었다면 전거근, 대흉근, 소흉근, 승모근 상부섬유, 하지에서는 고관절굴근군

약 화 근 : 경부심부굴근군, 흉요추부 척주기립근, 외복사근, 만약 견갑대가 외전되었다면 승모근 중부와 하부섬유

c) 편평등 자세(flat back)(그림 1-2-10c)

정　　렬 : 두부 전방 자세, 상부 흉추의 후만, 하부 흉추는 평탄, 골반의 후경과 요추 전만 감소, 고관절·무릎관절의 과신전 경향, 족관절은 경도 저굴 자세

과긴장근 : 햄스트링, 복근군
약 화 근 : 척주기립근, 장골근

d) 굽은등 자세(sway back)(그림 1-2-10d)

정　　렬 : 흉추 후만, 요추는 평탄, 골반 · 고관절은 중심선 전방, 골반은 중립 또는 후경, 고관절 · 무릎관절은 과신전
과긴장근 : 햄스트링, 내복사근, 대퇴근막장근과 장경인대의 단축
약 화 근 : 경부심부굴근군, 외복사근, 척주기립근, 대둔근, 대퇴사두근의 광근군

5) 가동성 관절(mobility joint)과 안정성 관절(stability joint)

신체의 각 관절은 관절마다 특성이 있어, 근육이 적정하게 활동함으로써 각 관절운동을 효과적으로 이끌어 내고 있다. 따라서 신체 각 관절의 특성을 이해하기 위해 여기에서 가동성 관절과 안정성 관절의 개념에 간단히 언급하고자 한다.

Cook은 개별 관절 접근법(joint-by-joint approach)의 개념을 제안하고 있다(표 1-4).[5] 신체는 가동성이 필요한 가동성 관절과 안정성이 필요한 안정성 관절이 상호 연결되어 있어 각각 영향을 준다(그림 1-2-11).

예를 들어, 가동성이 필요한 고관절의 움직임이 제한되면 인접한 요추, 무릎관절의 안정성을 깨고 장애를 준다. 통증이 있는 관절의 원인은 통증이 없는 인접한 관절의 기능장애가 원인인 경우가 있어 관절과 관절의 상호작용을 고려한 접근이 필요하다.

6) 근육 불균형과 운동 패턴의 이상

근육의 과긴장이 지속되면 점차 운동 패턴을 바꿔 놓는다. 과긴장근이 관절의 가동성을 제한하면 인접 관절에 스트레스를 발생시켜 기능장애의 원인이 된다. 예를 들면, 장요근의 단축이나 과긴장에 의한 고관절의 신전 제한은 요추의 신전으로 보상되기 때문에 척주기립근 과사용의 패턴이 된다. 이 이상 운동 패턴은 요추에 신전 스트레스를 주어 요통의 원인이 된다.

또한, 하퇴삼두근의 단축이나 과긴장은 족관절의 배굴 제한을 일으켜 스쿼트 시 하퇴의 전경을 제한한다. 이로 인해 후방 중심이 되어 대퇴직근의 과사용으로 인한 무릎관절 통증의 원인이 된다.

편중된 근력 트레이닝이나 이상 운동 패턴의 반복은 특정 조직에 스트레스를 주어 손상의 원인이 된다. 치료사는 근력이나 가동범위 등, 운동의 양적 평가뿐 아니라 운동 패턴의 질적 평가도 필요하다. 다음에 근육 불균형에 따라 발생하는 운동 패턴의 이상에 대한 몇 가지 사례를 소개하고자 한다.

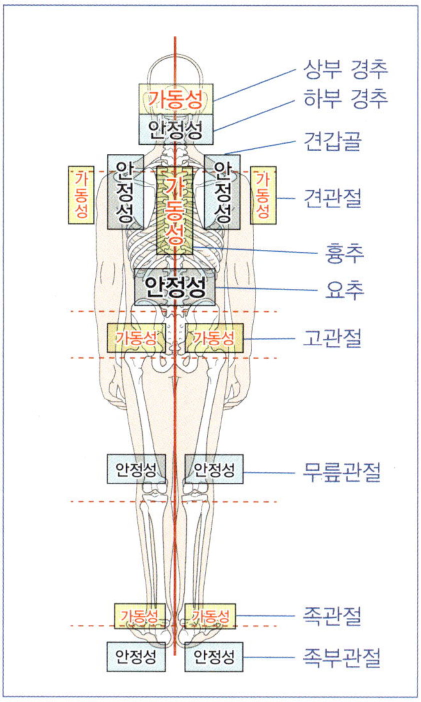

그림 1-2-11 가동성이 필요한 관절과 안정성이 필요한 관절

표 1-4 인접하는 관절과 관절에 요구되는 기능[5)]

관절	관절에 요구되는 기능
상부 경추	가동성 관절
하부 경추	안정성 관절
흉추	가동성 관절
견갑흉곽관절	안정성 관절
견관절	가동성 관절
요추 · 천장관절	안정성 관절
고관절	가동성 관절
무릎관절	안정성 관절
족관절	가동성 관절
족부관절	안정성 관절

① 점퍼 무릎(jumper's knee) 선수에서 나타나는 신근군 우위[10), 11)]

점퍼 무릎(jumper's knee)에서는 슬개건 부위에 과도한 스트레스를 주는 운동 패턴이 나타난다.

대퇴사두근(특히, 대퇴직근), 대퇴근막장근, 하퇴삼두근 등, 근육의 과긴장이 나타나고, 또한 장요근, 중둔근, 햄스트링, 전경골근의 상대적인 약화가 나타난다. 이 근육 불균형이 스쿼트 동작에 있어 운동 패턴의 이상에 관여한다(그림 1-2-12).

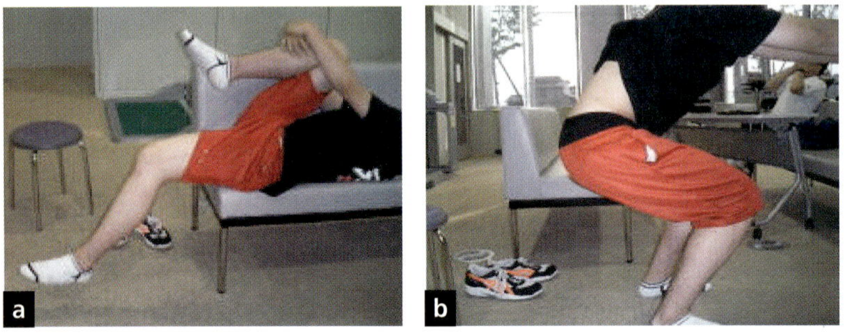

그림 1-2-12 점퍼 무릎(고교 남자배구 선수)

a : 근육길이 검사에서 나타나는 대퇴직근의 과긴장
b : 스쿼트 동작에서는 고관절 굴곡 감소, 골반 후경, 요추 전만 감소, 족관절 배굴 감소에 의한 후방 중심

② 점퍼 무릎 선수에서 볼 수 있는 +골반 높이, +대퇴는 긴 체형

그림 1-2-12의 증례와 마찬가지로 점퍼 무릎을 보여주는 예이다. 대퇴 길이가 긴 경우, 대퇴사두근에 강한 스트레스를 받기 쉬워 무릎 손상의 위험이 따른다. 성장기, 뼈 성장에 따라 근육은 장축 방향으로 늘어나며, 과도한 근력 트레이닝에 의해 근육의 용적이 증가한다. 근막이나 근육의 신장성이 저하되어 슬개건에 과도한 스트레스를 준다. 이 증례의 스쿼트 동작은 골반 후경, 요추 전만 감소, 흉추, 경추 신전, 족관절 배굴 감소의 운동 패턴을 나타내며, 후방 중심이 되어 무릎에 스트레스를 준다(그림 1-2-13).

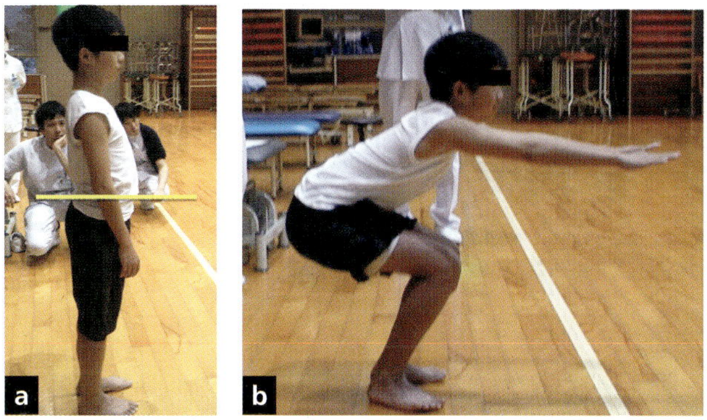

그림 1-2-13 점퍼 무릎 환자의 스쿼트 동작(초등 3학년, 축구 선수)

a : 점퍼 무릎의 환자에게서 볼 수 있는 +골반 높이, +대퇴는 긴 체형. 상대적으로 하체 길이가 상체 길이보다 길다.

b : 스쿼트 동작에서는 골반 후경, 요추 전만 감소, 흉추, 경추 신전, 족관절 배굴 감소를 볼 수 있다.

③ 족관절 배굴 제한이 족부관절의 정렬을 망가뜨린다

이 증례는 하퇴삼두근 과긴장으로 인한 족발절 배굴 제한이 족부관절에서 보상된 결과, 요족(오목발, pes cavus) 변형을 일으킨 것으로 생각된다. Cook의 개별 관절 접근법(joint-by-joint approach)[5]에서 서술한 바와 같이 가동성이 필요한 족관절 제한이 안정성을 필요로 하는 족부관절을 망가뜨리는 것으로 생각된다. 이러한 증례에서 단순히 아킬레스건의 스트레칭 운동이나 스쿼트 동작을 반복하는 것은 족부관절의 안정성을 깨뜨리는 결과가 되므로 주의 깊은 평가가 필요하다(그림 1-2-14).

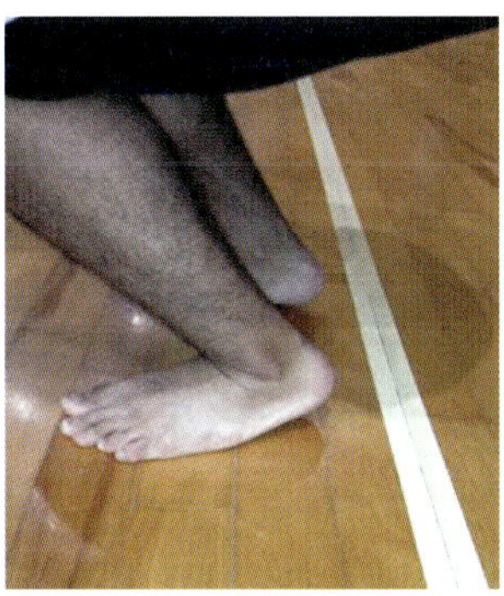

그림 1-2-14 족관절 배굴 제한을 족부관절로 보상(전 럭비 선수)

④ 다운증후군 아이에게 보이는 견갑골 과외전

이 증례에서는 대흉근, 소흉근이 상대적으로 과긴장하며, 승모근 중부·하부섬유가 약화되는 경향이 있다. 이 근육 불균형은 견갑골 과외전의 원인이 되어 견관절의 거상, 외회전을 제한한다

(그림 1-2-15).

운동 발달이 늦어진 아이에게 흔히 볼 수 있는 근육 불균형은 견관절 굴곡-내전-내회전근군의 과긴장, 견관절 신전-외전-외회전근군의 상대적 약화라는 경향이 있다. 견갑골 과외전은 견관절의 움직임을 제한할 뿐만 아니라 흉부 전방의 근육 단축으로 이어져 새우등이나 호흡 패턴의 이상 등, 성장기에는 변형으로 이어지는 자세 이상이다.

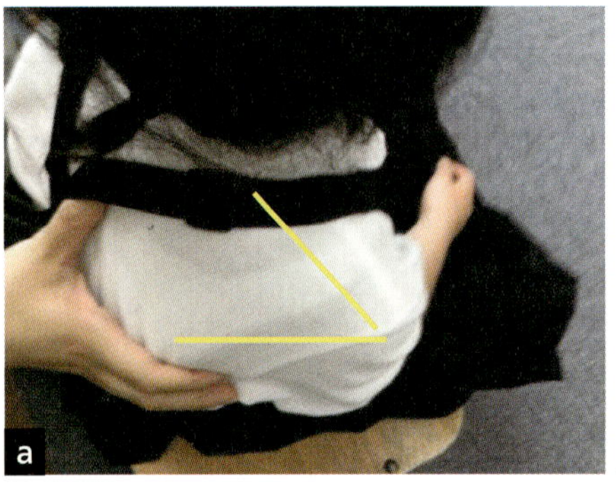
a

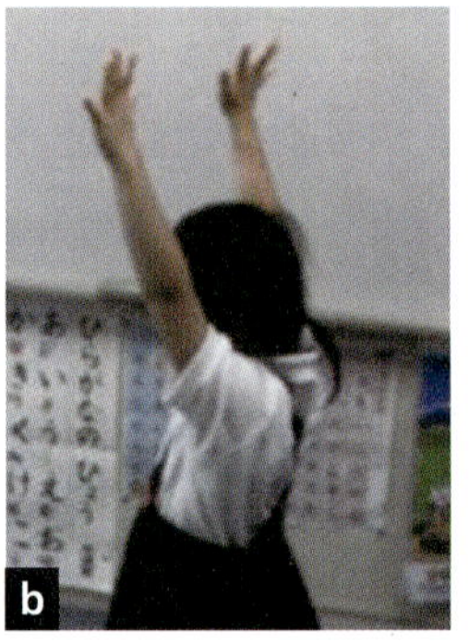
b

그림 1-2-15 다운증후군 아이에게 보이는 외전 어깨(라운드 숄더)
a : 견관절의 위치가 외전되고 있다. b : 견관절 거상(올림) 제한

⑤ 족저건막염(plantar fasciitis), 신스프린트 환자에서 나타나는 족지신근군 우위의 족배굴운동 패턴

족배굴운동에 있어 전경골근보다 족지의 신근군을 과도하게 사용하면 족저근막이 신장되어 과도한 스트레스가 가해진다.[4] 족관절 배굴 제한도 있는 경우는 족부관절의 안정성을 무너뜨린다(그림 1-2-16)

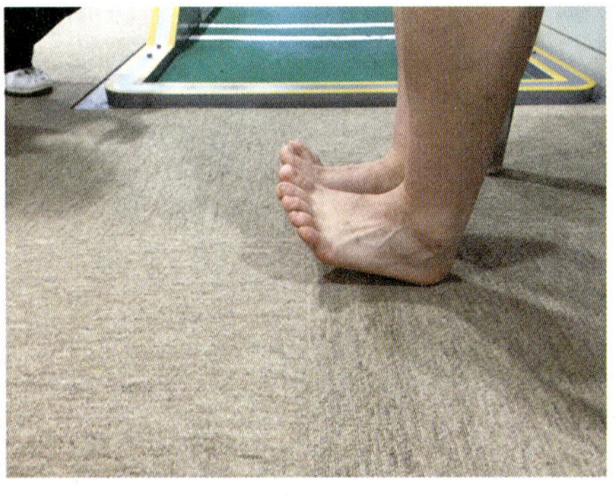

그림 1-2-16 족저건막염, 신스프린트 환자에서 나타나는 족지신근군 우위의 족배굴운동 패턴

3. 근육 불균형의 치료

이상과 같이 근육 불균형에는 다양한 요인이 관여하고 있다. 따라서 평가에 의해 문제가 되는 과긴장근, 약화근, 이상 운동 패턴의 소견을 토대로 치료 프로그램을 검토하고 각각의 문제점에 대해 대응할 필요가 있다(그림 1-3-1). 실제로 이러한 문제점에 대응할 수 있으면, 많은 증상을 개선할 수 있다.

평가에서 나타난 문제점에 대해 이를 개선하기 위해서는 다양한 접근 방식을 생각할 수 있다.

예를 들어 과긴장근에 트리거포인트가 있다면 등척성 수축 후 이완기법(post isometric relaxation, PIR)을 실시한다. 또한, 근육이 단축되면 연부조직 모빌리제이션이나 스트레칭을 실시한다. 이 치료법은 제3장에서 자세하게 설명한다. 그리고 관절 가동범위 제한이 있다면 관절 모빌리제이션도 중요한 치료가 된다.

능동적인 치료로서 약화근에 대해서는 근육의 활성화 운동, 운동 패턴 이상에 대해서는 운동 패턴 수정을 위한 운동요법을 고려한다. 이 치료법은 제4장~제6장에서 자세히 설명한다.

근골격계 통증증후군의 치료는 도수치료나 물리치료 등의 수동적 치료가 중심이 되어서는 안된다. 능동적인 치료 즉, 운동요법이나 재발 예방을 위해 자기관리를 조합한 치료 프로그램이 중요하다.

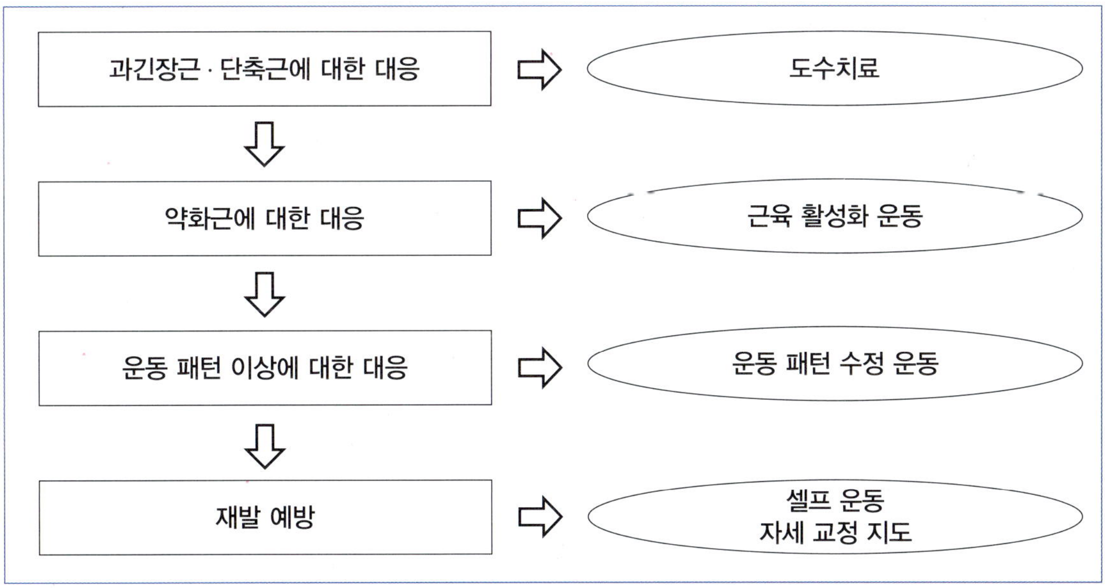

그림 1-3-1 치료 진행 방법

제2장

근육 불균형의 평가

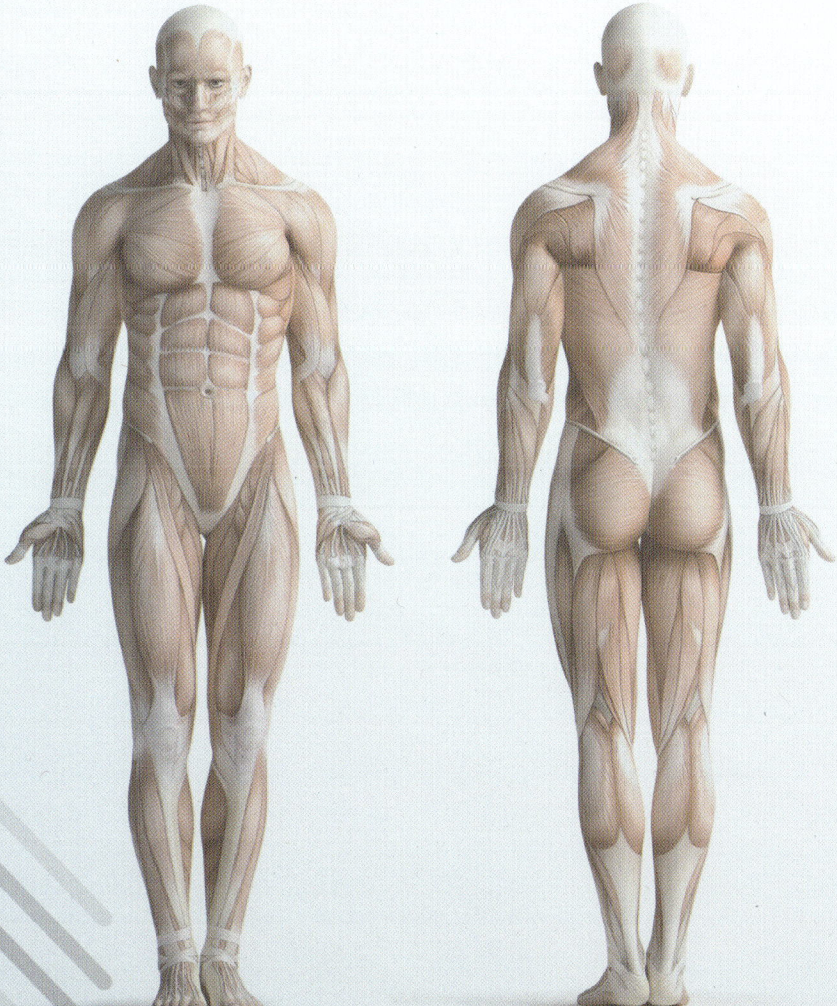

제2장. 근육 불균형의 평가

근골격계 통증증후군의 물리치료 평가는 도수근력검사(MMT), 관절가동범위(ROM)검사, 감각검사, 일상생활의 동작검사 등을 이용하는 경우가 많다. 그러나 이러한 평가법으로는 근육 불균형을 평가할 수 없다.

도수근력검사나 관절가동범위의 검사가 정상이어도 근육 불균형은 존재한다. 주동근과 길항근, 주동근과 협동근 사이의 상대적인 근긴장의 불균형은 자세나 운동 패턴을 바꿔 놓는다. 그리고 이것이 습관이 됨으로써 뇌에 비정상적인 운동 패턴이 프로그래밍 되어 버린다. 물리치료 평가에서는 운동의 양뿐만 아니라 운동의 질도 평가해야 한다.

근육 불균형의 평가는 과긴장근과 약화근의 조합과 그에 따른 자세 및 이상 운동 패턴을 평가함으로써 각 환자의 문제점을 추론한다. 즉, 평가 소견은 운동기능장애의 원인이 되는 근육 불균형의 악순환이 어떻게 일어나고 있는지 추측하고 치료 프로그램을 생각해 보는 것이다. 환자의 통증은 주관적인 것이며, 통증의 위치가 반드시 통증의 원인 부위라고 단정할 수 없다. 임상에서는 주동근의 과긴장이나 단축은 상호 억제에 의한 길항근의 약화를 초래하여 운동 궤도를 변화시켜 정렬 이상의 원인이 된다. 따라서 통증 부위와 멀리 떨어진 곳의 기능장애가 통증의 원인인 경우가 종종 있다.

물리치료사는 증상이 있는 부분에 주의를 빼앗기기 쉬우며 증상이 있는 부위를 치료하는 경우가 많다. 그러나 통증 부위가 아닌 통증의 원인을 치료하지 않으면 일시적인 개선이 이루어졌더라도 재발을 반복하는 일이 적지 않다. 평가에 있어 통증이 있는 부위의 국소적인 평가뿐만 아니라 전체적인 자세 관찰 및 운동 패턴을 평가해야 한다. 평가는 어느 치료사라도 공통적으로 실시할 수 있는 표준화된 방법, 재현성 있는 방법이 필요하다.

이러한 점에서 필자는 Sahrmann의 운동손상증후군[1), 4)]이나 Janda 접근의 평가법[3)]을 이용한다. 이 평가표는 체크방식으로 누구나 간단하고, 선별적인 역할을 갖는다. 이것만으로 평가가 완성되는 것은 아니지만 문제점을 파악하기 위해서는 유용하다.

1. 문진

문진은 현병력, 기왕력, 사회적 배경, 직업 및 스포츠 활동 등에 대한 정보를 얻기 위해 작성한다. 또한, 통증의 위치나 정도 등에 대해서 표 2-1의 평가표 'Body Chart'에 기재한다.

표 2-1 Body Chart

년 월 일

성 명 (남 . 여) 나이 ID 평가자

직 업

현병력

기왕력

현재 불편한 곳

현재 증상에 대하여 기재

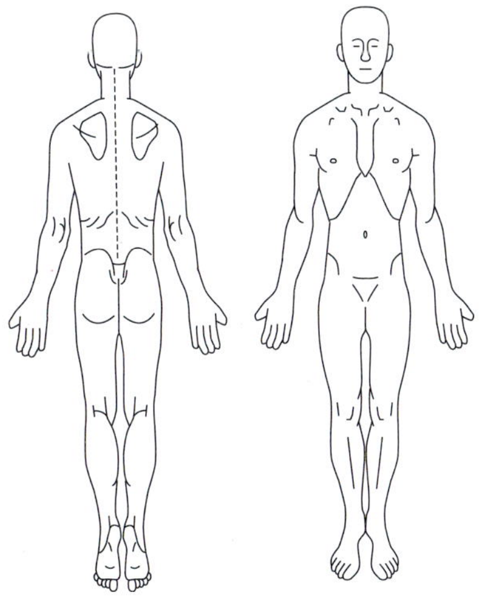

평가의 첫걸음은 악성 병변에 의한 가능성이 있는 소견인 레드 플래그(red flag)의 확인이다(표 2-2).[12] 근골격계 통증증후군 중에는 심각한 질환이 숨어 있을 수 있으며 레드 플래그에 해당하는 소견이 있을 경우, 의사와 연락을 취하여 주의 깊게 평가와 치료를 진행해야 한다. 레드 플래그에 해당되지 않으면 우선 환자를 안심시켜야 한다. 급성 근골격계 통증증후군은 일반적으로 자연 회복이 되지만 회복 경과에 따른 접근법이 필요하다. 가급적 조기에 통증으로 인한 활동성 저하에 의해 발생하는 기능 저하를 막을 필요가 있다.

또한, 재발을 반복해 만성화되는 것을 예방하기 위해서는 일상생활 동작의 동작 패턴이나 생활습관을 확인해 조직에 부담이 되는 스트레스에 대한 방어 방법을 지도할 필요가 있다.

표 2-2 레드 플래그[12]
(악성 병변에 의한 가능성이 있는 소견)

구체적인 항목
□ 발병 연령이 20세 미만이거나 55세 이상
□ 최근의 심한 외상력(높은 곳에서의 낙하 교통사고 등)
□ 진행성의 끊임없는 통증(야간 통증, 편한 자세가 없음, 동작과 무관)
□ 흉부 통증
□ 악성 종양의 병력
□ 장기간에 걸친 부신피질 호로몬(스테로이드제)의 사용 이력
□ 비합법 약물의 정맥주사, 면역억제제 사용, HIV 양성 반응
□ 전반적인 컨디션 불량
□ 원인불명의 체중 감소
□ 허리 부위의 강한 굴곡 제한의 지속
□ 척추 고타통
□ 신체의 변형
□ 발열
□ 방광직장장애와 안장마비
유럽가이드라인 2004

12주 이상 통증이 지속되는 만성통증 환자에게는 심리적 사회 요인이 관여하고 있을 가능성이 있다. 이 때 물리치료뿐만 아니라 심리행동요법적인 접근 등의 포괄적 치료가 필요하다.[13] 만성화의 위험 요인은 옐로우 플래그(yellow flag)라고 부른다. 스크리닝 테스트는 표 2-3에 표시한다.[2), 12), 14)]

표 2-3 옐로우 플래그 폼 *(계속)*[14]

성명 : 증상 :

① 지난 1주일 동안 통증의 보통 수준을 표시해 주세요.

통증 없음									최악의 통증
1	2	3	4	5	6	7	8	9	10

② 통증, 저림, 따끔따끔한 느낌 또는 탈진이 허리에서 다리 또는 목에서 팔로 퍼져 나갑니까?

전혀 없다.									항상 있다.
1	2	3	4	5	6	7	8	9	10

③ 전신 건강 상태에 점수를 매기면 몇점입니까?

나쁘다.									좋다.
1	2	3	4	5	6	7	8	9	10

④ 앞으로도 계속 현재의 상태로 지내야 한다면 어떻게 생각하세요?

기쁘다.									비참하다.
1	2	3	4	5	6	7	8	9	10

⑤ 지난 1주일간 얼마나 불안을 느꼈습니까?(예를 들면 긴장, 신경질, 화냄, 무섭다, 집중이나 릴렉스가 어렵다)

전혀 없다.									상당히 불안하다.
1	2	3	4	5	6	7	8	9	10

⑥ 지난 1주일간 스스로 통증이나 불안을 어느 정도 경감 또는 치유할 수 있었습니까?

조절 가능하다.									전혀 조절할 수 없다.
1	2	3	4	5	6	7	8	9	10

⑦ 지난 1주일간 얼마나 우울한 기분이었는지 보여주세요(예를 들면 우울하다, 슬프다, 낙담했다, 의기소침했다, 비관적인, 절망했다).

전혀 우울하지 않다.									너무 우울하다.
1	2	3	4	5	6	7	8	9	10

⑧ 10점 만점으로 말하자면, 6개월 후 당신은 정상적인 활동 또는 일을 하고 있을 것이라고 어느 정도 확신합니까?

확신한다.									전혀 확신할 수 없다.
1	2	3	4	5	6	7	8	9	10

표 2-3 *(계속)* 옐로우 플래그 폼[14)]

⑨ 가벼운 일을 한 시간 할 수 있다.

완전히 그렇게 생각한다.									전혀 그렇게 생각하지 않는다.
1	2	3	4	5	6	7	8	9	10

⑩ 밤에 잘 잔다.

잘 잔다.									전혀 잘 수 없다.
1	2	3	4	5	6	7	8	9	10

⑪ 통증이 더해진다는 것은 통증이 줄어들 때까지 일을 중단해야 한다는 것이다.

전혀 그렇게 생각하지 않는다.									완전히 그렇게 생각한다.
1	2	3	4	5	6	7	8	9	10

⑫ 신체를 움직이는 활동은 통증을 악화시킨다.

전혀 그렇게 생각하지 않는다.									그렇게 생각한다.
1	2	3	4	5	6	7	8	9	10

⑬ 현재의 통증으로는 일을 포함해서 정상적인 활동을 해서는 안 된다.

전혀 그렇게 생각하지 않는다.									그렇게 생각한다.
1	2	3	4	5	6	7	8	9	10

서명 : 날짜 :

평점과 리스크

55점 미만, 만성장애의 위험은 작다.

55~65점, 만성장애의 위험은 중간 정도.

65점 이상, 만성통증과 장애 위험이 높다.

2. 자세 관찰

자세는 선천적인 요인에 더해 오랜 생활습관, 노화 등의 영향을 받는 것으로 그 사람의 지금까지의 인생을 나타내고 있다고 해도 과언이 아니다. 평소의 자세, 일이나 스포츠, 버릇 등이 노화와 함께 자세에 반영된다.

예를 들어 두부 전방 자세(거북목), 견갑골 과외전, 견갑골 거상, 중부 흉추 기능부전(흉추 후만), 요추 전만 과잉, 요추 전만 감소 또는 Sway back 등의 이상 자세는 근육 불균형이 확인될 때가 많다. 자세는 근육의 긴장에 영향을 받기 쉽고 자세를 관찰함으로써 과긴장근, 약화근을 예측하는 것이 가능하다.

- **자세 평가는 선 자세에서 아래의 포인트에 주목하여 실시한다.**

  좌우 차이의 비교

  척추 만곡에 의한 분류

  중심선의 통과 부위

  근육의 상태

표 2-4는 '자세 평가표'이다. 위 포인트에 주목하여 이 표의 항목을 체크함으로써 개개인의 자세 특징이 파악하기 쉬워진다.

또한, 이 평가표에는 평가의 기준이 되는 지표도 표시되어 있어 이를 참고하여 임상 현장에서 활용해 주었으면 한다.

표 2-4 자세 평가표(선 자세 정렬)

년　　월　　일

성명　　　　(남 · 여)　　　나이　　ID

부위	항목	비고
머리 · 경추	정상 : 머리 부위는 중립 위치. 경추 경도 전만 신전 · 전방 · 평탄	
어깨	정상 : 양쪽 어깨선이 제1흉추를 통과하는 수평선 약간 아래 거상(올림) 자세 · 하강(내림) 자세 · 전방 편위	
견갑골	정상 : 견갑골 내연이 척추와 평행, 정중에서 7.5cm 제2흉추에서 제7흉추 사이, 견갑골과 관상면이 이루는 각도 30도, 10도 전경 하방회전 · 하강(내림) · 거상(올림) · 내전 · 외전 · 전경 익상견갑(내측연 · 하각) · 상방 회전	
상완골	정상 : 견봉에 대하여 상완골두는 전방 편위 1/3 이하 중립 자세는 손바닥을 몸 쪽에 붙이고 팔꿈치 전면의 주름이 전방 상완골 원위단과 근위단은 수직선 위로 전방 편위 · 거상 · 외전 · 내회전 · 외회전 · 굴곡 · 신전	
흉추	정상 : 약간 후만 과후만 · 측만 · 평탄 · Sway back	
흉골하각	정상 : 75 ~ 90도 협소 · 확대	
요추	정상 : 전만 20 ~ 30도 과전만 · 평탄	
척주기립근	정상 : 요추극돌기 외측 5cm 범위에서 좌우 팽륭부의 차이 1.25cm 이내 비대칭(좌 · 우)인 팽륭	
골반	정상 : 전상장골극과 후상장골극을 연결한 선이 수평선에 대해 15도 이내 전경 · 후경 · 측방 경사 · 회전	
고관절	정상 : ± 10도 장골릉 정점과 대전자를 연결하는 선이 대퇴골 장축 굴곡 자세 · 신전 자세　* 크레이그 테스트(좌 · 우)>15도	
무릎관절	정상 : 중립 과신전 자세 · 굴곡 자세 · 내반 · 외반	
족관절 · 발가락	정상 : 장축 아치가 중립 회내족 · 경직 · 외반무지 · 망치발가락	

소견 :

1) 각 신체 부위의 평가에 대한 기준

① 머리(cranial part)와 경추(cervical vertebra)(그림 2-2-1)

표 준 : 두부는 중립 위치, 경추는 경도 전만

신 전 : 두부 전방 자세, 경추 전만

원인 경부심부굴근군의 약화, 경부신근군의 과긴장 또는 단축 등

전 방 : 두부 전방 자세, 경추는 곧게 편다(그림 2-2-2).

원인 퇴행성 추간판장애 등

평 탄 : 경추의 전만 감소

원인 경부신근군의 약화 등

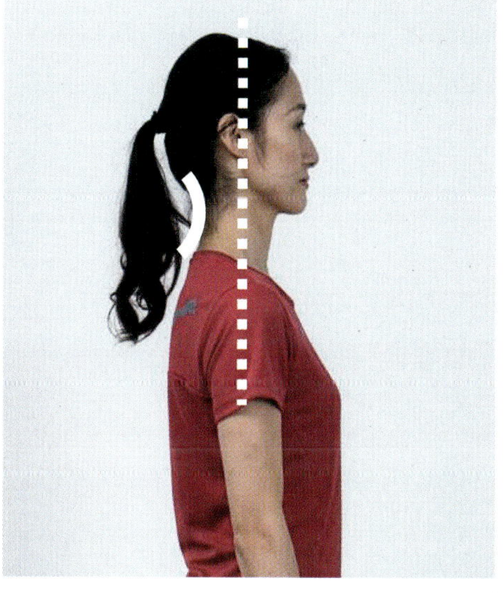

그림 2-2-1 머리와 경추의 표준 자세
머리는 중립이며 경추는 경도 전만

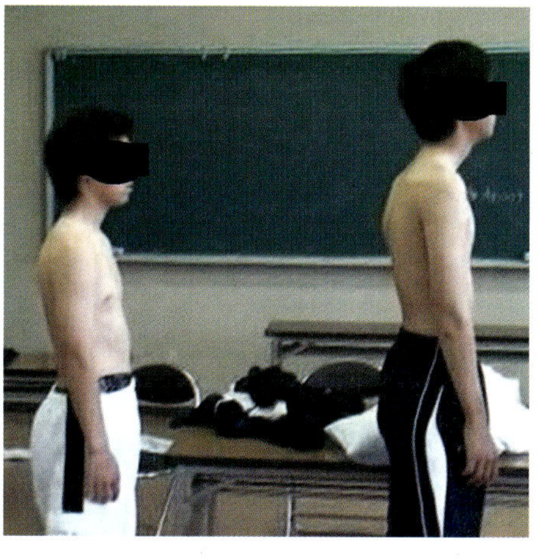

그림 2-2-2 경부 전방 자세
귓구멍에서 아래로 내린 수직선이 견관절의 전방을 통과한다(고등학생).

② 어깨(shoulder)(그림 2-2-3)

표 준 : 양쪽 어깨 라인은 제1흉추를 지나는 수평선의 약간 아래쪽

올림 자세 : 견갑골 거상, 목이 짧아 보인다.

원인 승모근 상부섬유, 견갑거근, 사각근의 과긴장 또는 단축 등

내림 자세 : 쇄골이 수평, 견쇄관절이 흉쇄관절보다 낮다.

원인 승모근 상부섬유의 약화, 삼각근의 과긴장 또는 단축 등

전방 편위 : 견봉이 전방에 위치, 견갑골 외전, 전경(앞기울기) 등

원인 대흉근, 소흉근의 과긴장 또는 단축 등

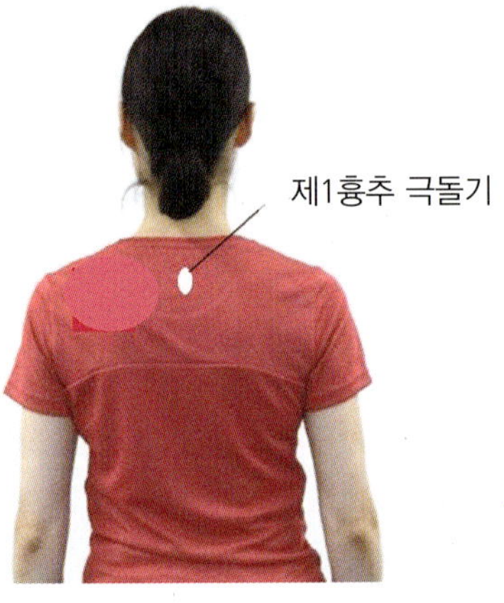

그림 2-2-3 어깨의 표준 자세
양쪽 어깨라인은 제1흉추를 지나는 수평선 약간 아래쪽

③ 견갑골(scapula)(그림 2-2-4a, b, c)

표 준 : 견갑골 내측연은 척주와 평행, 흉곽 정중으로부터 약 7.5cm
견갑골은 제2흉추에서 제7흉추 사이에 있다.
흉곽 위에 붙어 있다(그림 2-2-4a).
견갑골과 쇄골이 이루는 각도 60도, 견갑골과 이마면이 이루는 각도 30도(그림 2-2-4b)
시상면에서 10도 전경(그림 2-2-4c)

올 림 : 견봉을 포함한 견갑골 전체가 거상, 쇄골 외측이 내측에 비해 현저히 높음(그림 2-2-5)

원인 승모근 상부섬유, 견갑거근, 능형근의 과긴장 또는 단축 등

내 림 : 견갑골 상연이 제2흉추보다 낮다(그림 2-2-6, 그림 2-2-7).

원인 승모근 상부섬유의 약화, 광배근, 대흉근의 과긴장 또는 단축 등

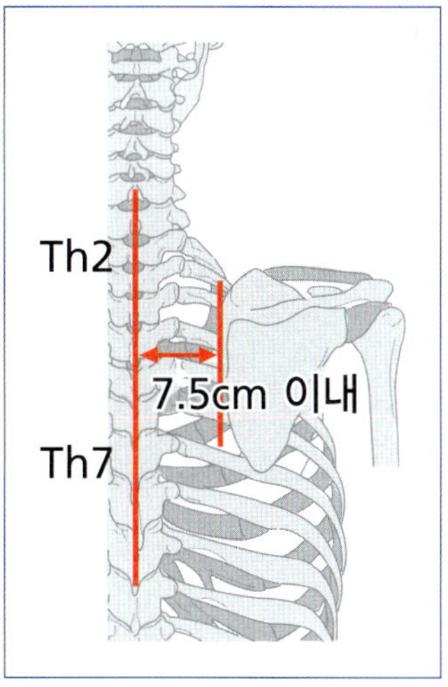

그림 2-2-4a 견갑골의 관상면

견갑골 내측연은 척추와 평행, 흉곽 정중으로부터 약 7.5cm
견갑골은 제2흉추에서 제7흉추 사이에 있다.

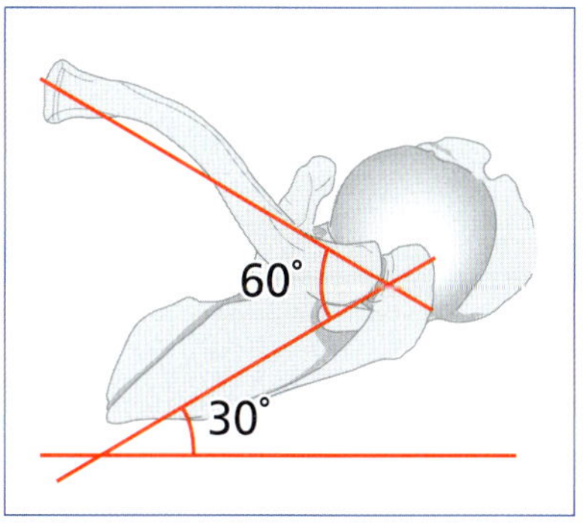

그림 2-2-4b 견갑골의 수평면

견갑골과 쇄골이 이루는 각도 60도
견갑골과 관상면이 이루는 각도 30도

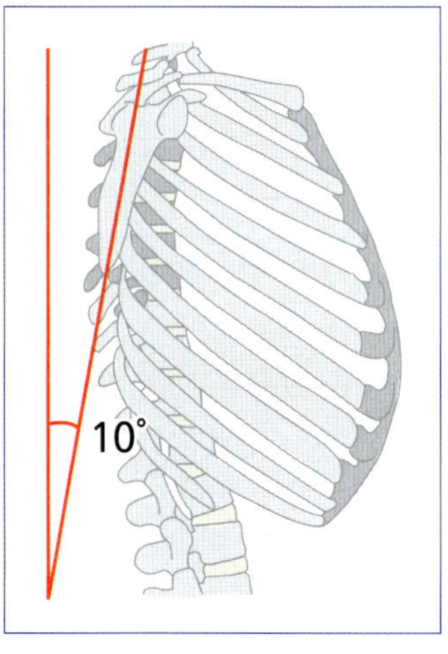

그림 2-2-4c 견갑골의 시상면

시상면에서 10도 전경

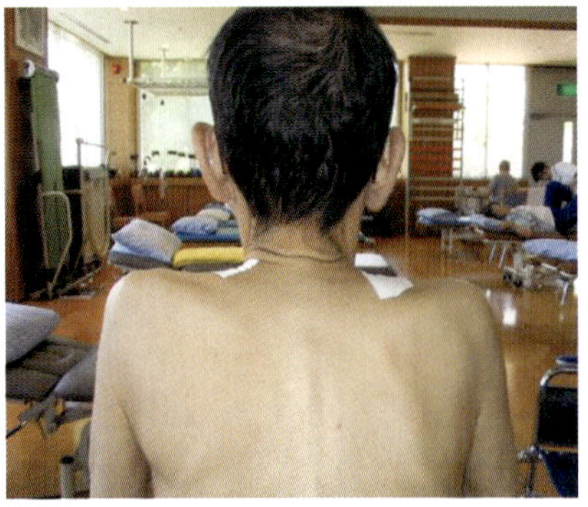

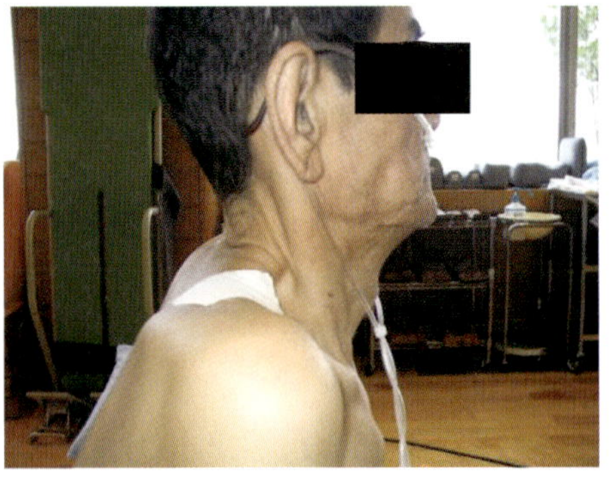

그림 2-2-5 견갑골 거상(올림)

승모근 상부섬유, 흉쇄유돌근, 사각근의 과긴장(COPD의 증례)

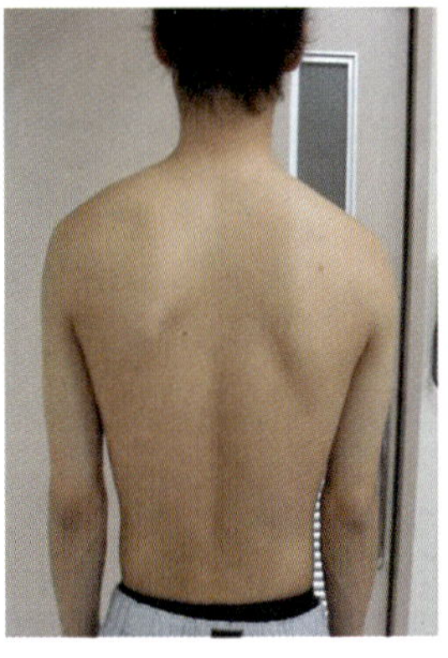

그림 2-2-6 견갑골 하강(내림)

야구 선수에게 보이는 투구 쪽 견갑골의 하강(우완 내야수)
삼각근에 비해 승모근 상부섬유가 상대적으로 약한 경우, 삼각근이 견갑골을 아래로 당겨 하방회전시킨다.

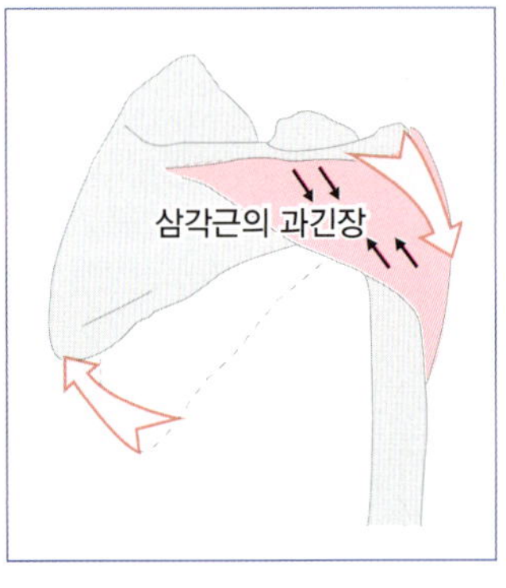

그림 2-2-7 삼각근의 과긴장에 의한 견갑골의 하방회전

견갑골의 안정성이 떨어지고 삼각근이 견갑골을 하강(내림), 하방회전시키면 견갑거근에 스트레스를 주어 견갑골 상각 통증의 원인이 된다.
점점 더 악화되면 견갑거근의 기시부인 경추에도 스트레스를 준다.

내 전 : 흉곽 정중으로부터 견갑골 내측연이 7.5cm 이하

원인 승모근 중부섬유, 능형근의 과긴장 또는 단축, 전거근의 약화 등

외　　전 : 흉곽의 중심에서 견갑골 내측연이 7.5cm 이상(그림 2-2-8)
견갑골과 이마면이 이루는 각도 30도 이상(그림 2-2-9)

원인 전거근, 대흉근의 과긴장 또는 단축, 능형근, 승모근의 약화, 견갑상완근군의 과긴장 또는 단축 등

경　　사 : 하각이 흉각에서 떨어져 돌출되어 있다.

원인 소흉근, 상완이두근, 삼각근 전부섬유, 오구완근의 과긴장 또는 단축 등

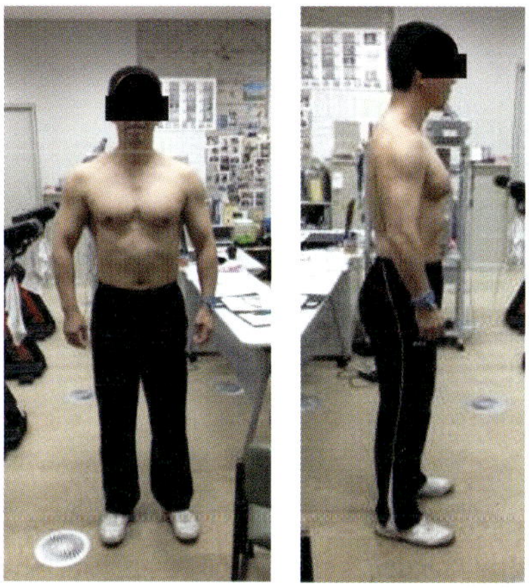

그림 2-2-8 견갑골 과외전

흉근이 승모근 중부, 하부섬유, 능형근보다 상대적으로 강한 경우, 견갑골은 외전하고, 상완골은 내회전한다. 또한, 삼각근도 과긴장하고, 견갑상완관절이 외전 상태가 된다(보디빌딩 선수).

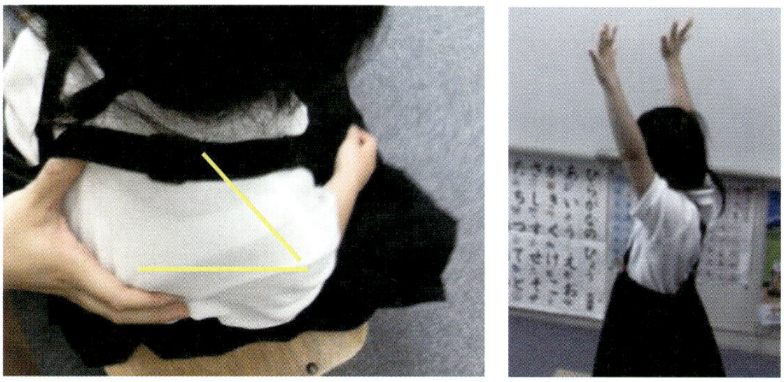

그림 2-2-9 다운증후군 아이에게 보여지는 견갑골 과외전

견갑골 내회전(익상견갑) : 견갑골 내측연이 흉곽으로부터 돌출되어 있다(그림 2-2-10, 그림 2-2-11).

원인 전거근의 근력 저하, 견갑하근의 단축, 흉추의 평탄, 원배(hump back), 측만 등

상방회전 : 견갑극(spine of scapula) 기저부가 하각보다 내측에 있다.

원인 승모근 상부섬유의 과긴장 또는 단축 등

하방회전 : 견갑골 하각이 견갑극 기저부보다 내측에 있다.

원인 견갑거근, 능형근의 과긴장 또는 단축, 승모근 상부섬유, 전거근의 약화, 삼각근, 극상근의 과긴장 또는 단축 등.

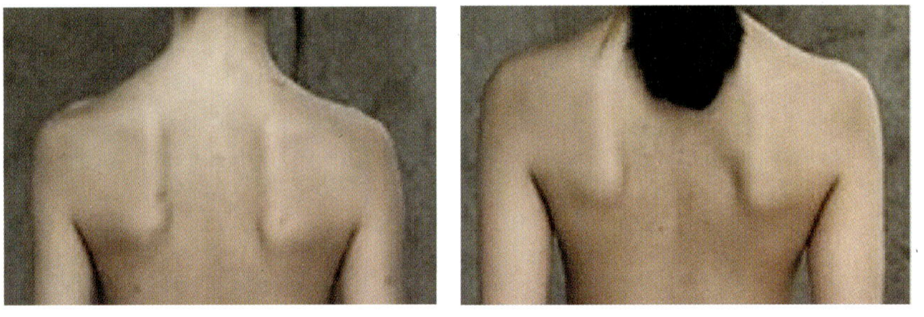

그림 2-2-10 익상견갑(winged scapula)

소흉근의 과긴장이 있으면, 견갑골이 전경되며, 하각이 더 돌출된다.
견갑골의 하강(내림)

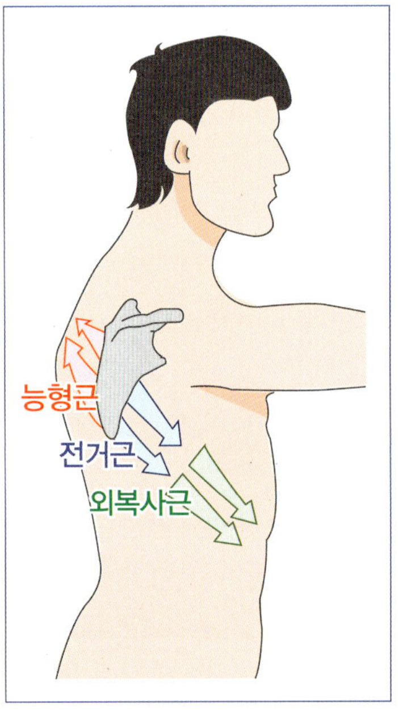

그림 2-2-11 전거근과 외복사근의 연쇄

견갑골을 안정시키기 위해서는 몸통의 안정성도 필요하다.

④ 상완골(humerus)(그림 2-2-12)

표　준 : 견갑골이 정확한 위치에 있는 상태에서 견봉의 폭에 대해 상완골두의 전방 편위가 1/3 이하이다(그림 2-2-12).
상완골의 회전 중립 자세에서는 손바닥을 몸 쪽에 붙이고 팔꿈치 전면의 주름이 전방, 주두(팔꿈치머리)가 후방, 상완골 원위단과 근위단은 수직선상에 있다.
원인 관절낭의 후방이 딱딱하다, 견갑하근의 약화 등.

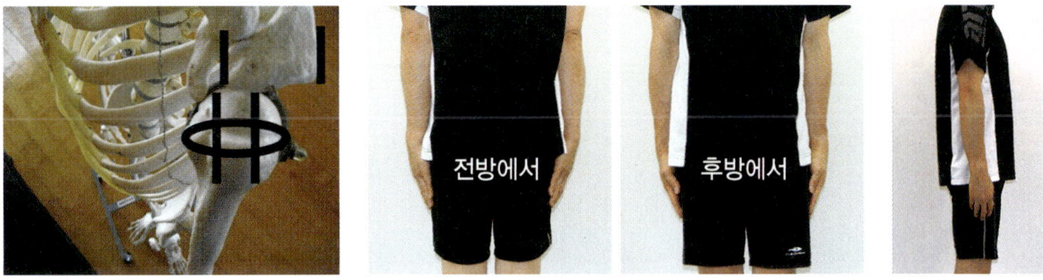

a　b　c

그림 2-2-12 상완골의 표준 자세
견갑골이 정확한 위치에 있는 상대에서 견봉에 대해 상원골두의 직경 1/3이 전방
a : 견봉의 폭에 대하여 상완골두의 전방 편위가 1/3 이하
b : 상완골의 회전 중립 자세에서는 손바닥을 몸 쪽에 붙이고 팔꿈치 전면의 주름이 전방, 주두(팔꿈치머리)가 후방
c : 상완골 원위단과 근위단은 수직선상에 있다.

올　림 : 상안골두가 견봉에 대해 상방
원인 삼각근의 과긴장 또는 단축, 회전근개의 기능장애 등

외　전 : 상완골 원위단이 몸 쪽에서 벗어나 견갑골이 하방회전, 하강(내림)
원인 삼각근, 극상근의 과긴장 또는 단축 등

내 회 전 : 주와(cubital fossa)는 내측, 주두는 외측, 손바닥은 후방으로 향한다(그림 2-2-13).
원인 어깨 외회전근군의 기능장애, 내회전근군의 과긴장 또는 단축 등

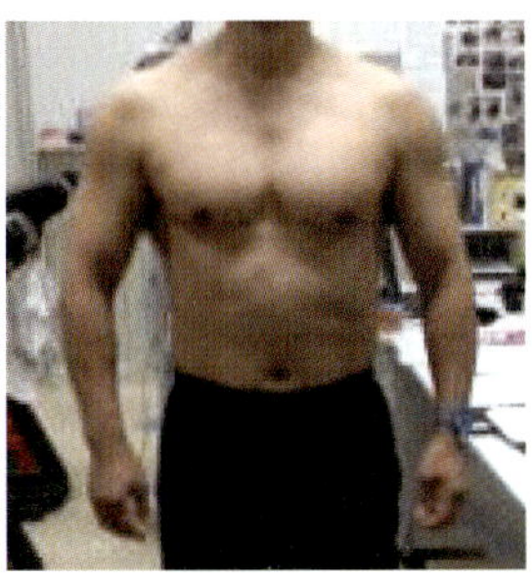

그림 2-2-13 상완골의 내회전
대흉근이 견관절 외회전근보다 우위에 있는 경우, 상완골은 내회전한다. 주관절 전면의 주름이 내측으로 향하고 있다.

외 회 전 : 드물다. 견갑골의 내전

원인 어깨 외회전근군의 과긴장 또는 단축 등

굴 곡 : 상완골 근위단에 대해 원위단이 전방

원인 삼각근 전부섬유의 과긴장 또는 단축 등

신 전 : 상완골 근위단에 대해 원위단이 후방

원인 삼각근 후부섬유의 과긴장 또는 단축 등

⑤ 흉추(thoracic vertebra)(그림 2-2-14)

표 준 : 약간의 후만

과 후 만 : 원배(hump back)

원인 중부 흉추의 기능부전, 복직근의 과긴장 또는 단축, 척주기립근의 약화 등 (그림 2-2-15, 그림 2-2-16, 그림 2-2-17, 그림 2-2-18, 그림 2-2-19)

측 만 : 견갑골의 정렬이 좌우에서 현저히 다를 경우 측만이 의심된다.

평 탄 : 견갑골 내회전[익상견갑(winged scapula)]을 일으킬 수 있음

원인 흉부 척주기립근의 과긴장 또는 단축 등

Sway back : 양쪽 어깨의 위치가 대전자보다 5cm 이상 후방(그림 2-2-18)

원인 외복사근의 약화, 내복사근, 복직근의 과긴장 또는 단축 등

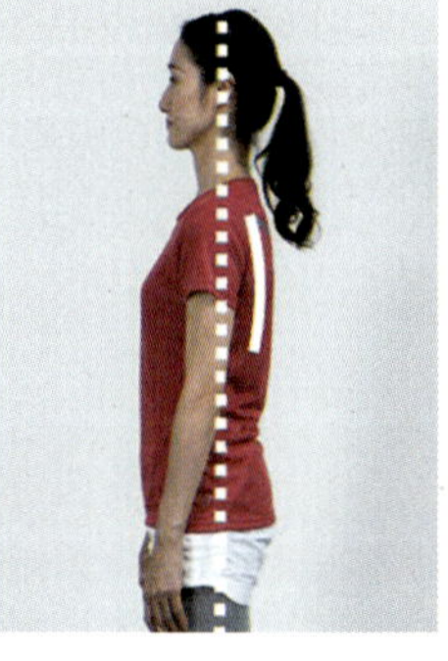

그림 2-2-14 흉추의 표준 자세

약간의 후만

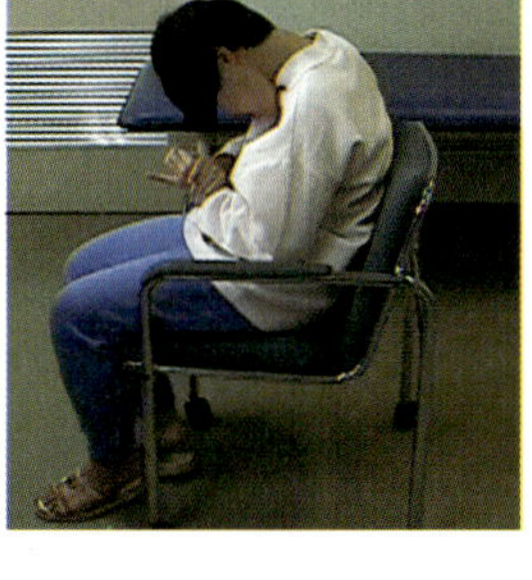

그림 2-2-15 흉추 후만(중부 흉추의 기능부전)

지적장애인에게 나타나는 구부정한 자세(slumped posture)는 오랜 중력에 의한 mechanical stress로 흉추의 후만을 악화시킨다.

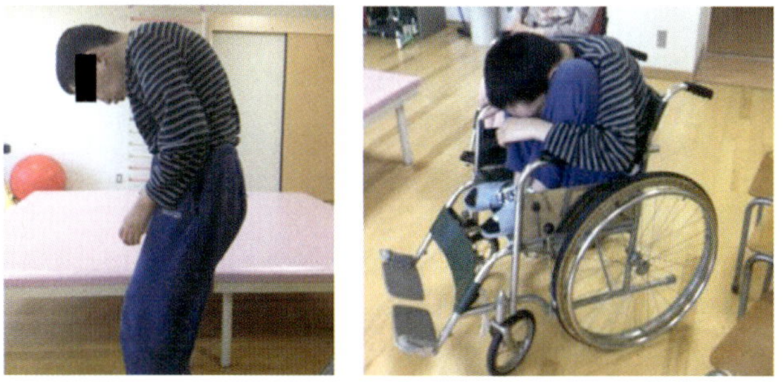

그림 2-2-16 중증의 흉추 후만

구부정한 자세의 생활습관이 척추의 과도한 가동범위를 만든다.

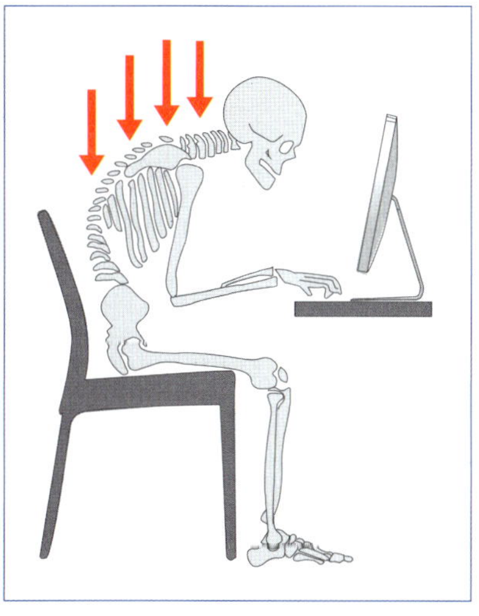

그림 2-2-17 불량 자세와 중력 스트레스

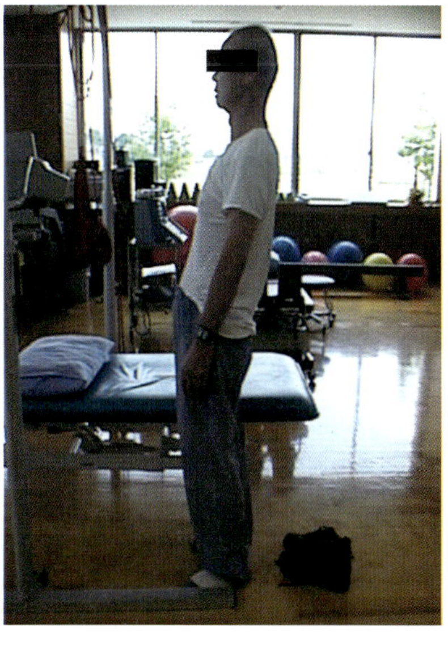

그림 2-2-18 Sway back과 요추 후만 · 골반 후경 (뒤기울기)

견관절에서 아래로 내린 수직선이 고관절의 5cm 이상 뒤쪽을 지나간다. 대둔근, 대퇴사두근의 약화가 보이며, 골성의 지지로 선다(요추고정 환자).

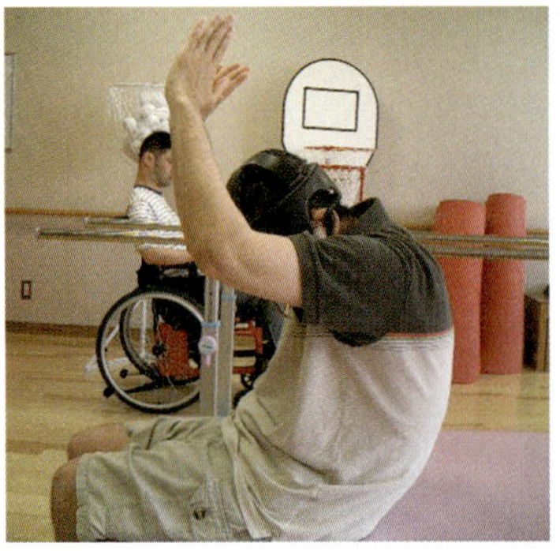

그림 2-2-19 흉추 후만과 견관절 거상(올림) 제한

흉추 후만 자세로 인한 견관절의 거상은 회전근개 손상의 원인이 된다.

⑥ 흉골하각(infrasternal angle)(그림 2-2-20)

표 준 : 75도~90도

협 소 : 75도 이하

원인 외복사근의 과긴장 또는 단축 등

확 대 : 100도 이상

원인 : 내복사근 · 외복사근의 약화 등(그림 2-2-21)

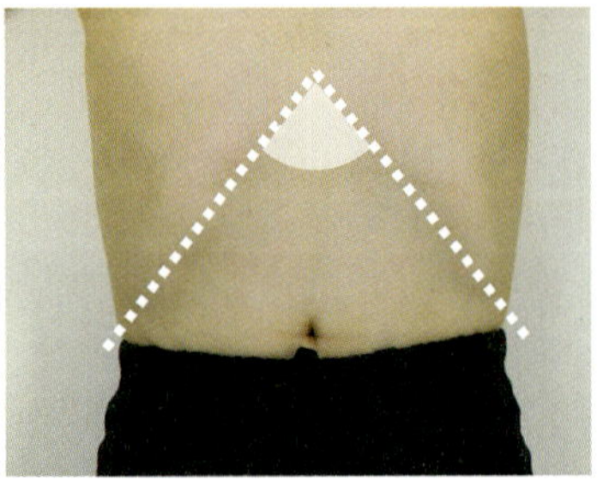

그림 2-2-20 흉골하각의 표준 자세

75도~90도

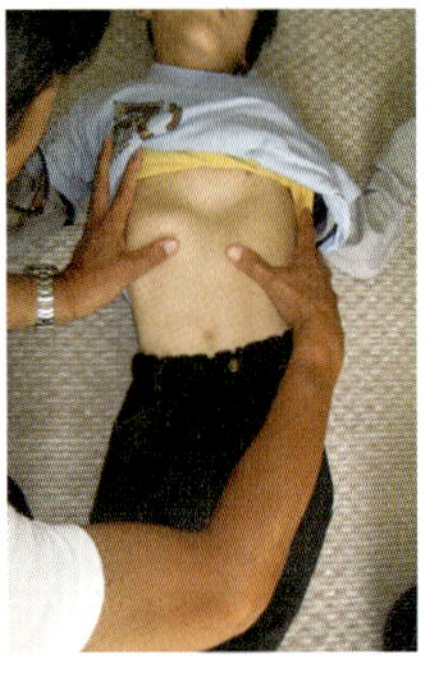

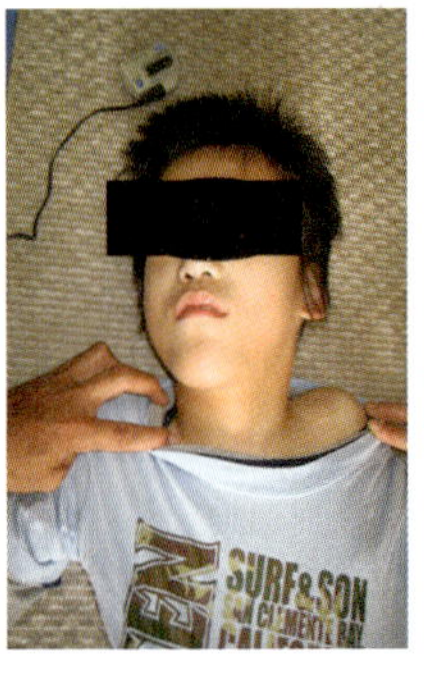

그림 2-2-21 흉골각 확대

뇌성마비 아이에게서 나타나는 견갑골의 거상과 흉골각의 확대. 흉곽은 흡기 상태로 위치해 호기가 곤란.

⑦ 요추(lumbar vertebra)(그림 2-2-22)

표 준 : 전만 20도~30도

전 만 : −30도 이상(그림 2-2-23)

원인 외복사근의 약화, 장요근, 요부 척주기립근의 과긴장 또는 단축 등

평 탄 : 전만 소실(남성은 정상적인 경우도 있다)(그림 2-2-24)

원인 요부 척주기립근의 약화, 장요근의 약화 등

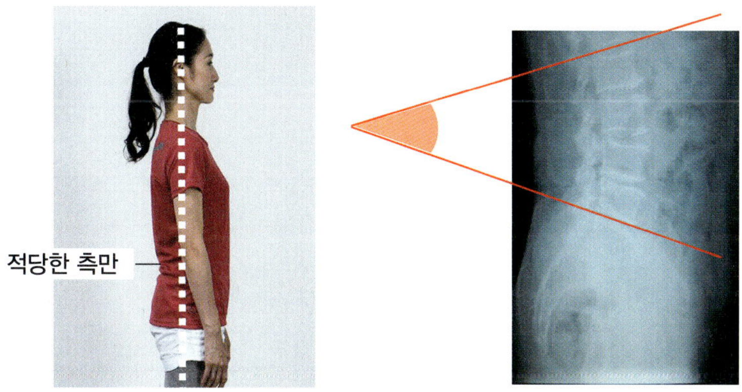

그림 2-2-22 요추의 표준 자세

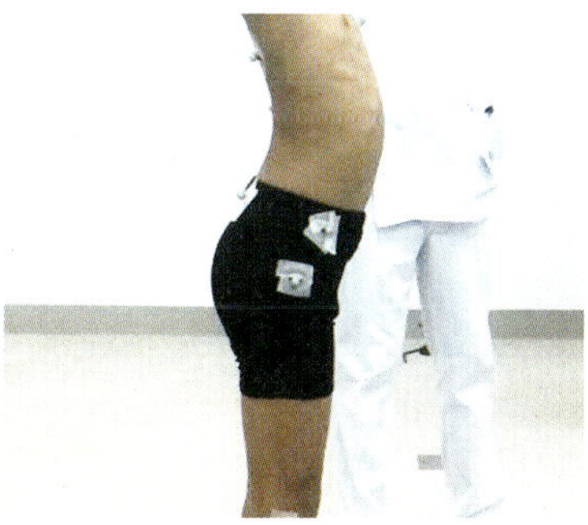

그림 2-2-23 요추 과전만(골반교차증후군)

장요근, 척주기립근의 과긴장, 대둔근, 복근군의 약화 때문이다. 근육 불균형은 골반을 전경시켜 요추 전만을 강하게 한다. 이 부정렬은 요추에 부담을 준다.

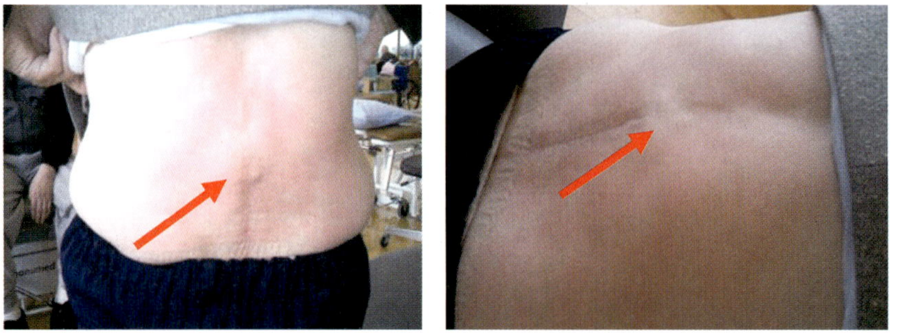

그림 2-2-24 요추의 전만 소실과 다열근의 위축

요추고정술 환자로 다열근의 위축과 요추 불안정성이 있다.
고정된 요추 위의 추골이 돌출되어 화살표 부분에 불안정성이 나타난다.
다열근이 위축되면 후방에서 볼 때 마름모꼴로 보이며 다이아몬드 허리라고 한다.

⑧ 척주기립근(paravertebral muscle)의 대칭성

정 상 : 요추극돌기 외측 5cm 범위에서 좌우 팽륭 부분의 높낮이 차이가 1.25cm 이하

비 대 칭 : 한 측의 팽륭 부분이 1.25cm 이상

원인 척주기립근의 비대, 돌출 쪽으로의 요추 회전 등

⑨ 골반(pelvic)(그림 2-2-25, 그림 2-2-26)

표 준 : 전상장골극(anterior superior iliac spine, ASIS)과 후상장골극(posterior superior iliac spine, PSIS)을 연결하는 선이 수평선에 대해 ±15도 이내 관상면 내에서 좌우의 상전장골극과 치골결합이 동일 평면 위에 있다.

좌우 장골릉의 높이가 수평

*Sahrmann에 의하면 전상장골극과 후상장골극의 위치는 골반의 모양에 따라 성차, 개인의 차이가 크고 수평으로부터의 현저한 이탈을 소견으로 한다.[1), 22)]

전방 경사 : 전상장골극과 후상장골극을 연결하는 선이 표준보다 5도 이상 전경(수평선에 대해 20도 이상 전경)

원인 외복사근의 약화, 고관절굴근군의 과긴장 또는 단축 등

후방 경사 : 전상장골극과 후상장골극을 연결하는 선이 표준보다 5도 이상 후경(수평선에 대해 20도 이상 후경)

원인 외복사근의 과긴장 또는 단축, 장요근의 약화 등

측방 경사 : 한쪽 장골릉이 1.25cm 이상 높다.

원인 높은 쪽 요방형근의 과긴장 또는 단축, 고관절 내전근군의 과긴장 또는 단축, 낮은 쪽 고관절 내전근군의 약화 등.

회　　전 : 한쪽의 전상장골극이 반대쪽보다 전방

원인 전방 쪽 고관절 외회전, 후방 쪽 고관절 내회전, 후방 쪽 장경인대의 과긴장 또는 단축 등

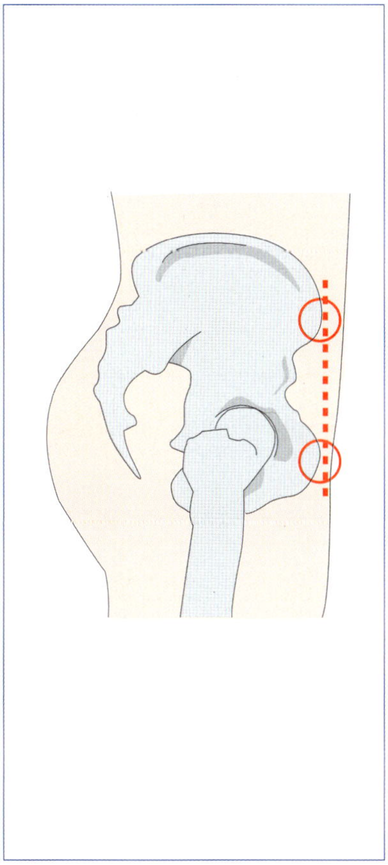

그림 2-2-25 표준적인 골반의 정렬

전상장골극과 치골결합이 관상면에서 동일면에 있는 것을 표준으로 생각한다.

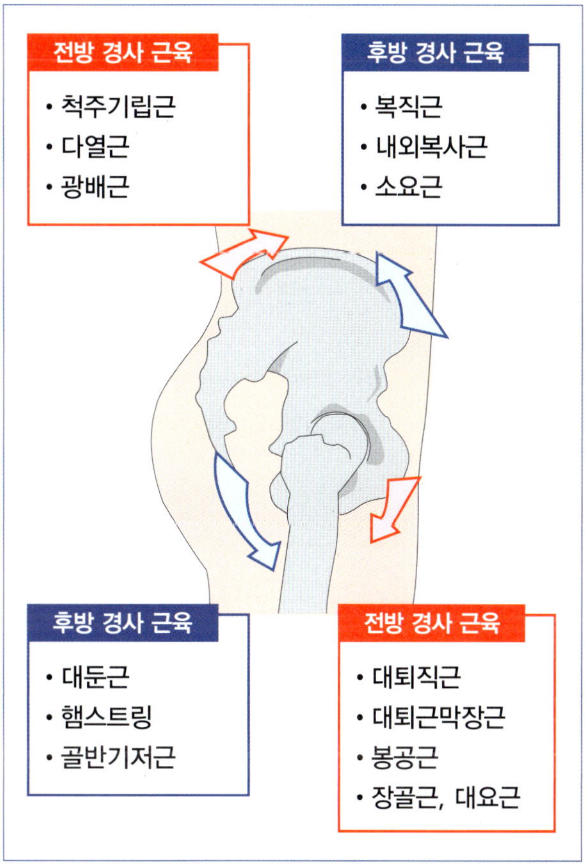

그림 2-2-26 골반을 제어하는 근육

⑩ 고관절(hip joint)(그림 2-2-27)

표　　준 : 0도 위치

골반 앞뒤 직경의 중점과 대전자를 연결하는 선이 대퇴골 장축과 일치

굴곡 자세 : 고관절 굴곡 10도 이상

원인 고관절굴근군의 과긴장 또는 단축 등

신전 자세 : 고관절 신전 10도 이상

원인 장요근의 약화, 햄스트링의 과긴장 또는 단축 등

대퇴골 전염각 : 약 15도(그림 2-2-28, 그림 2-2-29, 그림 2-2-30)

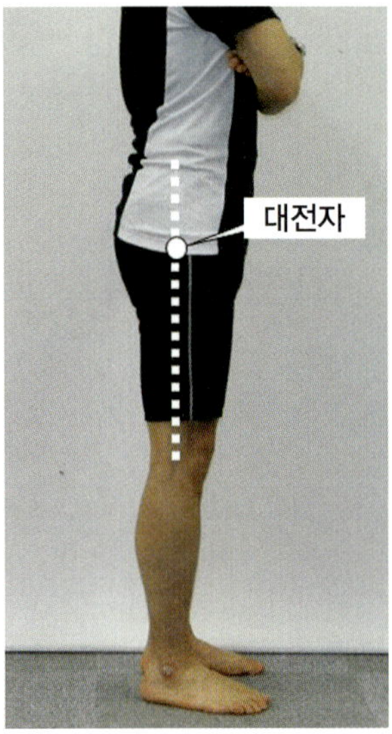

그림 2-2-27 고관절의 표준 자세

0도 위치. 골반 앞뒤 직경의 중점과 대전자를 연결하는 선이 대퇴골 장축과 일치.

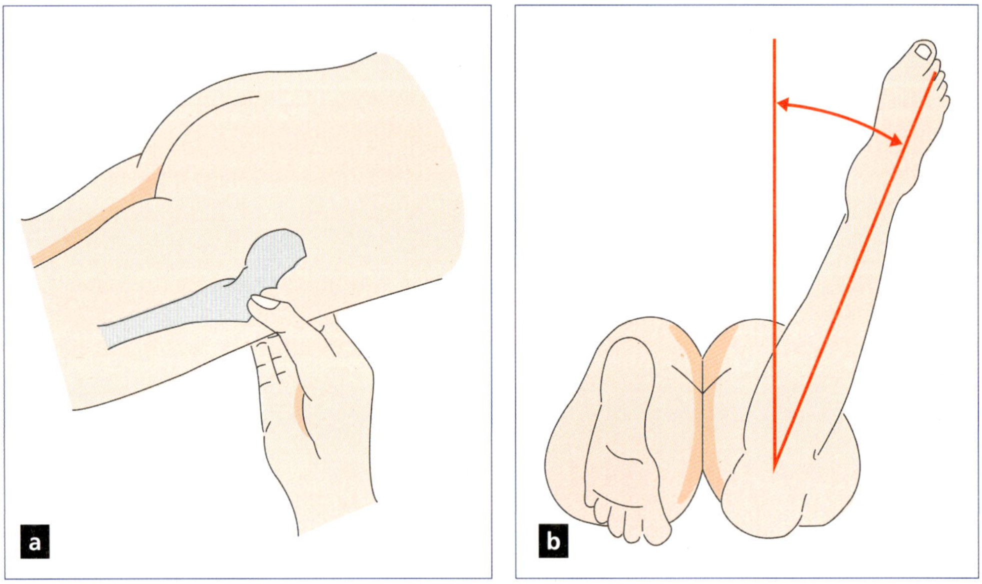

그림 2-2-28 크레이그 테스트(Craig Test)[14]

a : 엎드린 자세에서 대전자가 가장 돌출된 부분을 찾는다.
b : 이 위치는 대퇴골두가 관골구에 대해 중립 자세. 12~15도가 표준이다.

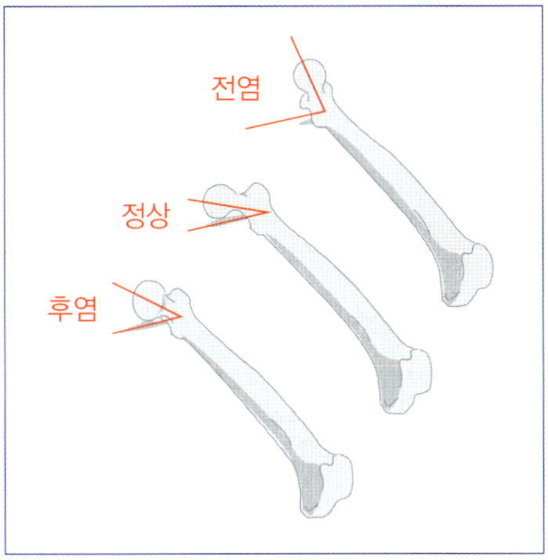

그림 2-2-29 대퇴골의 전염과 후염

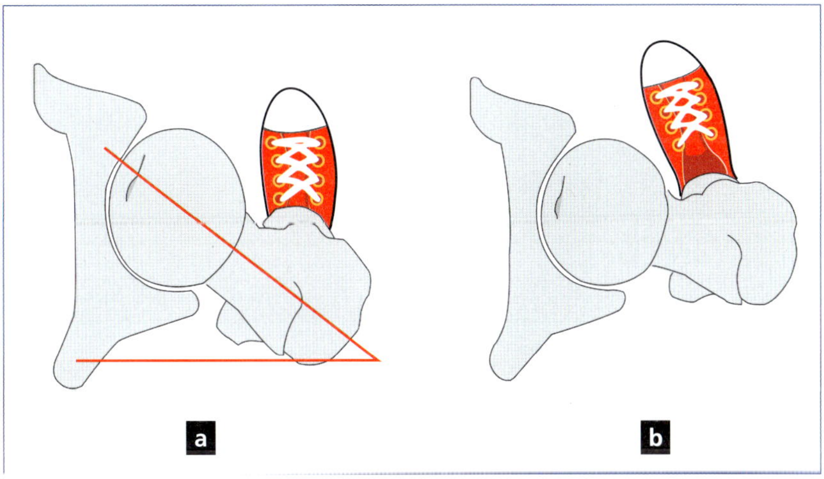

그림 2-2-30 전염각이 과도한 경우의 정렬[7)]

전염각의 과잉은 대퇴골의 내회전으로 인한 발끝의 안쪽 방향을 수정하기 위해 경골의 외회전이 일어난다.
a : 해부학적 자세, b : 고관절의 적합성을 높이기 위해 고관절을 내회전시키고 있다. 이로 인해 knee-in을 나타낸다.

⑪ 무릎관절(knee joint)(그림 2-2-31)

표 준 : 중립 자세

대퇴경골각(femorotibial angle, FTA)은 약 176도

과 신 전 : 무릎관절의 후방 만곡. 때로는 경골이 대퇴골보다 후방(그림 2-2-32)

원인 대퇴사두근의 약화, 비복근의 과긴장 또는 단축 등

2 근육 불균형의 평가

굴 곡 : 무릎관절 전방 만곡

원인 햄스트링의 과긴장 또는 단축, 대퇴사두근의 약화

내 반 : 무릎관절 외방 만곡 O다리

원인 골반의 후경, 대퇴근막장근의 과긴장 또는 단축, 내측광근의 약화 등

외 반 : 무릎관절 내방 만곡 X다리

원인 골반의 전경, 고관절 내전근군의 과긴장 또는 단축, 내회전근의 과긴장 또는 단축, 고관절 외전근군의 약화, 외회전근군의 약화 등

슬개골 바로 누운 자세(신전 자세에서 탈진한 상태로 관찰)

표 준 : 슬개골첨의 위치가 관절열극

고 위 : 슬개골첨의 위치가 관절열극보다 위(그림 2-2-33, 그림 2-2-34, 그림 2-2-35)

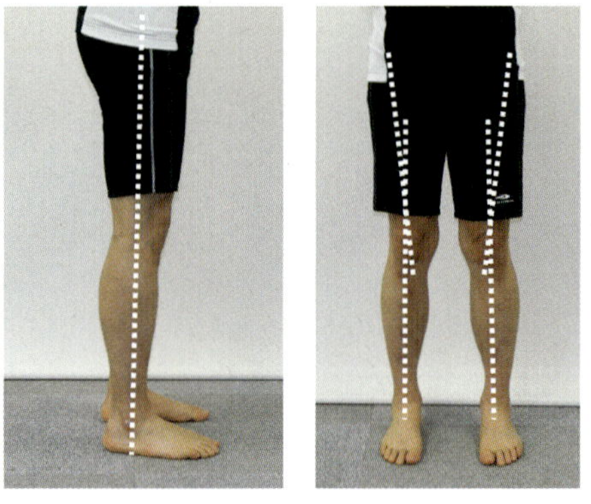

그림 2-2-31 무릎관절의 표준 자세
a : 중립 자세. b : 대퇴경골각(FTA)은 약 176도

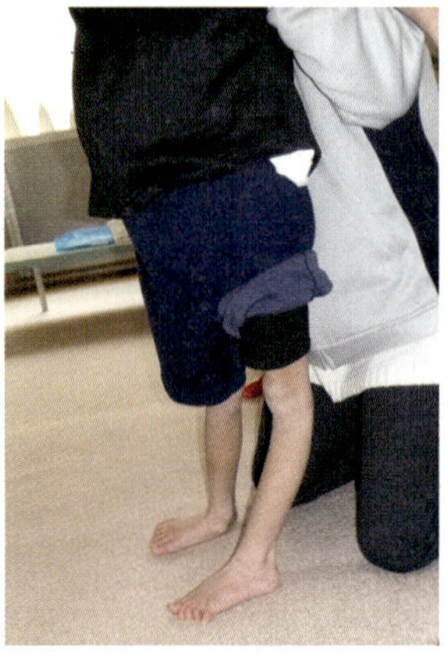

그림 2-2-32 무릎관절 과신전(반장슬, genu recurvatum)
과가동성의 아이에게서 볼 수 있는 무릎관절 과신전

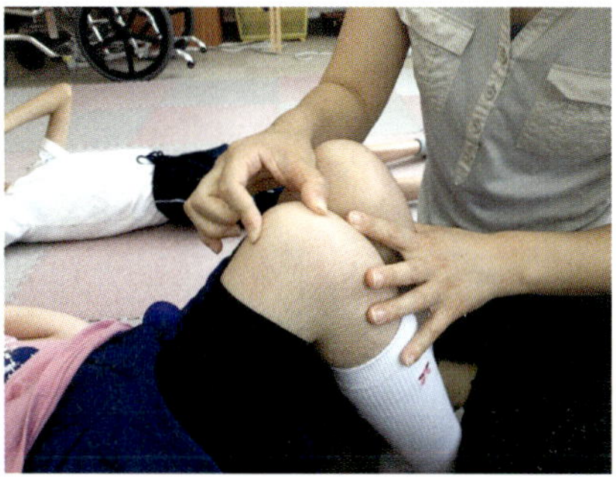

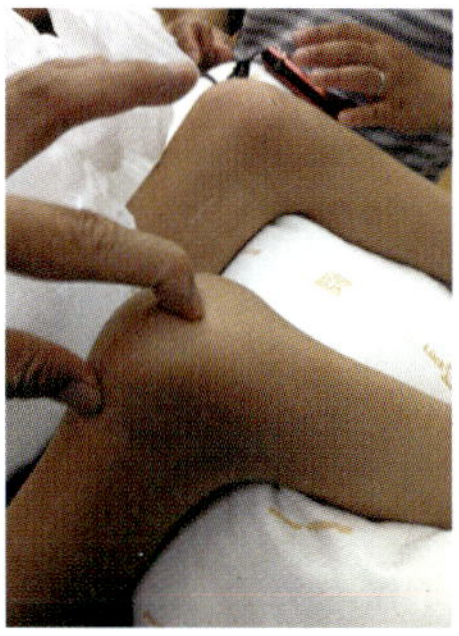

그림 2-2-33 뇌성마비에서 볼 수 있는 슬개골의 고위

경직성 마비에서는 대퇴사두근의 경성에 의해 슬개골 고위와 슬개건의 연장이 나타난다.
무릎관절을 굴곡시키면 슬개건이 늘어나 슬개골이 위쪽에 위치한다.

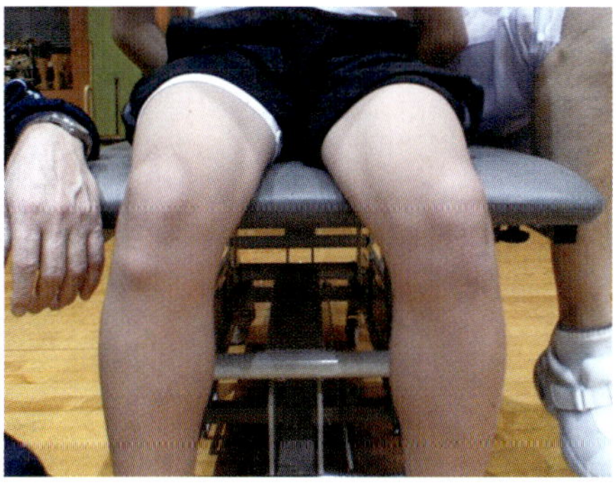

그림 2-2-34 오른쪽 점퍼 무릎에 보이는 슬개골 고위

경골조면의 팽륭과 슬개건의 연장
(초등학교 5학년 축구 선수)

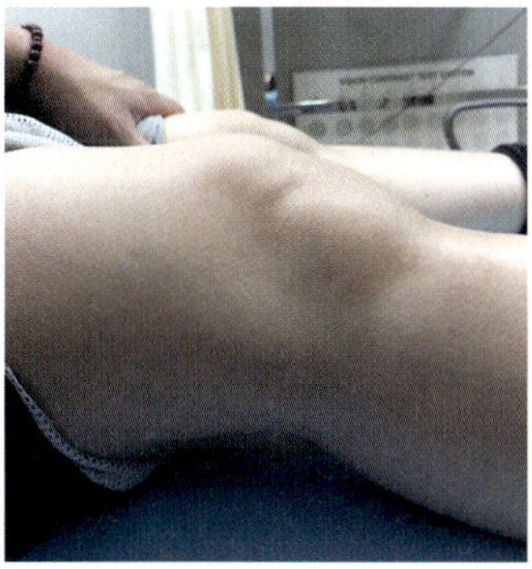

그림 2-2-35 슬개골 고위 환자에게서 나타나는 camelback sign

슬개골 고위 환자는 무릎관절을 펴면 지방패드가 부풀어 보이며 낙타 등처럼 보인다.

저 위 : 슬개골첨 위치가 관절열극보다 아래

외측 편위 : 슬개골이 정상보다 외측에 위치하고 있다(그림 2-2-36, 그림 2-2-37, 그림 2-2-38, 그림 2-2-39).

슬개골 장축 : 슬개건의 길이=1:1(1:1.2를 넘을 경우 슬개골 고위일 수 있음)

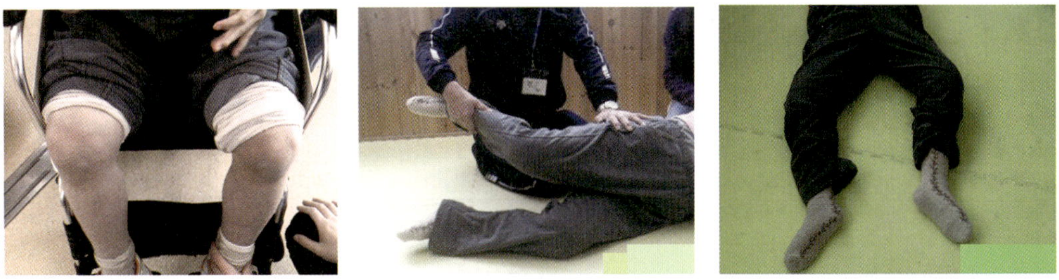

a b c

그림 2-2-36 슬개골 외측 변위(개구리 눈 슬개골)

하퇴외회전 자세에서의 생활습관은 장경인대 단축을 일으켜 슬개골을 외측으로 변위시킬 우려가 있다.
a : 하퇴외회전 자세에서의 앉은 자세, b : 장경인대의 단축이 보여진다(오버 테스트)
c : 바로 누운 자세에서는 다리가 외회전 상태

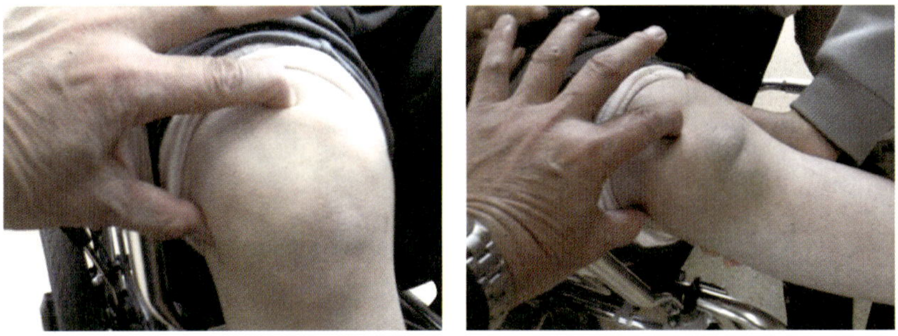

그림 2-2-37 슬개골 외측 편위

무릎관절 신전 자세에서는 정중으로 돌아가지만 굴곡되면 외측 편위가 더 커진다.

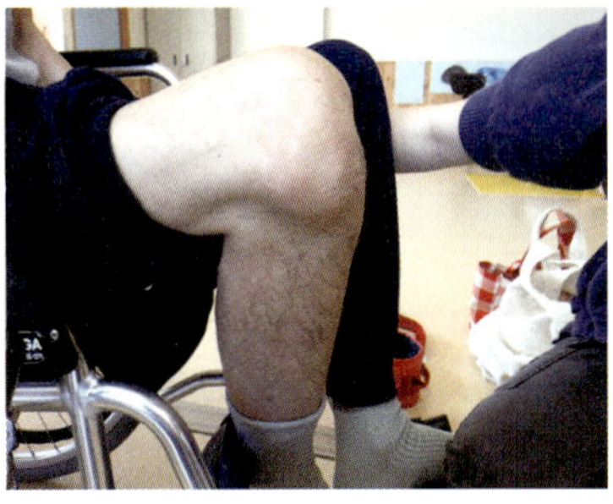

그림 2-2-38 슬개골 외측 탈구에서 보행 불능이 된 예

외측 편위가 서서히 악화되어 외측 탈구를 일으켰다.

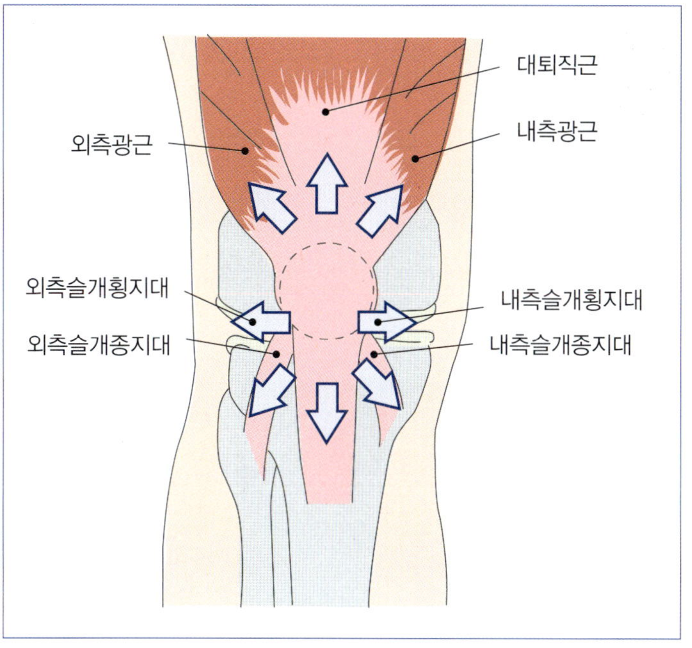

그림 2-2-39 슬개골을 감싸는 수축조직과 비수축조직의 균형[15)]

슬개골의 위치는 대퇴사두근과 장경인대의 과긴장으로 슬개골을 외측으로 편위시킨다. 장시간의 스트레스가 지지체를 파열시키고 탈구시킬 수 있을 것으로 생각된다.

⑫ 족관절(ankle joint)(그림 2-2-40)

표 준 : 장축 아치의 중립 자세

회 내 : 장축 아치의 편평

원인 후경골근의 약화 등

경 직 : 장축 아치의 고위, 고관절 · 무릎관절을 굴곡하여도 편평해지지 않는다.

원인 족지신근군의 과긴장 또는 단축, 족관절 배굴 가동범위 제한, 족저근막의 경화 등(그림 2-2-41, 그림 2-2-42)

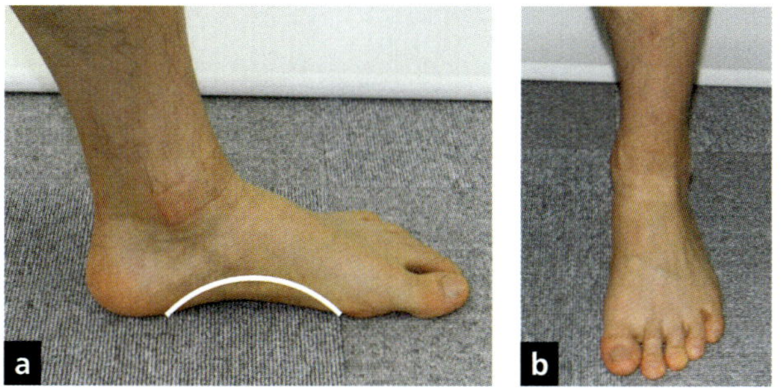

그림 2-2-40 족관절의 표준 자세

장축 아치의 중립 자세. 적당한 족부 아치가 있고 발부위는 내반도 외반도 하지 않는다.
a : 적당한 장축 아치
b : 족부 내반 · 외반 중립 상태

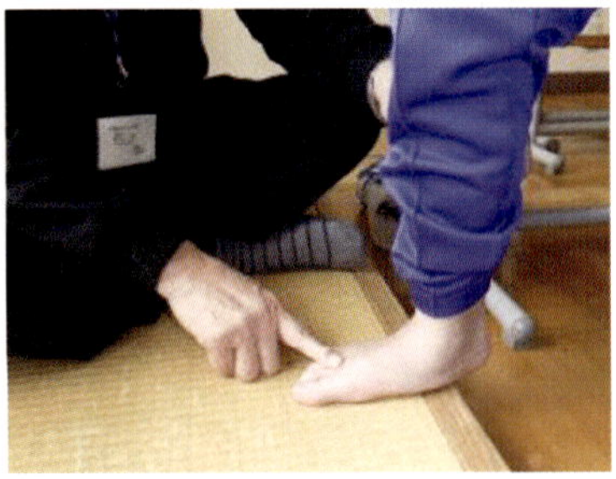

그림 2-2-41 지적장애 아동에게 보이는 회내족(pes pronatus)

하퇴삼두근의 단축으로 족관절 배굴 제한이 나타난다. 체중 부하로 인해 발 아치가 무너져 발바닥이 닿는다.

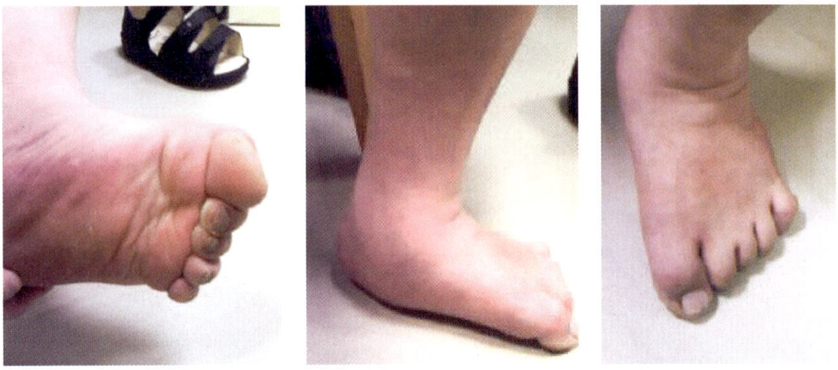

그림 2-2-42 지적장애 아동에게 나타나는 심한 발가락 변형

3. 운동 패턴 검사(Janda의 검사법)[3), 14)]

과긴장근은 길항근을 억제해 이상 운동 패턴의 원인이 된다. 이상 운동 패턴은 특정 조직에 스트레스를 주는 원인이 되고 습관화됨으로써 기능장애나 통증을 일으킨다. 단관절근에는 관절의 축을 고정시키는 역할이 있는 것에 비해, 다관절근은 레버 암이 오랫동안 힘을 발휘한다. 양쪽이 협조적으로 움직이는 것이 바람직하지만 일반적으로 다관절근은 과긴장에 빠기지 쉽고, 단관절근과 불균형을 만들어 운동 패턴을 바꿔 버린다.

여기에서는 상지, 하지, 몸통으로 나누어 각각의 운동 패턴을 평가하기 위한 검사를 소개한다(표 2-5).

1) 상지(upper limb) 검사

표 2-5는 상지의 '운동 패턴 평가표'이다. 이 표를 이용해 다음과 같은 운동 패턴 검사를 실시한다.

표 2-5 운동 패턴 평가표(상지)

년　　　월　　　일

성명　　　　　　(남 · 여)　　　나이　　ID.　　　　　　평가자

검사 항목	소견
견관절 외전 검사 앉은 자세(sitting position)	앉은 자세에서 주관절 굴곡 자세, 견관절 90도까지 외전 정상 · 견갑골 과상방회전 · 견갑골 거상 · 몸통 측굴 · 익상견갑
경부 굴곡 검사 바로 누운 자세(supine position)	바로 누운 자세에서 경부의 굴곡 정상 · 하악의 돌출 · 떨림 · 가동범위 감소
팔굽혀펴기 검사 엎드린 자세(prone position)	하지 신전 자세 · 네발기기 자세에서 팔굽혀펴기 정상(외전 자세 안정) · 견갑골 내회전(익상견갑) · 견갑골 후퇴 · 견갑골 거상 · 요추전만

소견 :

① 견관절 외전 검사(그림 2-3-1)

목　　적 : 견갑골 고정근군인 승모근 전체와 견갑거근, 견갑상완관절(glenohumeral joint) 외전근군인 삼각근 및 회전근개(rotator cuff)의 협조성을 평가한다.

방　　법 : 환자는 앉은 자세. 주관절 90도 굴곡 자세로 엄지손가락을 위로 향하게 한다. 한쪽 팔을 천천히 외선시킨다. 반대쪽도 같은 방법으로 움직인다.

관찰 포인트 : 견갑골의 위치, 견갑골의 움직임
견갑거근, 승모근 상부섬유의 활동 상황
견갑상완관절 내에서 운동이 이루어지고 있는가.
외전 60도까지 거상하는 동안에 견갑골의 거상이 일어나는가.

양성 소견 : 견갑골의 과상방회전, 견갑골 거상(견갑상완관절 외전 60도까지 견갑골의 거상이 일어난다.)

원인 승모근 상부섬유, 견갑거근의 과활동, 승모근 하부섬유의 활동 억제를 시사한다.

견갑상완관절 외전과 반대쪽 몸통에 측굴이 발생한다(그림 2-3-2).

원인 회전근개, 삼각근의 기능장애. 몸통 측굴의 요방형근 과긴장, 단축.

견갑골 내회전(익상견갑)

원인 승모근 하부섬유, 전거근의 약화

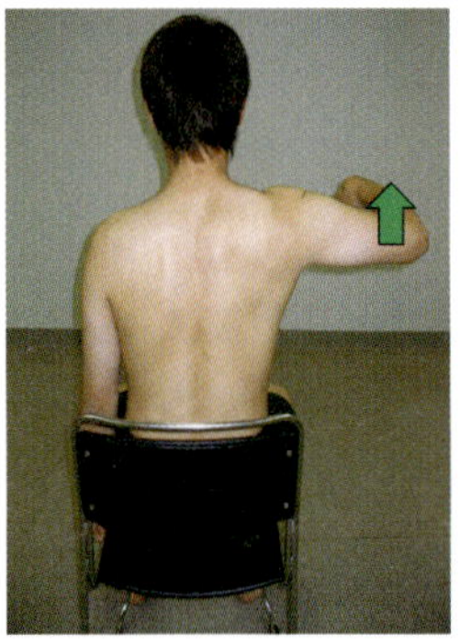

그림 2-3-1 견관절 외전 검사

주관절 90도 굴곡 자세로 견관절 외전 시 움직임을 관찰한다.

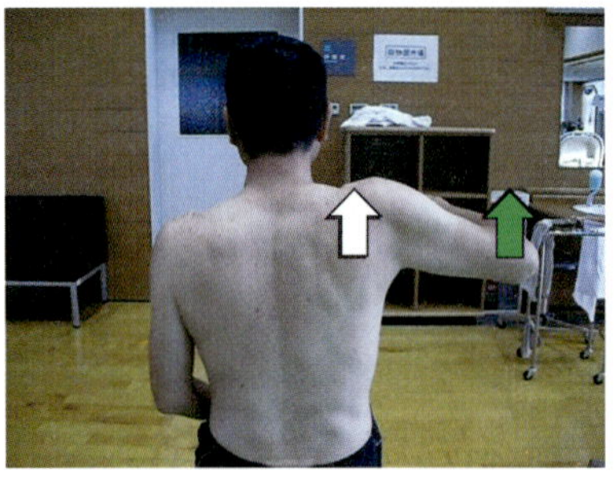

그림 2-3-2 견관절 외전 시 양성 소견

유통성 견관절 가동범위 제한 증후군 환자. 승모근 상부섬유에 의한 견갑골 거상이 견관절 외전을 보상하고 있다.

② 경부 굴곡 검사(그림 2-3-3)

목　　적 : 경부심굴근군(두장근, 경장근), 흉쇄유돌근, 후두하근군의 협조성을 관찰한다.

방　　법 : 바로 누운 자세에서 환자에게 천천히 머리를 들고, 턱을 가슴에 붙이도록 한다.

관찰 포인트 : 정상이면 부드럽게 들어 올려 턱이 튀어나오지 않고, 반달 모양을 그리며 가슴에 닿는다.

턱을 내밀거나 부들부들 떠는 경우, 환추후두(atlanto-occipital)부의 과부하를 시사한다.

굴곡에서 두정부의 궤적

흉쇄유돌근(sternocleidomastoid muscle)의 긴장

가동범위의 감소

머리 떨림

양성 소견 : 가동범위 감소

원인 후두하근군(suboccipital muscles)의 과긴장, 경추추간관절의 기능부전

머리 떨림

원인 경부심부굴근군의 약화, 하부 경추의 불안정성(그림 2-3-4)

하악의 돌출(그림 2-3-5)

침대에서 후두부를 들어 올릴 때 하악이 돌출한다.

원인 흉쇄유돌근의 과활동, 후두하근군의 단축 또는 경부심굴근군의 약화

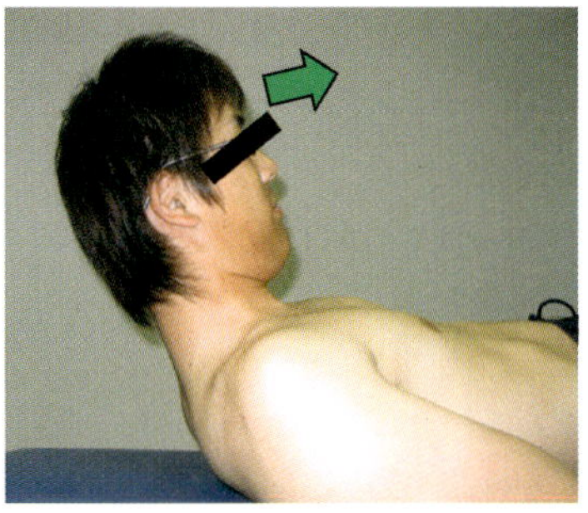

그림 2-3-3 경부 굴곡 검사

바로 누운 자세에서 머리를 천천히 들어 올릴 때의 움직임을 관찰한다.

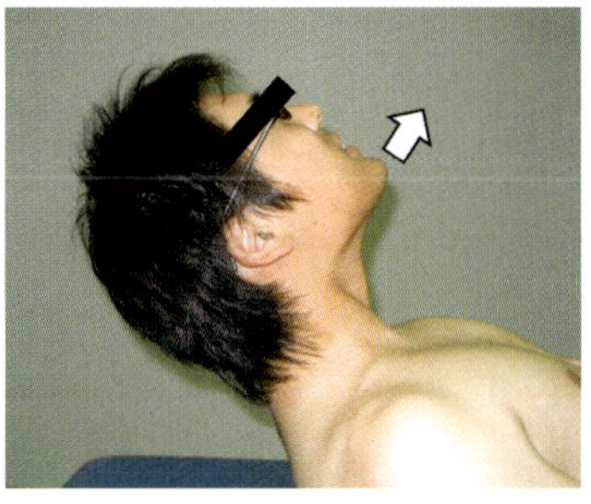

그림 2-3-4 경부 굴곡 시 양성 소견

흉쇄유돌근의 과활동과 후두하근군의 과긴장에 의한 이상 운동 패턴

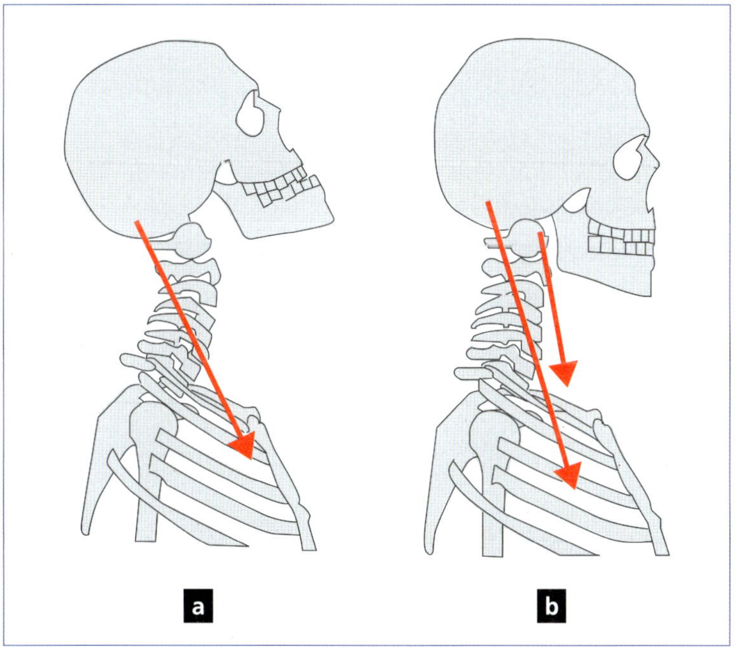

그림 2-3-5 경부 굴곡 시 흉쇄유돌근·경부심부굴근군의 협조

흉쇄유돌근이 우위에 있으면 하악이 돌출되어 경부 굴곡 검사에서 양성 소견이 된다.

a : 흉쇄유돌근 우위

b : 흉쇄유돌근·경부심부굴근군이 협조하여 작용한다.

③ 팔굽혀펴기(push-up) 검사(그림 2-3-6)

목 적: 견갑골의 안정성을 평가하는 검사이며, 주동근인 전거근, 협동근과 고정근인 승모근 상부·하부섬유와 견갑거근, 길항근인 능형근의 기능을 평가한다.

방 법: 무릎관절 신전 자세에서 팔굽혀펴기를 한다. 환자가 이 자세에서 실시할 수 없다면 무릎을 꿇고 해도 좋다.

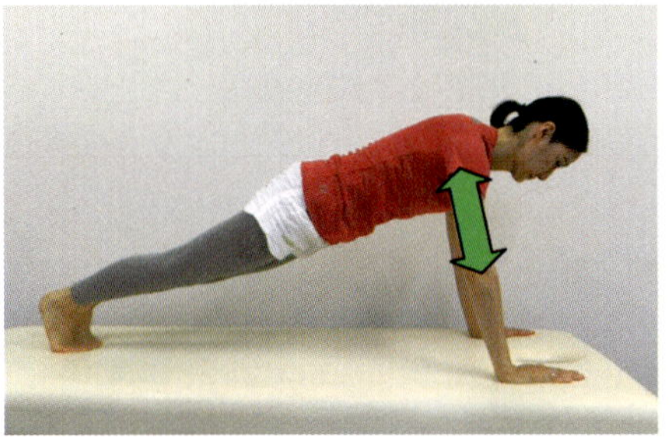

그림 2-3-6 팔굽혀펴기 검사
팔굽혀펴기 동작을 관찰한다.

관찰 포인트: 견갑골 내회전(익상견갑)이 보이는가(그림 2-3-7).
견갑골의 후퇴나 거상, 회전의 정도.
턱을 내밀고 있는가.
요추부의 전만이 보이는가.
정상은 운동 중 견갑골은 외전 상태로 안정되어 있고, 몸통도 안정된 상태에서 똑바로 상하로 움직인다.

양성 소견: 팔굽혀펴기 자세에서 하강할 때에 견갑골이 거상, 후퇴한다.

원인 승모근 상부섬유, 견갑거근, 능형근의 과활동과 전거근의 약화

견갑골이 부풀어 오른다.

원인 전거근, 승모근 하부섬유의 약화

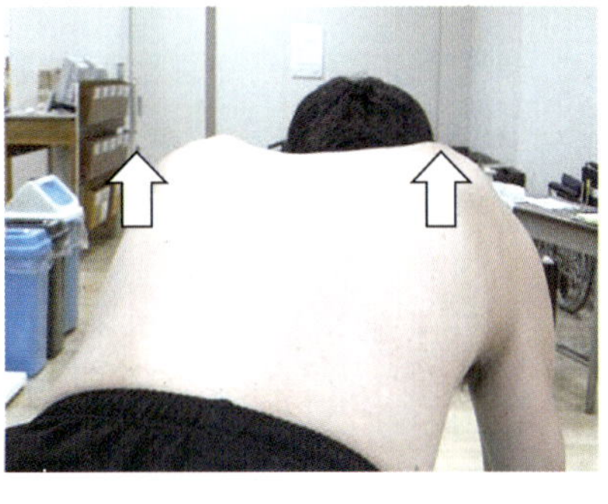

그림 2-3-7 팔굽혀펴기에서 보여지는 양성 소견
사진은 견갑골 내회전(익상견갑)이 보이는 예이다.

2) 하지(lower limb) 검사

표 2-6은 하지의 '운동 패턴 평가표'이다. 이 표를 이용하여 이하의 운동 패턴 검사를 실시한다.

표 2-6 운동 패턴 평가표(하지)

검사 항목	소견
한다리서기 검사	눈을 뜨고 · 눈을 감고 30초 동안(측방 편위는 2.5cm 미만) 오른쪽 : 트렌델렌버그 (-+) 역트렌델렌버그 (-+) 정상 · 몸통 동요 · 무릎 (내반 · 외반) · 족관절 동요 ( )초 가능 왼쪽 : 트렌델렌버그 (-+) 역트렌델렌버그 (-+) 정상 · 몸통 동요 · 무릎(내반 · 외반) · 족관절 동요 ( )초 가능
스쿼트 검사	팔을 앞쪽으로 수평, 양쪽 발은 어깨 넓이, 대퇴가 수평이 될 때까지 굴곡 요추 : 후만 · 중립 · 과전만(골반 후경 · 과전경) 무릎 : 내반 · 중립 · 외반, 발 : 과배굴 · 발끝으로 서기 지구력 : 50회
고관절 신전 검사 엎드린 자세 (prone position)	고관절 신전 10도~20도(햄스트링 → 대둔근 → 반대쪽 척주기립근 → 같은 쪽 척주기립근) 정상 · 척추 전만 과잉 · 무릎의 굴곡 · 가동범위 감소
고관절 외전 검사 옆 누운 자세 (lateral decubitus)	고관절 굴곡, 신전 0도 정도에서 외전 45도(중둔근 → 대퇴근막장근 → 요방형근) 정상 · 척추 측만 · 고관절 굴곡 · 고관절 외회전 · 가동범위 감소

소견 :

① 한다리서기 검사(그림 2-3-8)

목　적 : 이 검사는 협조성이나 밸런스 능력을 관찰한다.

방　법 : 선 자세에서 한쪽 다리를 들어 올려 균형을 유지한다(눈을 뜬 상태, 감은 상태에서 양쪽 검사). 30초까지 측정한다.

관찰 포인트 : 트렌델렌버그 징후(Trendelenburg sign)나 골반의 측방 편위를 관찰한다.
균형을 잡기 위해 고관절에서 동요하는지, 족관절에서 동요하는지 관찰한다.
몸통의 측굴이 일어나는가(양쪽 어깨의 위치가 평행한가).

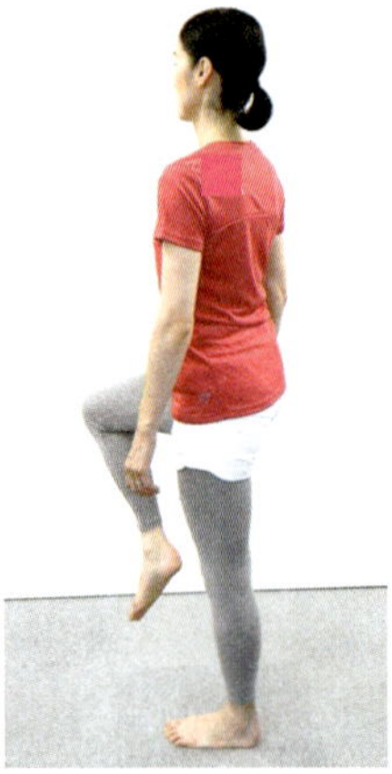

그림 2-3-8 한다리서기 검사
한다리서기의 균형이나 유지 시간을 관찰한다.

양성 소견 : 트렌델렌버그 징후가 확인된다.

원인 중둔근의 약화, 대퇴근막장근의 과긴장, 요방형근의 과긴장

골반의 측방 편위가 2.5cm 이상 일어난다(그림 2-3-9).

원인 서있는 다리 쪽 고관절 내전근군의 과긴장, 중둔근의 약화

한쪽 어깨가 내려간다.

원인 어깨가 처진 쪽 요방형근의 과긴장
어깨가 처진 쪽 승모근 상부섬유의 과긴장

무릎의 내반(varus)이 확인된다.

원인 내전근군·대퇴근막장근의 과활동, 중둔근·대둔근의 약화 가능성이 있다.

무릎의 외반(valgus)이 확인된다.

원인 대퇴이두근·이상근의 과활동, 중둔근·대둔근의 약화 가능성이 있다.

족관절에 과도한 회내가 확인된다.

원인 무릎과 족부의 위치(knee in toe out 등)
골반 전경과 연관되어 있다.
대퇴골 전염각이 크다.
족부의 내측 하중
편평족, 외반무지(hallux valgus)

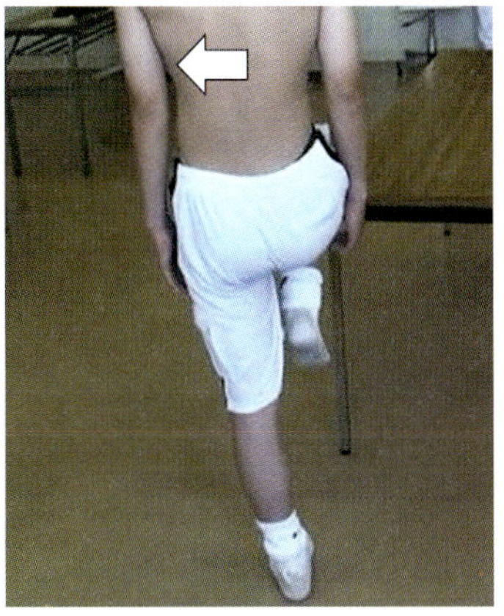

그림 2-3-9 한다리서기의 양성 소견
왼쪽 한다리서기에서 보여지는 골반의 측방 편위(요통 환자)

② 스쿼트(squat) 검사(그림 2-3-10)

목　　적 : 둔부근군, 대퇴사두근의 근력, 지구력 평가
리프팅 등의 동작 시 몸통, 하지의 협조성을 평가한다.

방　　법 : 양쪽 다리를 어깨 넓이로 벌리고 양쪽 팔을 앞쪽으로 수평하게 내밀며, 대퇴부가 지면에 수평이 될 때까지 쪼그리고 앉는다.
팔과 대퇴가 평행하도록 지시한다. 지구력을 평가할 경우 50회까지 실시한다.

관찰 포인트 : 머리와 몸통이 직선 위에 있는가.
요추 전만, 후만의 정도
골반의 전경, 후경의 정도
무릎과 족부의 위치(knee in toe out 등)
족관절의 배굴 각도, 회내, 회외의 정도

양성 소견 : 하악이 전방으로 돌출된다.
원인 후두하근군의 과긴장, 경부심부굴근군의 약화
요추의 전만 감소, 골반 후경(추간판탈출증 등의 원인이 됨)(그림 2-3-11)

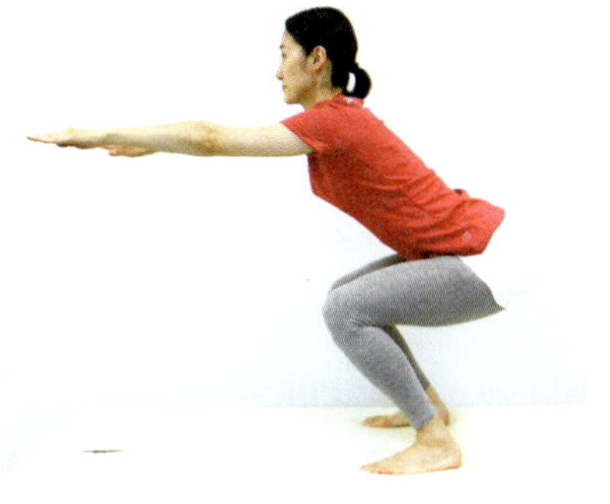

그림 2-3-10 스쿼트 검사
스쿼트 동작의 패턴이나 지구력을 관찰한다.

원인 고관절 비해 상대적으로 요추가 부드럽다.
고관절 굴곡 제한
장요근의 약화
복근군의 과긴장, 척주기립근의 약화
햄스트링의 과긴장, 대퇴사두근의 약화
하퇴삼두근의 과긴장, 전경골근의 약화

요추 과전만, 골반의 과전경(추간관절 장애와 미끄럼증, 분리증의 원인이 됨)

원인 척주기립근의 과긴장, 복근군의 약화
장요근의 과긴장, 대둔근의 약화

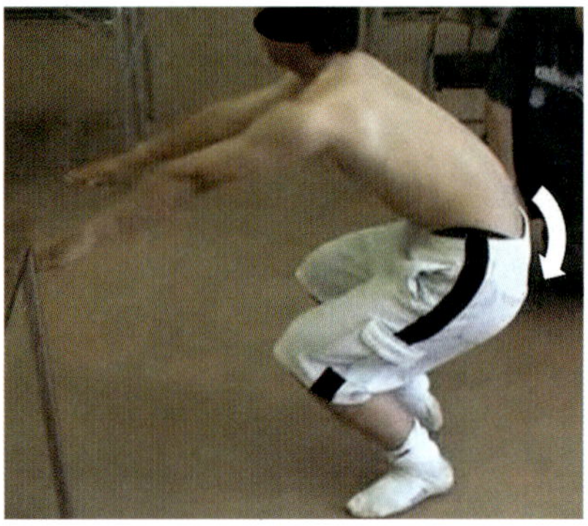

그림 2-3-11 스쿼트 시 양성 소견 ①
골반의 후경과 요추의 후만이 확인된다(요통 환자).

무릎의 굴곡 부족(그림 2-3-12)

원인 족관절 배굴 제한(하퇴삼두근의 과긴장 및 단축 등)
대퇴직근의 과활동

무릎의 외반을 동반한다(그림 2-3-13).

원인 대퇴근막장근, 고관절 내전근군의 과긴장
고관절 외회전근군의 약화

무릎의 내반을 동반한다.

원인 대퇴이두근, 대퇴근막장근의 과긴장
중둔근, 내측광근의 약화

발꿈치가 떠 버린다.

원인 하퇴이두근의 과긴장, 전경골근의 약화

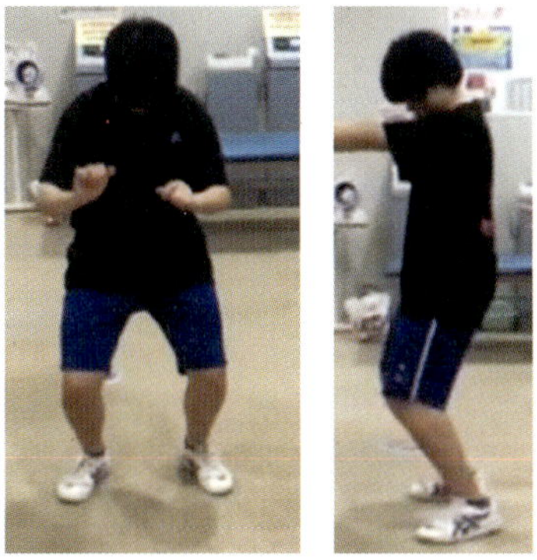

그림 2-3-12 스쿼트 시 양성 소견 ②
족관절의 배굴 제한으로 스쿼트가 어려움

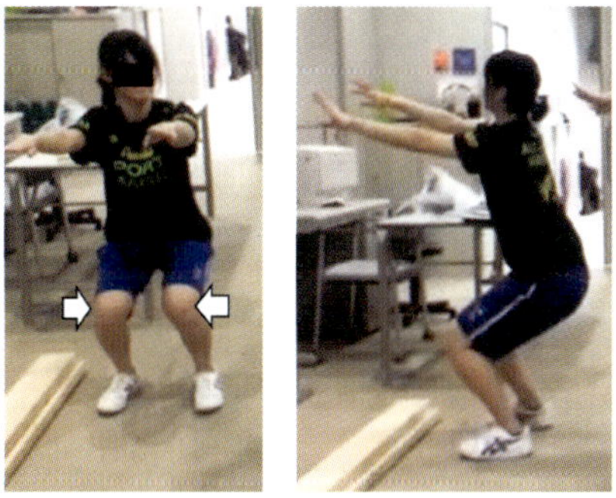

그림 2-3-13 스쿼트 시 양성 소견 ③
Knee in toe out과 고관절의 굴곡 부족을 볼 수 있다.

③ 고관절 신전 검사(그림 2-3-14)

목　　적 : 주동근인 대둔근과 햄스트링, 협동근인 척주기립근, 길항근인 장요근과 대퇴직근의 기능을 평가한다.

방　　법 : 엎드린 자세에서 실시한다.
요추가 과전만되면 복부 아래에 베개를 넣는다.
다리를 신전 거상하도록 지시하고, 그 때 운동 패턴을 관찰한다.

관찰 포인트 : 환자의 고관절 신전 운동 패턴을 관찰한다.
근육 활동의 패턴.

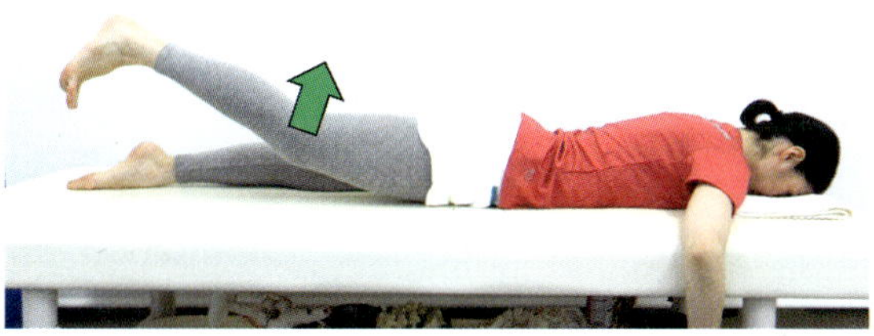

그림 2-3-14 고관절 신전 검사
엎드린 자세에서 고관절 신전의 동작 패턴을 관찰한다.

정상적인 운동 패턴으로는 가장 먼저 햄스트링 · 대둔근이 활동하고 그 후 반대 쪽 척주기립근 → 같은 쪽 척주기립근의 순서로 활동한다.

요추, 골반, 고관절, 무릎관절의 움직임.

양성 소견 : 하지 신전 거상(올림) 시 무릎관절의 굴곡이 일어난다(그림 2-3-15)

원인 햄스트링이 과긴장, 대둔근의 약화

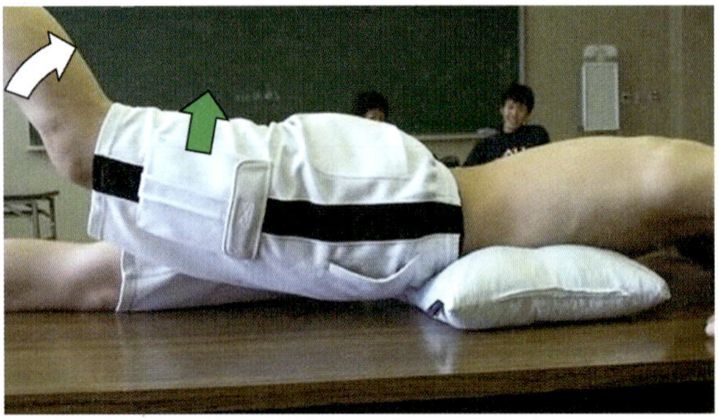

그림 2-3-15 고관절 신전 시의 양성 소견 ①

고관절 신전 가동범위 감소와 무릎관절의 굴곡이 나타난다. 햄스트링 우위와 장요근의 단축이 의심된다(요통 환자).

다리의 거상이 고관절보다 요추의 앞, 골반의 전경으로 일어난다(그림 2-3-16).

척주기립근, 고관절굴근군의 과긴장, 대둔근의 약화, 복근군의 약화(그림 2-3-17)

원인 고관절의 신전 제한

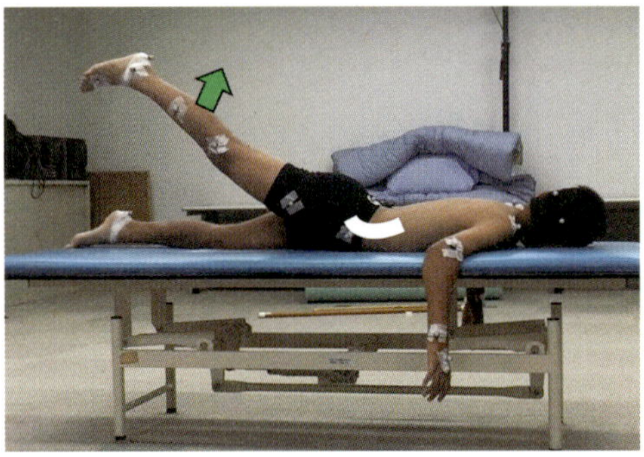

그림 2-3-16 고관절 신전 시의 양성 소견 ②

고관절 신전의 가동범위 제한을 요추 전만으로 보상하고 있다.

2 근육 불균형의 평가

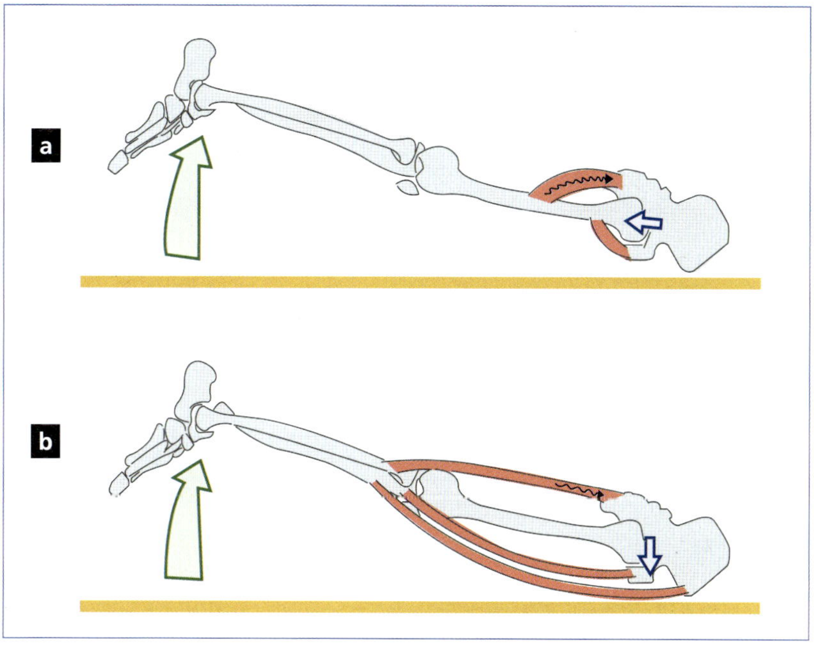

그림 2-3-17 고관절 신전의 보상 패턴[1), 22)]

고관절 신전 동작에서는 대둔근, 햄스트링, 척주기립근이 협력하여 움직인다. 그러나 비정상적 신전에서는 햄스트링이 과도하게 움직이면 대둔근이 억제되어 대퇴골두의 안정성이 손상된다.
a : 정상적인 신전, b : 보상적인 신전

④ 고관절 외전 검사(그림 2-3-18)

목 적 : 주동근인 중둔근, 협동근인 대퇴근막장근, 요방형근, 이상근, 길항근인 내전근군의 기능을 평가한다.

방 법 : 옆 누운 자세에서 실시한다.
아래쪽 다리는 굴곡 자세로 몸을 안정시킨다.
척추는 중립에 위치하도록 하고 베개 등으로 지지한다.
환자에게 다리를 신전 자세에서 외전하도록 지시하고 이때의 운동 패턴을 관찰한다.

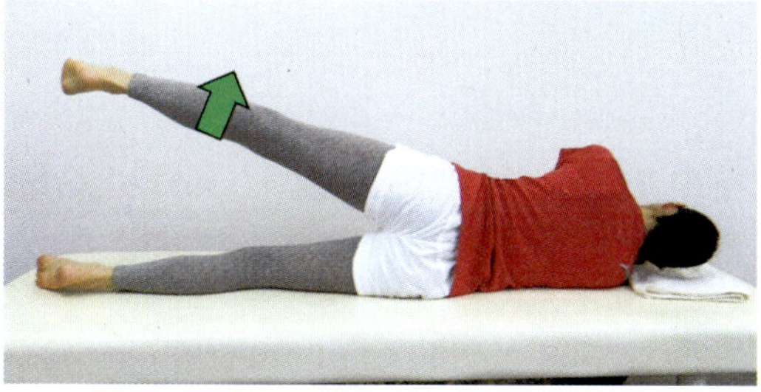

그림 2-3-18 고관절 외전 검사

옆 누운 자세에서 고관절 외전의 운동 패턴을 관찰한다.

관찰 포인트 : 환자의 후방에서 고관절 외전의 운동 패턴을 관찰한다.

근육의 활동 패턴

정상적인 운동 패턴에서는 가장 먼저 중둔근이 활동하고 이후 대퇴근막장근, 요방형근이 활동한다.

그동안 고관절은 굴곡-신전 0도로 유지된다.

요추, 골반, 고관절의 움직임

양성 소견 : 골반의 후방회전과 고관절의 굴곡이 일어난다(그림 2-3-19).

원인 대퇴근막장근이 과긴장, 중둔근의 약화

요추의 측굴이 일어난다.

원인 요방형근(quadratus lumborum muscle)이 과긴장

고관절의 외회전이 일어난다.

원인 이상근(piriform muscle)이 과긴장

고관절 외전 가동범위의 감소

원인 내전근(adductor muscle)이 과긴장

중둔근은 억제되어 상대적으로 약화를 보이는 경우가 많다.

고관절 외전운동이 요추 측굴이나 회전으로 보상되면 요추에 과도한 스트레스가 발생한다.

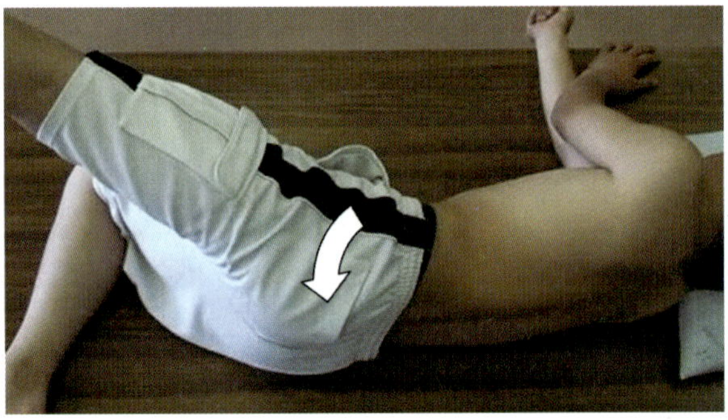

그림 2-3-19 고관절 외전 시의 양성 소견

고관절 외전 시 골반의 회전과 고관절의 굴곡이 나타난다(대퇴막장근이 우위).

3) 몸통(trunk) 검사

표 2-7은 몸통의 '운동 패턴 평가표'이다.

이 표를 이용해 다음과 같은 운동 패턴 검사를 실시한다.

표 2-7 운동 패턴 평가표(몸통)

몸통 굴곡 검사 바로 누운 자세(supine position)	무릎관절 50-60도 굴곡 자세로 견갑골이 바닥에서 떨어질 때까지 몸통 굴곡 정상 · 발바닥이 바닥에서 떨어진다 · 척추 후만 불충분 · 하악의 돌출
몸통 굴곡 지구력 바로 누운 자세(supine position)	무릎관절 50-60도 굴곡 상태에서 바로 누운 자세로 환자 족부를 고정 50회 양손이 슬개골에 닿을 때까지 굴곡 자세 ( )회
정적 등근육 지구력 엎드린 자세(prone position)	전상장골극이 침대 끝에서 나오는 엎드린 자세로 팔을 가슴에 교차 4분까지 족부를 고정, 척추 신전 유지, 통증이나 떨림 시 중지 ( )분

소견 :

① 몸통 굴곡 검사(그림 2-3-20)

목 적 : 주동근인 복직근, 협동근 · 안정근인 장요근, 길항근인 척주기립근의 기능을 평가한다.

방 법 : 다리 굴곡 상태에서 바로 누운 자세를 실시한다.
견갑대가 바닥에서 떨어지도록 상체를 일으킨다.

관찰 포인트 : 운동 시작 시 하악의 돌출이 일어나는가.
일어나는 최종범위에서 척추의 부드러운 만곡을 볼 수 있는가.
발바닥이 바닥에서 올라오는가.
떨림이나 힘들어하는 움직임이 없는가.

양성 소견 : 하악의 돌출이 일어난다.

원인 후두하근군의 과긴장, 경부심부굴근군의 약화

척추 만곡이 작다.

원인 척주기립근의 과긴장, 복근군의 약화, 장요근의 과긴장, 대둔근의 약화

발이 바닥에서 떨어진다.

원인 장요근의 과긴장, 대둔근의 약화

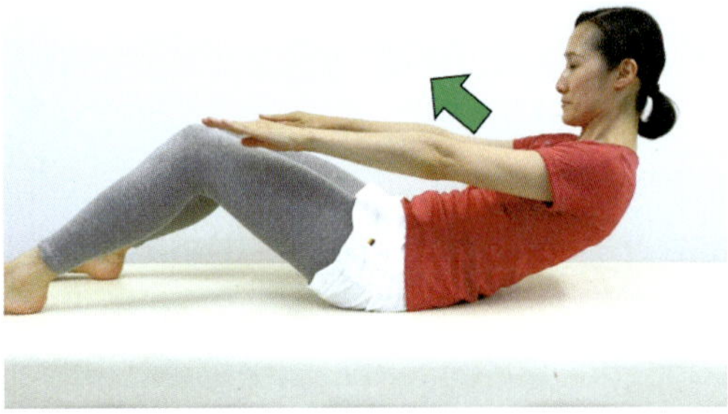

그림 2-3-20 몸통 굴곡 검사

다리의 굴곡 상태에서 상체를 일으킬 때 운동 패턴을 관찰한다.

② 등근육 지구력 검사(그림 2-3-21)

목　　적 : 등근육 지구력 저하는 요통증과 강한 상관관계를 가지고 있다. 다열근, 척주기립근, 둔근군, 햄스트링 등 정적 근지구력을 평가한다.

방　　법 : 치료대에서 상체를 내밀고 엎드린 자세를 실시한다.
머리, 몸통을 수평으로 신전 자세를 유지한다. 그 지속 정도를 측정한다.
검사자는 환자의 다리를 고정한다.
환자가 언제라도 검사를 중지할 수 있도록 의자나 받침대를 환자의 상체 아래에 둔다.

관찰 포인트 : 이 검사는 등근육의 지구력을 보는 것으로 통증이 있는 환자에게는 실시하지 않는다.
머리, 몸통을 안정적으로 수평을 유지할 수 있는 시간을 측정한다.
경추의 신전이나 요추 전만의 증가가 일어나지 않는지를 관찰한다.
또한, 근수축의 좌우 차이나 떨림에 대해서도 관찰한다.
이상 소견이 나오면 즉시 검사를 중지한다.
양성 소견이 없을 경우, 최대 4분까지 실시한다.

양성 소견 : 환자가 검사 중 통증을 호소할 경우, 경추 신전이나 요추 전만이 증가할 경우 등, 수평 자세를 유지할 수 없을 때는 검사를 종료한다.

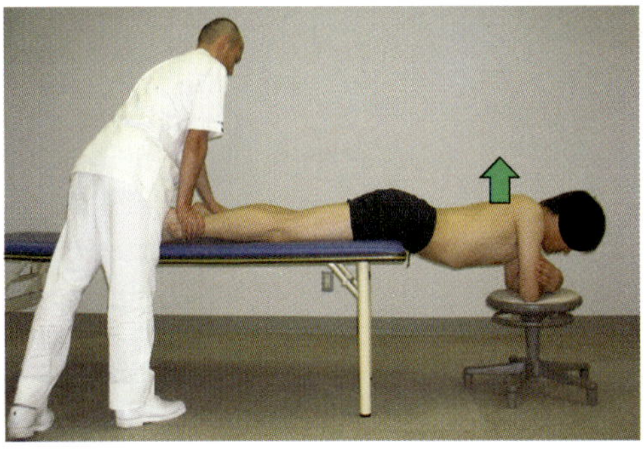

그림 2-3-21 등근육 지구력 테스트

엎드린 자세로 몸통을 수평으로 유지할 수 있는 시간을 측정한다.

4. 호흡 패턴의 평가

목　　적 : 횡격막, 사각근군, 승모근 상부섬유, 늑골근군, 복근군의 기능을 평가한다.

방　　법 : 바로 누운 자세와 앉은 자세로 실시한다.
복부, 늑골, 쇄골, 견갑대의 움직임을 관찰한다.

① 바로 누운 자세에서의 평가(그림 2-4-1)

한 손을 환자의 복부에, 다른 한 손을 흉부에 둔다.

흉부와 복부의 상대적인 움직임을 살펴본다. 보통 복부의 움직임이 주를 이룬다.

기능장애가 있는 경우, 흉부가 주로 움직이거나, 기이 호흡(paradoxical breathing)을 보이는가.

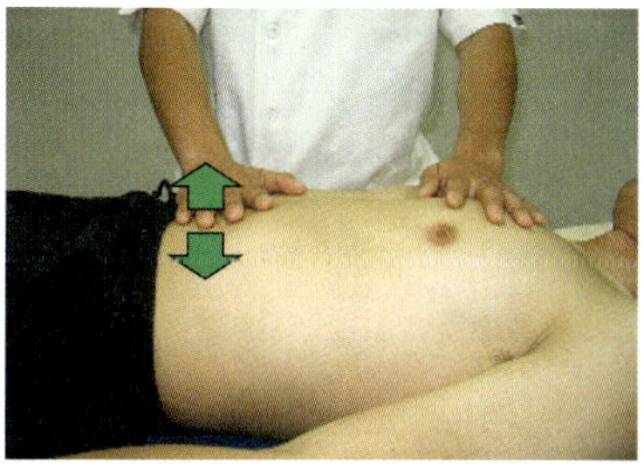

그림 2-4-1 호흡 패턴의 평가(바로 누운 자세)

② 앉은 자세에서의 평가(그림 2-4-2)

호흡 중 복부의 움직임에 주목한다.

정적인 자세 유지를 위한 복근군의 약간의 근긴장은 정상

다음으로 흉곽에 주목, 외부로의 확장이 있는가.

다음으로 쇄골 및 어깨에 주목한다. 한쪽 또는 양쪽의 과도한 거상이 있는가.

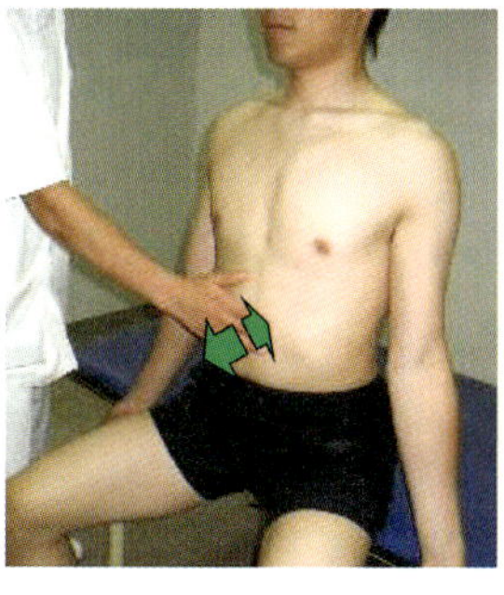

그림 2-4-2 호흡 패턴의 평가(앉은 자세)

양성 소견 : 쇄골이 위쪽으로 움직이는 흡기 시 늑골이 수평면에서 확장되지 않는 경우

원인 사각근군과 승모근 상부섬유의 과활동과 횡격막의 억제

흡기 시 복부보다 흉곽의 움직임이 더 크다. 복부가 들어감 = 기이호흡

원인 복근군과 사각근군의 과활동

흉곽과 골반의 위치 관계가 평행한 상태로 호흡하지 않는 경우

원인 복부의 안정성에 문제가 있다.

③ 호흡과 흉곽, 골반의 정렬(그림 2-4-3, 그림 2-4-4)

올바른 흉곽과 골반의 위치 관계가 중요하다. 몸통의 전방은 복횡근, 척추 주위는 장요근, 요방형근, 다열근 그리고 위쪽은 횡격막, 아래쪽은 골반기저근과 주위의 근막에 의해서 만들어지는 실린더의 정렬(alignment)이 올바르게 유지되고 있으면 몸통의 안정화를 얻을 수 있다.

복압을 높임으로써 실린더의 압력을 올리는 것이 가능하다. 중량물을 들어올리기나 스포츠의 다양한 장면에서 힘을 발휘하는 순간에는 이 실린더의 압력과 정렬을 무의식적으로 조절할 수 있어 요추에 가해지는 부담을 줄일 수 있다.

그림 2-4-3은 정상적인 정렬과 부정렬을 나타낸 것이다.

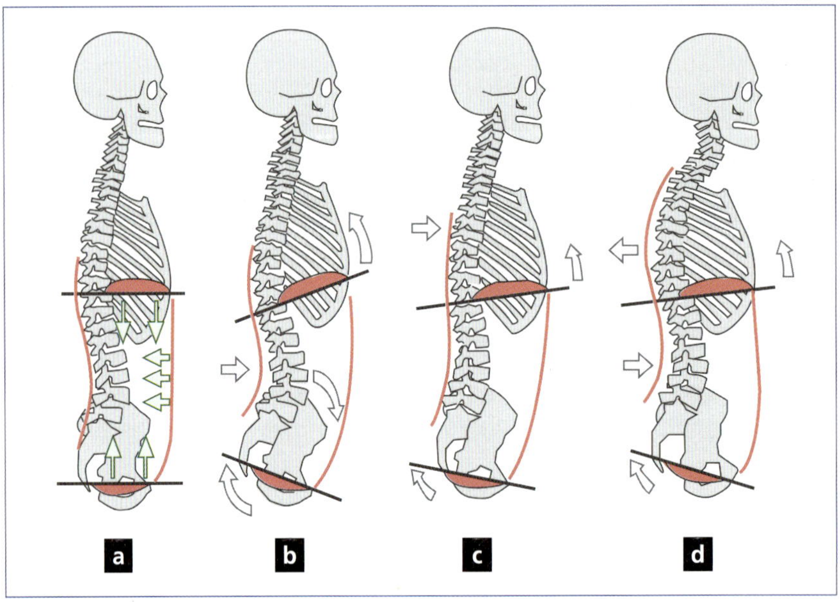

그림 2-4-3 선 자세에서의 흉부와 골반의 위치 관계[18)]

a : 이상 - 흉부와 골반의 축선이 수평적으로 평행하다.
b : 양성 소견 - '열린 가위(open scissors)' 상태라고 하며, 흉부와 골반의 축선이 경사 위치이다.
c : 양성 소견 - 흉부가 골반 전방에 위치한다.
d : 양성 소견 - 흉부가 골반의 후방에 위치한다.

그림 2-4-4의 알루미늄 캔은 부정렬이 있다면 위쪽의 압력에 약한 구조가 되어 버린다는 것을 이미지로 표현한 것이다.

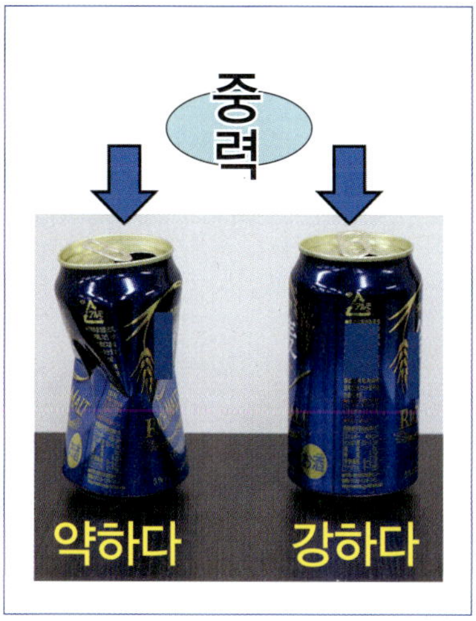

그림 2-4-4 흉부와 골반의 위치 관계 이미지
맥주캔은 뒤틀리면 위로부터의 힘으로 쉽게 찌그러진다.

5. 근육길이(muscle length) 검사[3), 8)]

자세 평가나 운동 패턴 검사에서 과긴장이 의심되는 근육에 대해 실제로 근육길이 검사를 실시하고 확인한다. 이 검사는 관절가동범위를 측정하는 것이 아니라, 수동적인 신장에 대한 최종범위에서의 저항감(end-feel)을 평가한다. 또한, 좌우 차이를 평가하는 것도 중요하다.

여기에서는 상지, 하지, 몸통으로 나누어 각각의 근육길이를 평가하기 위한 검사를 소개한다(표 2-8, 표 2-9, 표 2-10).

수동적인 신장에 대한 최종 범위에서의 저항감은 치료자의 주관적인 것이어서 표준화하기 어렵다. 그러나 좌우 비교와 많은 증례를 경험하면서 점차 익숙해진다. 근육의 과긴장과 단축의 차이는 이 검사로 엄밀하게 분류하는 것이 어렵다.

그러나 최종 범위에서의 저항감이 딱딱하다고 느껴지지만 가동범위의 제한이 인정되지 않는 경우에 과긴장을 의심하고, 과도한 압박(overpressure)으로 가동범위의 제한이 인정되는 경우에는 단축의 소견이 된다. 단축이나 과긴장근은 상호 억제에 의해 길항근을 억제해 상대적인 약화, 즉 근육 불균형의 원인이 된다.

1) 상지 근육 검사

표 2-8은 상지의 '근육길이 검사 평가표'이다. 이 표를 이용하여 다음의 근육길이 검사를 실시한다.

표 2-8 근육길이 검사(상지)

부위	항목	비고
승모근 상부섬유 바로 누운 자세	방법 : 머리 부위를 굴곡, 반대쪽으로 측굴, 검사 쪽으로 회전하여 견갑골을 하강(내림)하고 end-feel을 본다 오른쪽 : 정상 · 단축 · 과긴장, 왼쪽 : 정상 · 단축 · 과긴장	
견갑거근 바로 누운 자세	방법 : 머리 부위를 굴곡, 반대쪽으로 측굴, 회전하여 견갑골을 하강(내림)하고 end-feel을 본다 오른쪽 : 정상 · 단축 · 과긴장, 왼쪽 : 정상 · 단축 · 과긴장	
사각근 바로 누운 자세	방법 : 경부를 측굴하여 고정. 제1늑골 부분에 손을 두고 아래쪽으로 가볍게 압박해 end-feel을 본다 오른쪽 : 정상 · 단축 · 과긴장, 왼쪽 : 정상 · 단축 · 과긴장	
대흉근 바로 누운 자세	방법 : 늑골 부위, 견관절 150도 외전, 외회전 10도~15도에서 수평외전 흉골 부위, 견관절 90도 외전, 외회전 30도, 팔꿈치 굴곡 90도에서 수평외전 쇄골 부위와 소흉근, 견관절 60도 외전 자세에서 수평외전 각각의 가동범위 최종에서 압력을 가해 end-feel을 본다 오른쪽 : 정상 · 단축 · 과긴장, 왼쪽 : 정상 · 단축 · 과긴장	
소흉근 바로 누운 자세	방법 : 오구돌기의 높이를 좌우 비교한다. 오구돌기 부분을 배쪽에서 등쪽으로 압력을 가해 end-feel을 본다 오른쪽 : 정상 · 단축 · 과긴장, 왼쪽 : 정상 · 단축 · 과긴장	
광배근 바로 누운 자세	방법 : 무릎 굴곡 자세, 요추를 중립 위치에서 팔을 거상, 요추가 전만되었을 때 멈춘다 오른쪽 : 정상 · 단축 · 과긴장, 왼쪽 : 정상 · 단축 · 과긴장	

소견 :

① 승모근 상부섬유(upper-trapezius muscle)(그림 2-5-1)

방 법 : 바로 누운 자세에서 경부 굴곡
반대쪽으로 측굴하고 검사 쪽으로 회전
손바닥을 견갑골 상연에 두고 압박
End-feel을 평가한다.
＊트리거포인트는 근육의 중턱 부근에 많다.

표 준 : 좌우 차이가 없고 탄력이 있는 end-feel

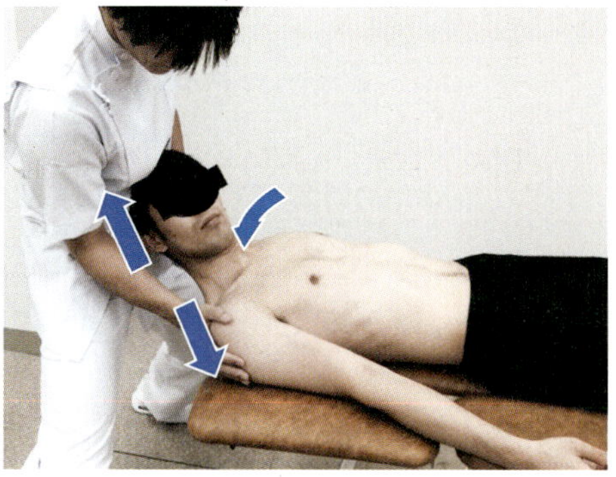

그림 2-5-1 승모근 상부섬유

② 견갑거근(levator scapulae muscle)(그림 2-5-2)

방　법 : 바로 누운 자세로 머리 부분을 유지
경부를 굴곡시켜 검사 쪽에서 반대쪽으로 회전
손바닥을 견갑골 상연에 두고 압박
End-feel을 평가한다.
＊트리거포인트는 견갑골 상각 부근에 많다.

표　준 : 좌우 차이가 없고 탄력이 있는 end-feel

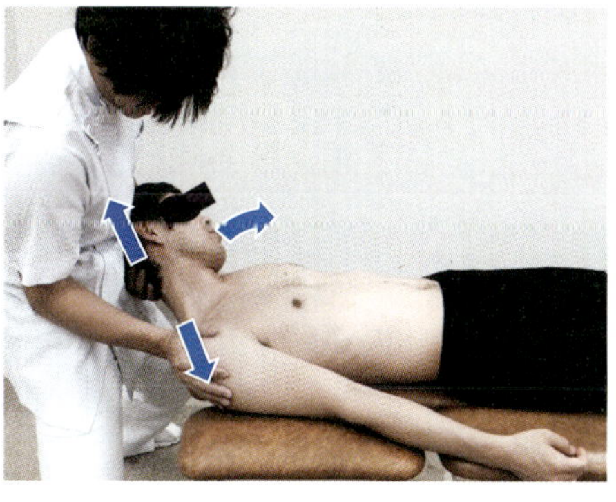

그림 2-5-2 견갑거근

③ 사각근(scalene muscle)(그림 2-5-3)

방　법 : 중사각근은 경부를 중립 자세에서 측굴하여 고정
제1늑골을 꼬리 쪽으로 천천히 밀어 end-feel을 평가한다.
전사각근은 경부 측굴로 검사 쪽으로 회전
후사각근은 경부 측굴로 반대쪽으로 회전
같은 방법으로 end-feel을 평가한다.

표　준 : 좌우 차이가 없고 탄력이 있는 end-feel

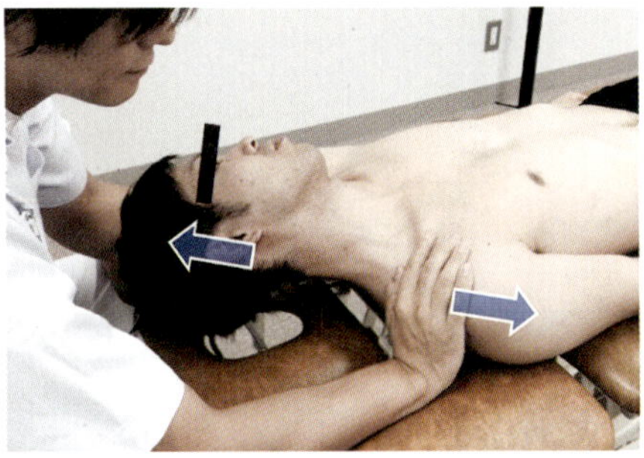

그림 2-5-3 사각근

④ 대흉근(pectoralis major muscle)(그림 2-5-4)

방　　법 : 늑골·흉곽을 반대쪽 손으로 고정

근육의 통증이나 단단함을 촉진

a : 늑골 부위

견관절 150도 외전, 외회전 10도~15도에서 수평외전

b : 흉골 부위

견관절 90도 외전, 외회전 30도, 팔꿈치 굴곡 90도에서 수평외전

c : 쇄골 부위 섬유와 소흉근

견관절 60도 외전 자세로 수평외전

각각의 end-feel을 평가한다.

표　　준 : 좌우 차이가 없고 탄력이 있는 end-feel

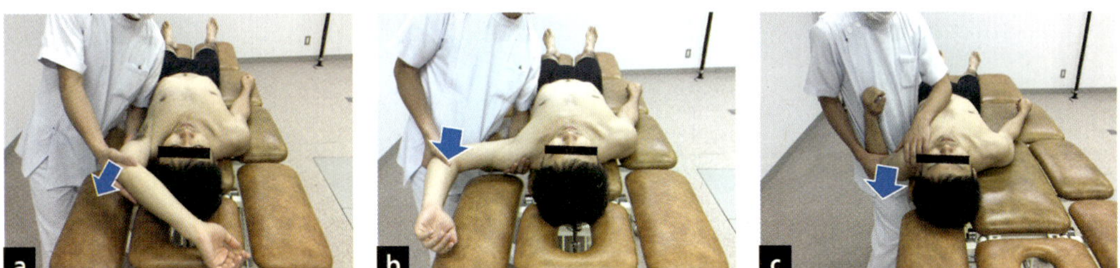

늑골 부위　　흉골 부위　　쇄골 부위 섬유와 소흉근

그림 2-5-4 대흉근

⑤ 소흉근(pectoralis minor muscle)(그림 2-5-5)

방　　법 : 견갑골과 치료대의 틈을 좌우 비교한다.

오구돌기의 높이를 좌우 비교한다.

복부 쪽에서 상완골두 부분을 살짝 눌러 end-feel을 평가한다.

표　　준 : 좌우 차이가 없고 탄력이 있는 end-feel

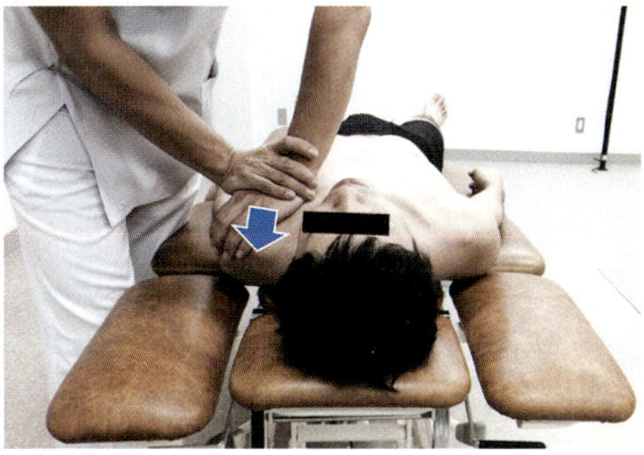

그림 2-5-5 소흉근

⑥ **광배근(latissimus dorsi muscle)(그림 2-5-6)**

방　　법 : 고관절, 무릎관절 굴곡 자세, 요추는 중립으로 바로 누운 자세
다리를 똑바로 세운다.
어깨의 움직임이 멈추는 곳 또는 요추 전만이 발생하는 곳에서 검사를 멈춘다.

표　　준 : 정상에서는 견관절 완전 굴곡으로 요추 전만이 발생하지 않는다.

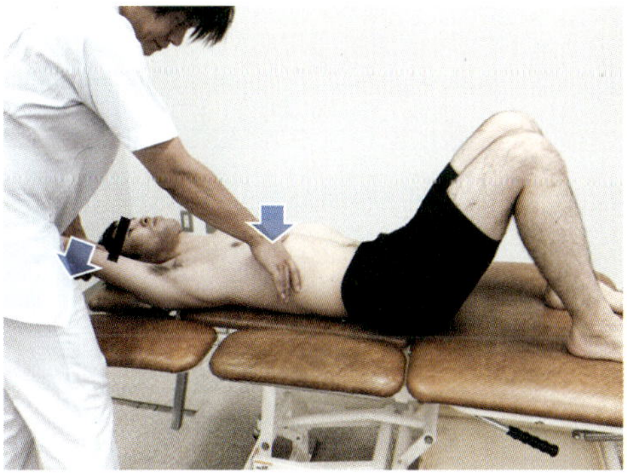

그림 2-5-6 광배근

2) 하지 근육 검사

표 2-9는 하지의 '근육길이 검사표'이다.
이 표를 이용하여, 다음의 근육길이 검사를 실시한다.

표 2-9 근육길이 검사(하지)

부위	항목	비고
장요근 토마스 검사	방법 : 고관절 신전 0도(과도한 압박을 가하면 신전 10도까지 도달한다) 오른쪽 : 정상 · 단축 · 과긴장, 왼쪽 : 정상 · 단축 · 과긴장	
대퇴직근 토마스 검사	방법 : 무릎관절 굴곡 90도(과도한 압박을 가하면 굴곡 125도까지 도달한다) 오른쪽 : 정상 · 단축 · 과긴장, 왼쪽 : 정상 · 단축 · 과긴장	
대퇴근막장근 토마스 검사	방법 : 고관절 신전 0도에서 15도~20도 내전(전상장골극이 움직이기 시작하면 멈춘다) 오른쪽 : 정상 · 단축 · 과긴장, 왼쪽 : 정상 · 단축 · 과긴장	
내전근 바로 누운 자세 이관절근 (햄스트링)	방법 : 고관절 신전 0도에서 40도~45도 외전(전상장골극이 움직이기 시작하면 멈춘다) 오른쪽 : 정상 · 단축 · 과긴장, 왼쪽 : 정상 · 단축 · 과긴장 방법 : 위의 위치에서 무릎을 굴곡, 가동범위가 늘면 이관절근의 단축 오른쪽 : 정상 · 단축 · 과긴장, 왼쪽 : 정상 · 단축 · 과긴장	
햄스트링 바로 누운 자세	방법 : 검사 쪽 다리를 수동적으로 신장 거상(올림)한다(전상장골극이 움직이기 시작하면 멈춘다). 표준은 고관절 굴곡 80도~90도 오른쪽 : 정상 · 단축 · 과긴장, 왼쪽 : 정상 · 단축 · 과긴장	
이상근 바로 누운 자세	방법 : 고관절 굴곡 60도 이하에서 장축 방향으로 압박을 가해 고관절 내전 · 내회전 오른쪽 : 정상 · 단축 · 과긴장, 왼쪽 : 정상 · 단축 · 과긴장	
하퇴삼두근 바로 누운 자세	방법 : 족관절 경도 회외 자세에서 배굴 0도 무릎관절 굴곡에서 가동범위가 증가하면 비복근 단축 오른쪽 : 정상 · 단축 · 과긴장, 왼쪽 : 정상 · 단축 · 과긴장	

소견 :

① 장요근(iliopsoas muscle)(수정된 토마스 검사)(그림 2-5-7)

방 법 : 환자는 미골을 치료대에 올려놓듯이 얕게 앉은 자세를 취한다.
환자가 양쪽 다리를 굴곡한 자세로 치료대에 눕는 것을 도와 바로 누운 자세를 취하게 한다(요추는 중립 위치).
검사 쪽 다리를 천천히 잡아주면서 아래로 내린다.

반대쪽 다리는 굴곡 상태로 고정

치료자는 대퇴 하부에 과도한 압박을 가해 end-feel과 고관절 신전 각도를 평가한다.

표 준 : 고관절 신전 0도.

과도한 압박을 가하면 고관절 신전 10도까지 도달한다.

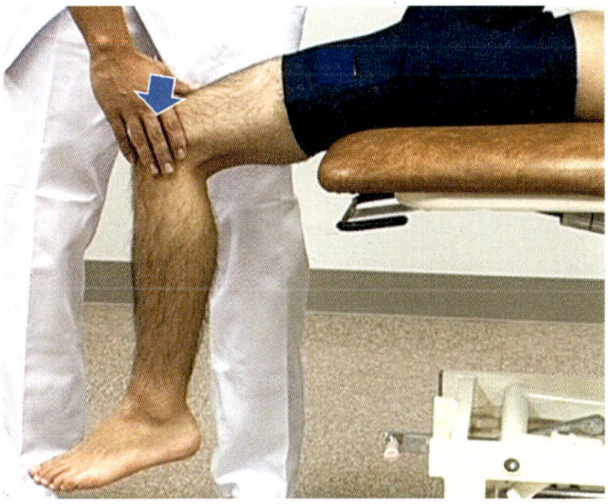

그림 2-5-7 장요근(수정된 토마스 검사)

② 대퇴직근(rectus femoris muscle)(수정된 토마스 검사)(그림 2-5-8)

방 법 : 장요근의 검사 자세와 동일(바로 누운 자세)

슬개골 상연과 슬개골 위치를 관찰

보상운동의 고관절 굴곡을 방지한다.

하퇴에 압박을 가해 end-feel과 무릎관절의 각도를 평가한다.

표 준 : 무릎관절 굴곡 90도

과도한 압박을 가하면 무릎관절 굴곡 125도까지 도달한다.

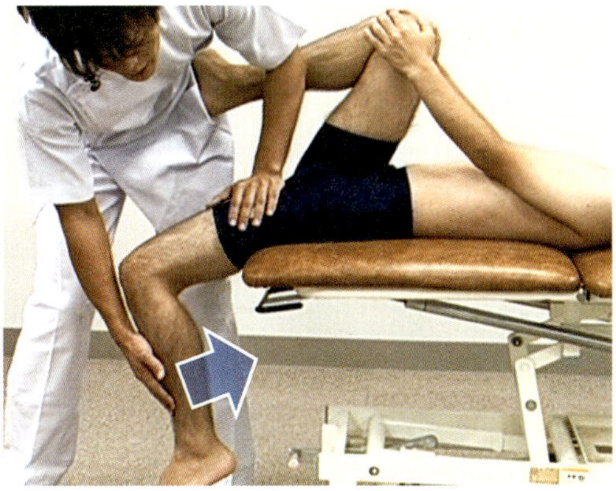

그림 2-5-8 대퇴직근(수정된 토마스 검사)

③ 대퇴근막장근(수정된 토마스 검사)(그림 2-5-9)

방　　법 : 자세는 장요근 검사 자세와 동일하다.
보상운동의 고관절 굴곡을 방지한다.
대퇴 하부에 압박을 아래 안쪽 방향으로 가하여 end-feel과 고관절의 내전 각도를 평가한다.
장경인대가 과긴장 또는 단축되면 남성에서는 대퇴 외측부에 장경골인대의 주행을 따라 홈이 보이고, 여성에서는 평탄하게 보인다.

표　　준 : 고관절 신전 0도의 자세로 15도에서 20도 고관절 내전한다.

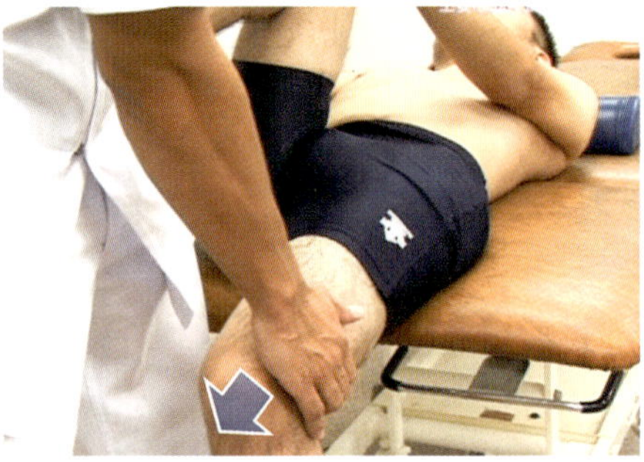

그림 2-5-9 대퇴근막장근(수정된 토마스 검사)

④ 고관절 내전근군(그림 2-5-10)

방　　법 : 바로 누운 자세에서 실시한다.
고관절을 중립 위치에서 외전시킨다.
전상장골극(ASIS)을 촉진해 움직임이 나오면 멈춘다.
보상운동의 고관절 굴곡을 방지한다.
고관절 외전의 end-feel과 고관절 외전 각도를 평가한다.

표　　준 : 고관절 내 · 외회전 중립 위치로 40도에서 45도 고관절 외전한다.

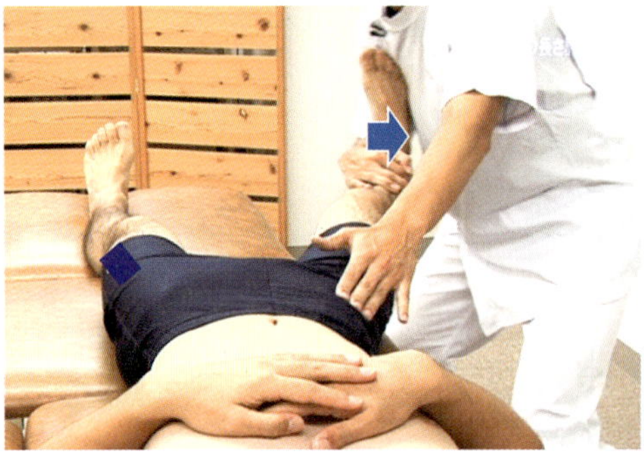

그림 2-5-10 고관절 내전근군

※ 단관절근과 이관절근의 감별(그림 2-5-11)
무릎관절 굴곡 자세에서 고관절 외전 가동범위가 커지면 이관절근의 단축 (햄스트링, 박근)
변하지 않는다면 단관절근의 단축(치골근, 대내전근, 장·단내전근)

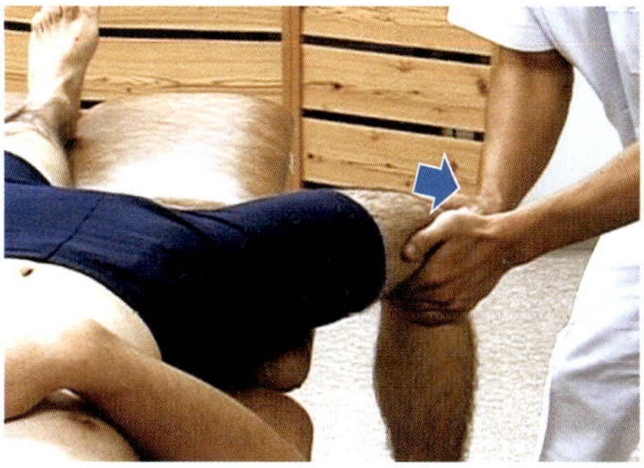

그림 2-5-11 단관절근과 이관절근의 감별

⑤ 햄스트링(hamstrings)(그림 2-5-12)

방　법 : 바로 누운 자세에서 반대쪽 무릎관절은 굴곡되어 장요근을 이완시킨다.
족부를 치료자의 팔꿈치 부위로, 하퇴를 전완으로 잡고 다리를 천천히 거상한다.
다른 한 손으로는 전상장골극을 촉진하여 골반의 움직임을 평가한다.
환자의 무릎관절이 구부러지는 곳이나 골반의 움직임, end-feel로 평가한다.

표　준 : 무릎관절 신전 위치에서 고관절이 90도 굴곡 가능

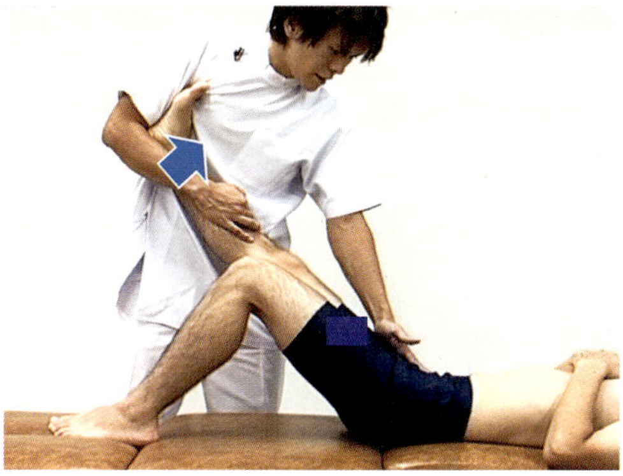

그림 2-5-12 햄스트링

2 근육 불균형의 평가

⑥ 이상근(piriform muscle)(그림 2-5-13)

방　　법 : 바로 누운 자세에서 실시한다.
고관절 굴곡 60도 이하에서 대퇴를 장축 방향으로 압박하여 고관절 내전·내회전을 가한다.
가동범위 최종범위에서의 end-feel로 평가한다.

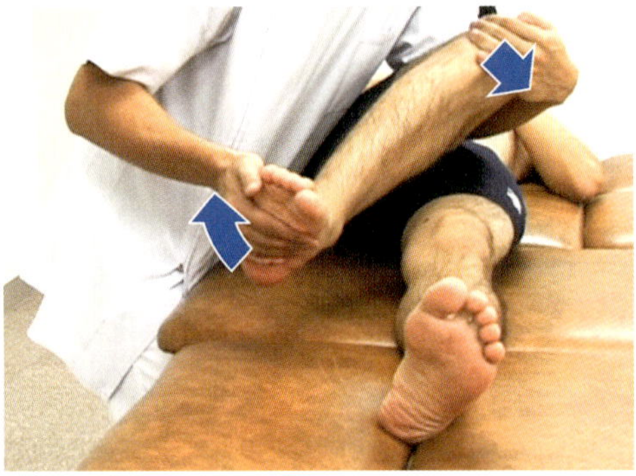

그림 2-5-13 이상근

⑦ 하퇴삼두근(triceps surae muscle)(그림 2-5-14)

방　　법 : 바로 누운 자세에서 실시한다.
족관절이 약간 회외 자세로 배굴한다.
무릎관절 굴곡으로 가동범위가 증가하면 비복근 단축을 의심한다.

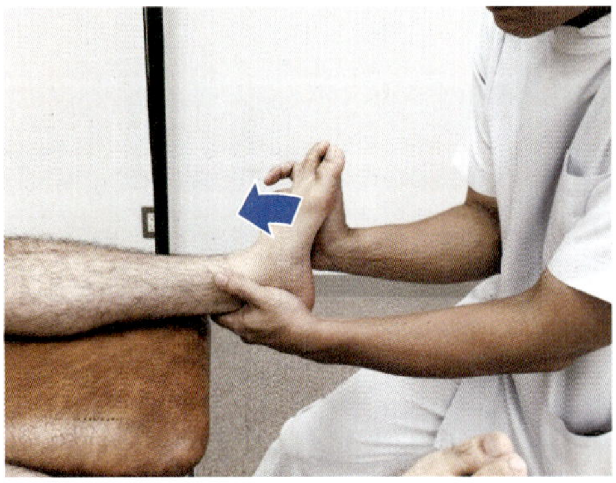

그림 2-5-14 하퇴삼두근

3) 몸통 근육 검사

표 2-10은 몸통의 「근육길이 검사 평가표」이다. 이 표를 이용하여 다음의 근육길이 검사를 실시한다.

표 2-10 근육길이 검사(몸통)

부위	항목	비고
흉요부 신근군 앉은 자세	방법 : 슬럼프 자세로 무릎과 이마 사이가 30cm 이하 오른쪽 : 정상 · 단축 · 과긴장, 왼쪽 : 정상 · 단축 · 과긴장	
요방형근 앉은 자세 또는 선 자세	방법 : 골반을 고정하여 몸통 측굴, 제12흉추~제5요추의 곡선을 관찰 오른쪽 : 정상 · 단축 · 과긴장, 왼쪽 : 정상 · 단축 · 과긴장	

소견 :

① 흉요부 신근군(그림 2-5-15)

방　법 : 앉은 자세에서 실시한다.
이마를 자신의 무릎에 가까이 대듯이 몸통을 굴곡시킨다.
고관절 굴곡으로 몸통이 전굴되지 않도록 주의한다.
치료자는 환자의 이마와 무릎 사이의 거리를 잰다.

표　준 : 이마와 무릎 사이가 30cm 이하

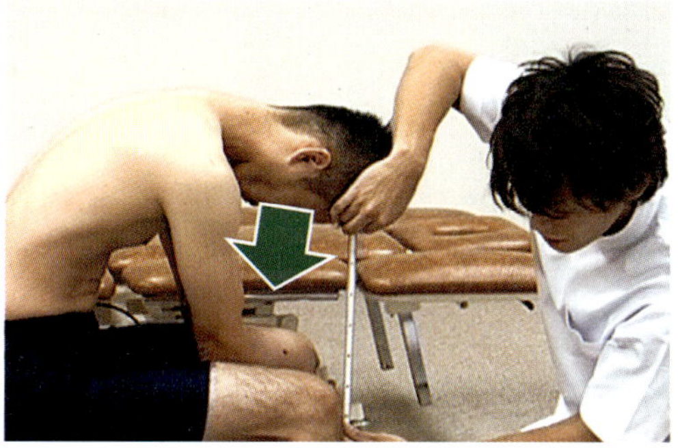

그림 2-5-15 흉요부 신근군

② 흉요부 신근군(수정된 shober test)(그림 2-5-15)

방　법 : 골반 후경 위치의 앉은 자세에서 실시한다.
전상장골극 레벨과 그 10cm 위쪽을 표시
몸통을 앞쪽으로 완전히 굴곡시킨다.
치료자는 그 이동거리를 측정한다.

표　준 : 6cm 이상

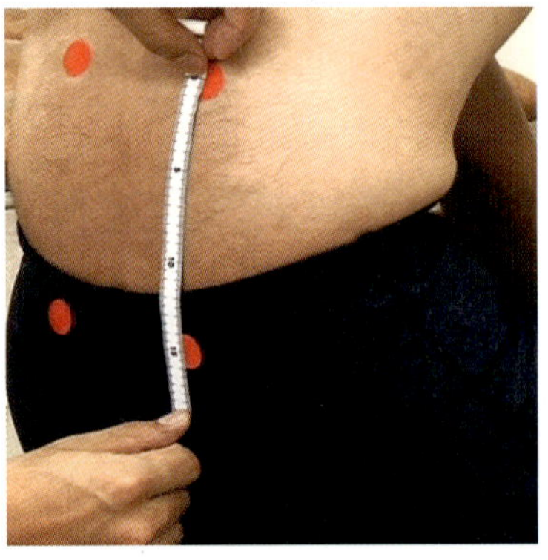

그림 2-5-16 흉요부 신근군(수정된 shober test)

③ 요방형근(lumbar quadrate muscle)(그림 2-5-17)

방　법 : 선 자세 또는 앉은 자세에서 실시한다.
치료자는 환자의 골반을 잡고 고정한다.
검사 쪽과 반대쪽에 몸통을 측굴시킨다.
제5요추~제12흉추까지의 만곡을 관찰한다.

표　준 : 매끄러운 곡선을 요부에서 흉부에 걸쳐 볼 수 있다.
그렇지 않을 경우, 검사 쪽 요방형근의 단축이 의심된다.

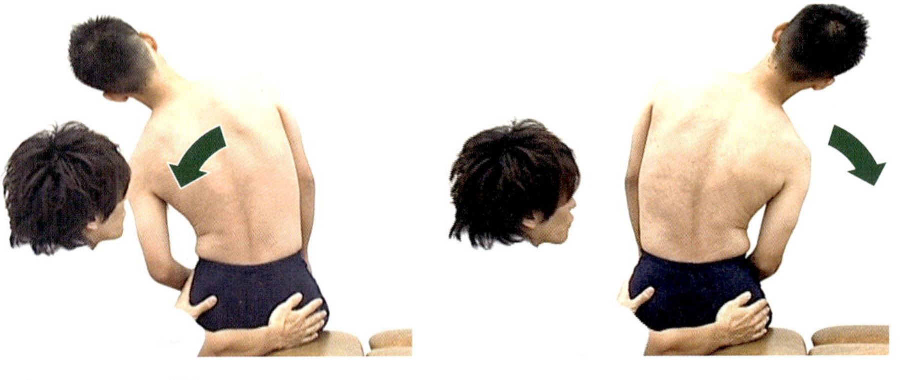

그림 2-5-17 요방형근

6. 촉진(palpation)[3), 6)]

촉진은 평가의 마지막에 실시한다. 환자는 피부를 노출시킬 필요가 있고, 직접 치료자의 손으로 만지고 관찰하므로 사전동의가 중요하다.

피부나 피하조직, 근육, 근막, 힘줄, 인대 등 연부조직의 촉진은 많은 정보를 준다. 지금까지의 평가에서 과긴장 소견이 의심되는 근육에 대하여 촉진을 통해 확인한다. 치료자의 손을 사용해 연부조직의 움직임이나 유연성, 근육의 경도, 압통점, 트리거포인트를 평가한다.

일반적으로 촉진은 표층 촉진과 심층 촉진으로 나뉜다(표 2-11). 먼저 표층의 촉진에서 시작해 점차 심층의 촉진으로 진행한다. 실제로 만짐으로써 통증을 유발하여 근육의 과긴장을 일으킬 수 있으므로 주의하여 실시한다.

표 2-11 층의 촉진(layer palpation)
촉진은 표층 촉진과 심층 촉진으로 나누어진다.

	평가 요소	촉진하는 조직
표층 검사	가벼운 접촉 조직의 온도와 온기 표층 근막의 가동성 스킨 롤링(skin rolling)	피부 표층의 결합조직
심층 검사	압박 : 조직에 직각 방향으로 촉지 끼워넣기(shear) : 층간 조직의 움직임	근조 근복 힘줄 근육·건이행부 관절낭 골막층

1) 표층의 촉진

① 피부 표면의 관찰

연부조직(soft tissue)의 촉진은 우선 피부 표면을 관찰해 발적 등의 색, 종창, 주름, 반흔 등 전체적인 상태를 관찰한다.

② 피부의 온도, 온기(그림 2-6-1)

치료자의 손등을 통해 환자의 피부 표면 온도를 느낀다. 염증이 있는 경우, 주위 온도와의 차이를 느낄 수 있다. 혈행이 불량인 부위나 땀이 난 부위는 온도가 낮게 느껴진다.

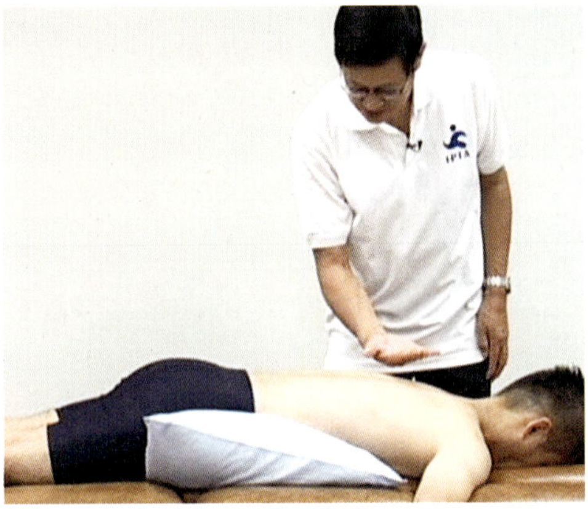

그림 2-6-1 피부의 온도 평가

③ 피부의 과민성 검사(스크래치 검사)(그림 2-6-2)

스크래치 검사는 알레르겐(allergen)을 이용해 두드러기나 아나필락시스(anaphylaxis)와 같은 즉시형 알레르기의 원인을 찾아내는 검사이다. 연부조직의 평가에서는 피부의 과민성을 평가하기 위해 치료자의 손가락으로 가볍게 환자의 피부를 문지르듯이 누른 다음 피부의 반응을 살펴본다. 보통은 문지른 자국이 처음에는 빨갛다가 점차 하얗게 변하고 사라진다.

피부에 생긴 자국이 붉어졌다가 쉽게 사라지지 않을 경우, 또 붓는 경우에는 과민성 피부이므로 촉진이나 연부조직의 가동화(mobilization)를 실시할 경우 주의가 필요하다.

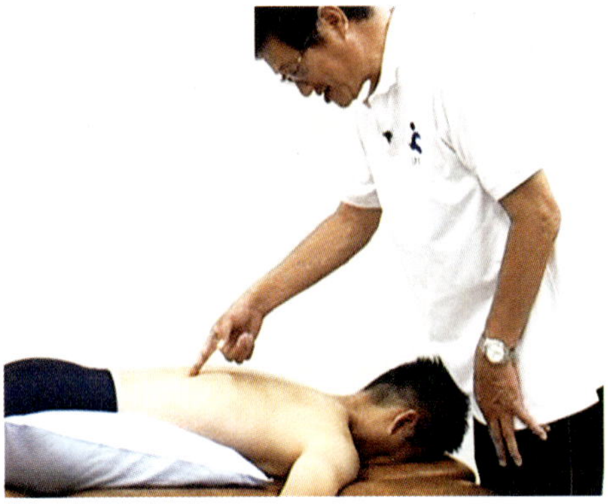

그림 2-6-2 피부의 과민성 검사(스크래치 검사)

④ 조직의 롤링(tissue rolling)(그림 2-6-3)

피부와 표층의 결합조직을 부드럽게 들어 올려 잠시 유지한다. 피부를 번갈아 가며 파도의 물결처럼 미끄러뜨려 간다. 요천부(lumbosacral)에서 시작해 상부 흉추에, 또는 상부 흉추에서 시작해 요천부로 진행한다. 어느 부위에서든 할 수 있지만, 주로 등부분 평가에서 사용하는 경우가 많으며, 횡돌기의 외측에서 척주기립근 부분으로 실행한다. 피부, 피하조직의 유연성이나 피하 결합조직의 가동성을 평가한다.

mechanical stress가 가해지는 부위는 결합조직이 비후되는 경향이 있어 딱딱하고 두껍게 잡을 수 있다. 또한, 통증을 호소하는 부위도 확인한다.

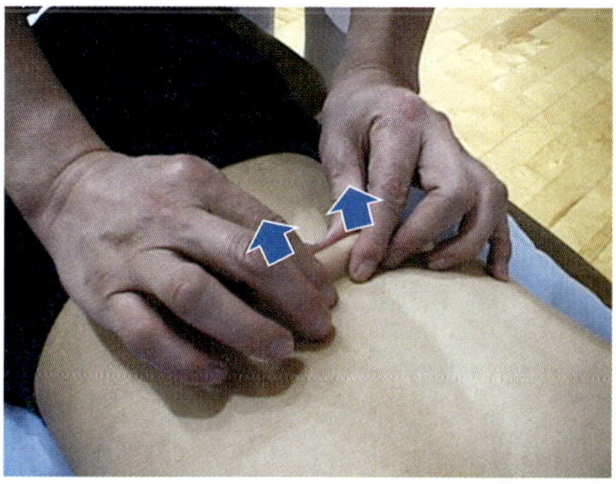

그림 2-6-3 조직의 롤링 검사(tissue rolling)

⑤ 피부, 피하조직의 가동성(그림 2-6-4)

피부, 피하조직에는 여러 방향으로의 가동성이 있어 치료자의 손을 이용해 실제로 피부, 피하조직을 여러 방향으로 움직여 평가한다.

일반적으로 관절의 움직임이 많은 부분의 피부, 피하조직은 가동성이 크고, 관절의 움직임이 적은 곳은 가동성이 작다. 피부, 피하조직의 가동성 저하는 간접적으로 관절의 가동성을 제한해 운동에너지 손실을 초래할 수 있다.

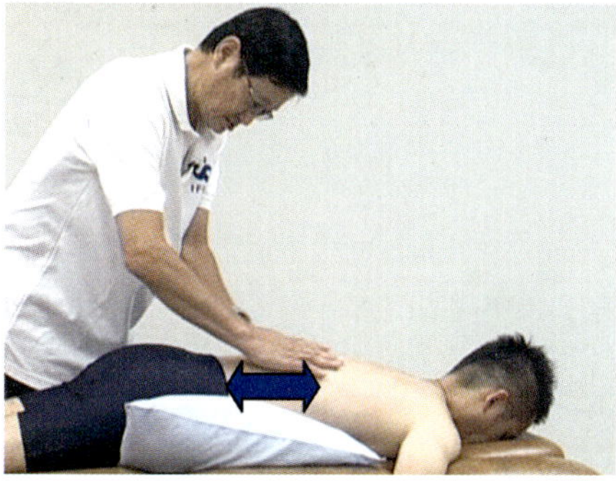

그림 2-6-4 손바닥을 이용한 피부 · 피하조직의 가동성 평가

또한, 반흔 등에 의해 움직임이 멈춰버리는 부분은 운동을 통해 통증을 일으키는 원인이 된다.

2) 심층의 촉진

① 근육의 경결, 압통, 트리거포인트(그림 2-6-5)

심층 촉진은 주로 편평 촉진(flat palpation)이라는 방법으로 시행하며, 치료자의 손가락 바닥을 이용한 표층 조직을 통해 심층 조직에 압력을 가하여 시행한다. 심층의 촉진에서는 압력을 가함으로써 압통이나 트리거포인트의 위치를 특정한다. 주로 치료자의 손가락 바닥을 이용해 촉진되는 근섬유를 횡단하듯이 압력을 가한다.

트리거포인트는 실제 압박 부위와 떨어진 부위에 통증을 느끼는 점으로 트라벨(Janet G.Travell)의 트리거포인트 메뉴얼[17)]에 자세히 기재되어 있다. 과긴장근에 트리거포인트가 보이는 경향이 있어 이 트리거포인트에 의한 통증은 환자의 운동 패턴을 바꾸어 버린다.

압통과 트리거포인트의 특징은 (표 2-12)에 기재한다.

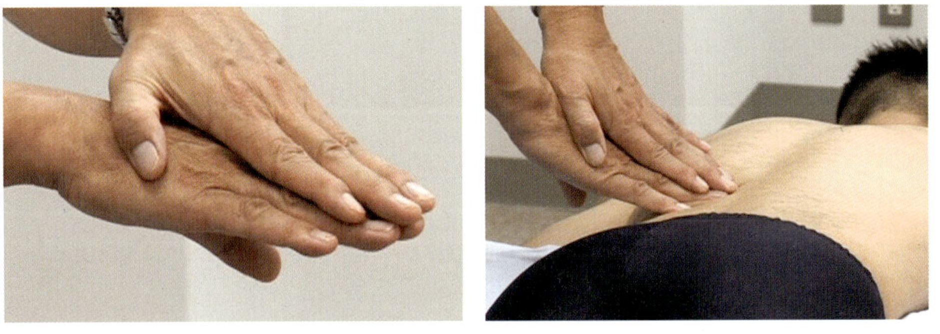

그림 2-6-5 편평 촉진(flat palpation)

표 2-12 압통점과 트리거포인트의 특징[3)]

	압통점	트리거포인트
근전도 (EMG)	호소하는 부위의 근막조직에 이상성은 없다.	인접한 조직이 방전 휴지 사이, 안정 시 방전 활동
조직의 질감	질감의 변화는 없다. 조직은 단순히 가벼운 촉진에 의한 통증이나 통각과민의 소견을 나타내는데 불과하다.	근육조직의 팽팽한 띠 속에 작은 경결이 명확하게 촉지된다.
부위	광범위한 통증과 전체적인 통각과민	다양한 골격근, 특히 반복 과사용 경향이 있는 근육(미세 손상), 명백한 외상(광범위 손상)

② 근육 놀이(muscle play)(그림 2-6-6)[6), 19)]

근육에는 일정한 움직임의 여유가 있으며, 이것을 근육 놀이(muscle play)라고 한다.[18)] 관절의 놀이운동(joint play)과 같이 정상적인 근육과 근육 사이에는 움직임 놀이가 있다. 염증에 의한 종창, 근근막의 미세 손상에 의한 반흔이나 유착으로 인해 이 근육 놀이가 손상되면 근육과 근육 사이의 가동성이 제한되고 관절의 가동범위 제한이나 통증의 원인이 된다.

또한, 근력 트레이닝으로 지나치게 근육이 비대해진 경우에도 근육 놀이가 제한될 수 있다. 특히 골성장의 급격한 성장기에는 근육이 장축 방향으로 당겨지고, 또한 근력 트레이닝에 의한 용적도 커지면 근막에 큰 스트레스를 받아 근근막성 통증을 일으키는 원인이 된다. 이 움직임은 수의적으로 불가능하기 때문에 치료자가 수동적으로 근육을 움직여 평가한다.

근육의 가동성, 유연성, 좌우 비교, 근육 놀이운동에 동반하는 통증 등을 평가한다.

그림 2-6-6은 대퇴사두근 근육 놀이운동의 평가 예이다. 치료자의 손끝으로 환자의 대퇴 하부를 고정하고, 중추 쪽 손으로 사두근 근복을 내측-외측으로 대퇴골을 따라 수동적으로 움직여 그 가동성을 평가한다.

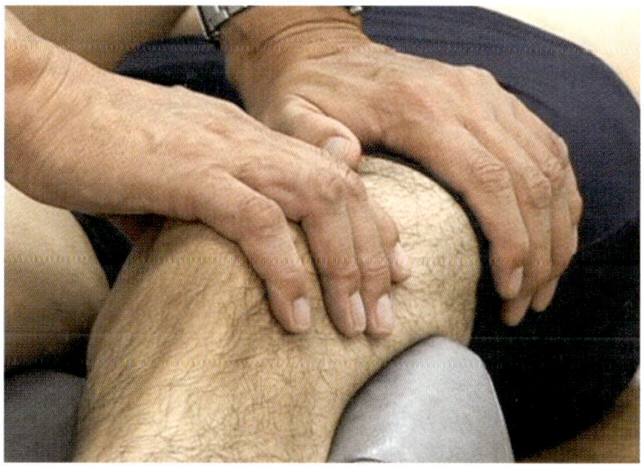

그림 2-6-6 근육 놀이운동의 평가 (대퇴사두근의 예)

③ 반흔(scar)(그림 2-6-7)

외상이나 수술 후의 반흔은 피부뿐만 아니라 심부조직에도 존재하며, 근근막과 인대의 움직임에 따라 통증을 일으킬 수 있다. 또 반흔은 피부나 피하조직, 근육과 근육 사이의 움직임을 제한해 가동범위 제한의 원인이 된다. 관절경이나 주사 같은 작은 반흔이라도 주의 깊게 촉진할 필요가 있다.

일반적으로 근막은 심층에서 여러 층으로 겹쳐지고 등부위에서는 광배근-대둔근-대퇴근막장근과 교차한 근근막의 연결을 만들고 그 위에 상부에서는 승모근과 겹친다. 이 부분은 여러 방향으로 장력이 가해져 스트레스가 가해지기 쉽고, 반복되는 스트레스가 결합조직의 미세 손상, 반흔, 비후 등을 일으킨다. 그 결과, 가동범위 제한이나 통증의 원인이 된다. 이 때문에 이 부분에 대한 촉진도 중요하다.

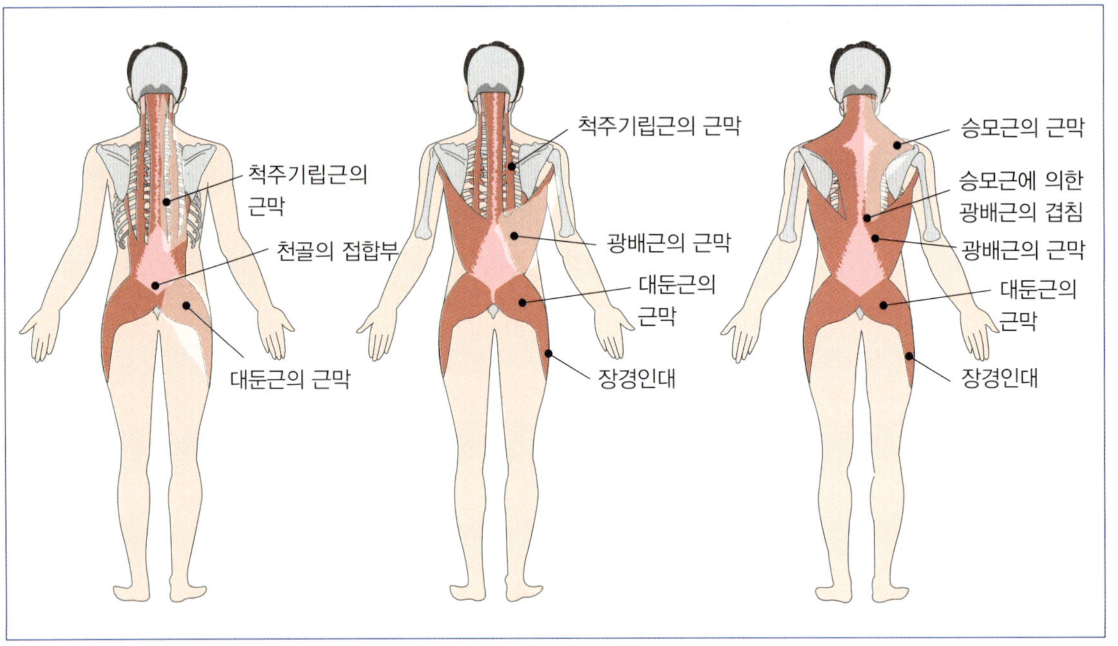

그림 2-6-7 근막의 층과 연속성[20]

근막이 겹치는 부분은 여러 방향으로 장력이 증가하여 물리적인 스트레스가 축적되기 쉽다. 또한, 심층에서 표층까지 근막이 겹치는 부분은 건막이 되어 경화되기 쉽다.

3) 근근막성 가동범위 제한의 증례

① 대퇴골 골간부 골절술 후 무릎관절 가동범위 제한의 증례(그림 2-6-8)

수술 후 19일째, 관절가동범위 운동 시 무릎관절 굴곡 90도에서 통증을 강하게 호소하여 그 이상의 굴곡은 어려웠다(그림 2-6-8a). 수술 상처나 골절 부위에서 보면 무릎관절 자체에 문제가 있다고 생각하기 어렵다. 대퇴 외측에 두 곳의 수술 상처가 있어, 대퇴 원위부의 수술 상처 부위에서 장경인대 놀이운동의 제한이 나타났다(그림 2-6-8b). 무릎관절 가동범위 제한의 원인이 대퇴 외측의 연부조직, 특히 장경인대의 반흔, 유착에 의한 것으로 생각되는 증례이다(그림 2-6-9).

② 인공무릎관절 치환술 후 무릎관절 가동범위 제한의 증례(그림 2-6-9)

그림 2-6-9a는 일반적인 인공무릎관절 치환술 후의 수술 상처 부위이다. 그림 2-6-9b, c와 같이 상처 부위의 가동성을 살펴보면 반흔과 유착이 발생하였음을 알 수 있다.

수술 상처 부위의 반흔은 피부와 피하조직의 가동성을 제한하고, 무릎관절 굴곡 제한 및 통증의 원인이 된다.

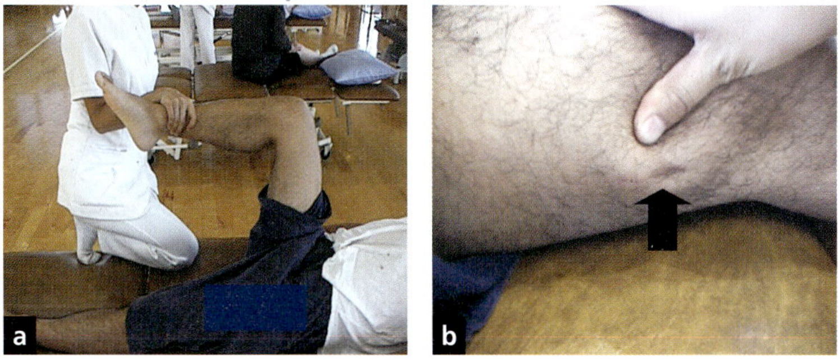

그림 2-6-8 대퇴골 골간부 골절술 후 무릎관절 가동범위 장애

a : 수술 후 무릎관절의 굴곡 제한
수술 후 19일째, 무릎 굴곡 가동범위는 90도로 관절가동범위 운동은 심한 통증을 호소하고 그 이상의 굴곡이 어려웠다.
b : 장경인대 하부 수술 후 반흔으로 인한 미끄럼장애
대퇴 외측 두 곳에 수술 후 반흔이 있어 장경인대의 놀이운동이 대퇴 원위부의 수술 상처 부위에서 제한됨이 보여진다.
무릎관절 가동범위 제한의 원인이 대퇴 외측부의 연부조직 중 특히, 장경인대의 반흔 및 유착 때문인 것으로 보인다.

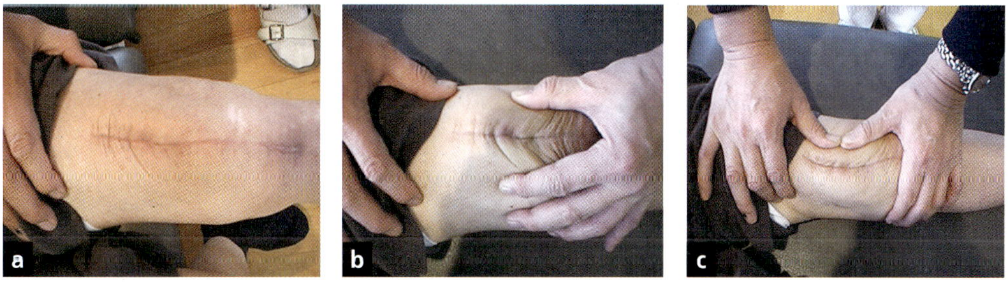

그림 2-6-9 인공무릎관절 치환술 후 무릎관절 가동범위 장애

수술 상처 부위의 반흔은 피부와 피하조직의 가동성을 제한하여 무릎관절 굴곡 제한의 원인이 된다.

③ 전십자인대 재건술 후 무릎관절 가동범위 제한의 증례(그림 2-6-10)

관절경의 수술 상처와 같이 작은 것이라도 촉진하면 피부와 피하조직의 가동성 제한을 확인할 수 있고, 이는 무릎관절 굴곡 제한이나 통증의 원인이 된다.

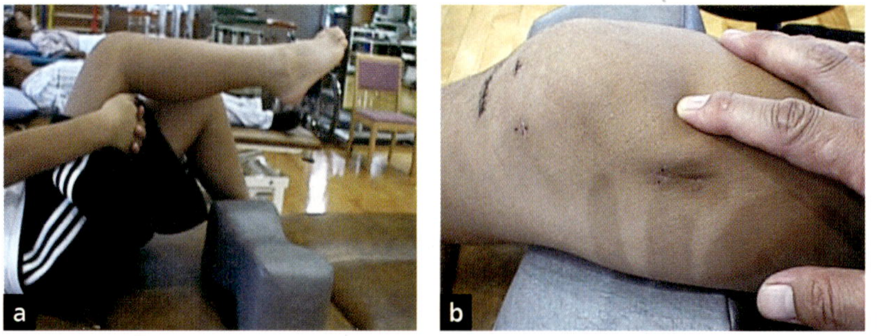

그림 2-6-10 전십자인대 재건술 후의 무릎관절 가동범위 장애

관절경의 수술 상처와 같이 작은 것이라도 촉진하면 피부와 피하조직의 가동성 제한을 확인할 수 있고, 이는 무릎관절 굴곡 제한이나 통증의 원인이 된다.

제3장

과긴장근 억제를 위한 테크닉

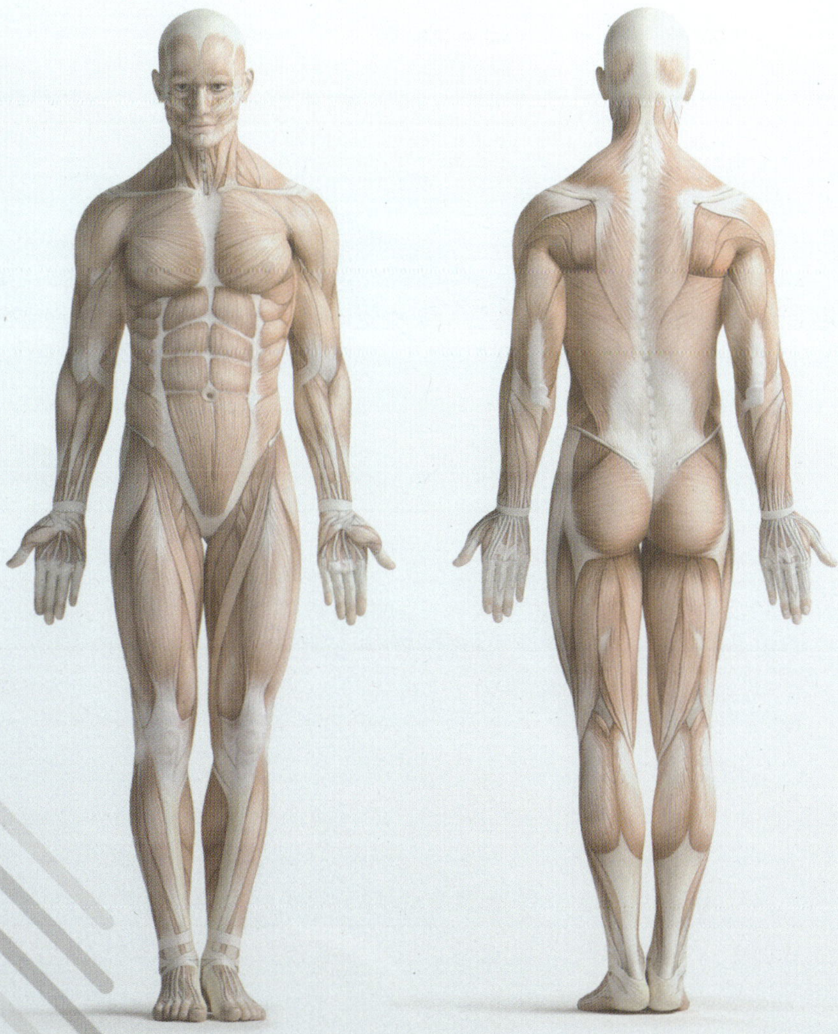

제3장. 과긴장근 억제를 위한 테크닉

1. 과긴장근의 억제

통증이나 특정 근육의 과사용은 근육 과긴장의 원인이 된다. 근육의 과긴장이 지속되거나 단축 상태로 장기간에 걸쳐 신장되지 않을 경우 적응성 단축(adaptive shortening)을 일으킨다. 또한, 근육의 과긴장은 길항근을 상호 억제로 약화시켜 근육 불균형의 악순환을 일으킨다. 길항근에 과긴장근이 있으면 운동 시 동작근의 브레이크가 되어 퍼포먼스(performance)를 저하시킬 뿐만 아니라 이상운동 패턴을 습관화시킨다. 그리고 이른바 근력이 있어도 움직일 수 없는 지치기 쉬운 몸이 되어, 특정 부위에 물리적인 스트레스가 반복됨으로써 조직 손상을 일으키는 원인이 된다.

관절운동은 주동근과 길항근의 협조적인 활동이 관절 중심화(joint centration)를 위해 필요하며, 근육 불균형이 있으면 이 관절 중심화가 장애가 될 수도 있다(그림 3-1-1). 따라서 통증을 완화하고 이상 운동 패턴을 수정하기 위해서는 우선 과긴장근을 억제하고 근육 불균형을 조정해야 한다.

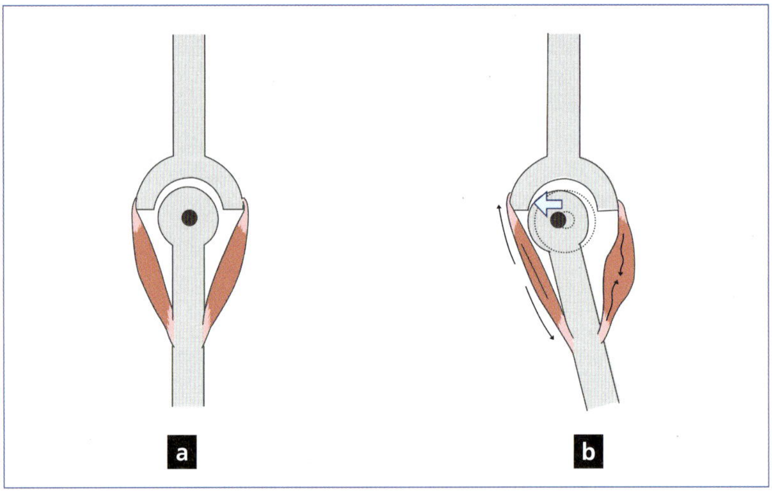

그림 3-1-1 근육 불균형과 관절 중심화의 장애[24)]

a : 협동근이 협조적으로 움직이면 관절 중심은 정상 위치에 유지된다.
b : 근육 불균형이 있을 경우, 운동이 일어나면 관절 중심의 궤도가 어긋난다.

물리치료에서는 단축근이나 과긴장근에 대하여 스트레칭이 이용되는 경우가 많다. 그러나 트리거 포인트에 의한 통증이 있는 경우 또는 근막, 건(힘줄)의 염증이나 유착이 있는 경우, 단순히 근육 스트레칭을 해도 효과를 보지 못하는 경우가 많다.

트리거포인트에 의한 통증이 있는 경우에는 등척성 수축 후 이완기법을 실시하여 통증 완화를 도모하고, 그 후에 근막 가동성을 개선하기 위한 테크닉을 시도한다. 효과를 지속시키기 위해서는 셀프 모빌리제이션이나 상호 억제 등을 이용한 과긴장근 억제를 위한 운동요법의 지도가 필요하다.

이 장에서는 특히, 필자가 임상에서 활용하고 있는 「등척성 수축 후 이완기법」, 「근근막의 모빌리제이션」, 「셀프 근막 모빌리제이션」의 3가지 치료기술을 소개하려 한다.

2. 등척성 수축 후 이완기법[3), 25)]

근육에 트리거포인트가 확인되는 경우, 스트레칭이나 운동요법을 시행하기 전 등척성 수축 후 이완기법(Post Isometric Relaxation, PIR)을 실시한다.

PIR은 체코공화국의 Karel Lewit과 Janda에 의해 개발되었다.

이 수기치료는 등척성 수축을 이용하여 신경계 조절을 목적으로 하는 근육 이완기법이다. 각각의 근육에 대하여 약간의 등척성 수축을 실시하고, 그 후 이완을 실시하는 것으로 트리거포인트와 스파즘(spasm)을 완화시켜 근긴장을 억제한다.

일반적인 스트레칭과는 달리 어디까지나 이완(relaxation)을 목적으로 한다.

1) PIR의 순서

- 환자의 위치 및 자세
  환자에게 가능한 한 편안한 자세를 취하도록 한다.
- 근육을 이완시킨다.
  자세가 갖춰지면 목적하는 근육을 천천히 신장해 이완시킨다.
  스트레칭과 달리 가능한 한 근육을 이완시켜 조용히 움직임이 멈추는 곳에서 유지한다.
- 등척성 수축
  치료자의 가벼운 저항에 대하여 목적하는 근육을 등척성 수축시킨다.
  보통 5~8초이지만 연장할 수도 있고, 3~5회 반복한다.
  만약 8초 이내에 나아지지 않을 경우, 긴 수축이 필요하다.
  이 수축은 최대 수축의 10~20%의 힘으로 가능한 한 부드러워야 한다.
  치료자는 최소한의 저항으로 시작하는 것이 바람직하다.
- 호흡과 시각의 공동운동
  호흡과 눈의 움직임은 근긴장 억제에 영향을 준다. 등척성 수축 시 흡기를 시키고 눈으로 근육의 수축을 보도록 지도한다. 그리고 호기 시 힘을 빼고 이완을 촉구한다. 이때 환자에게는 근육에서 눈을 돌리도록 한다. 이 호흡과 시각의 공동운동은 근육의 이완에 도움이 되는 것으로 알려져 있다.

2) PIR의 실제

여기서부터는 PIR의 실제에 대하여 각 근육마다 설명한다.

근육의 해부학적 주행을 배려하면서 근육 하나하나의 수기를 실시하는 것으로 적정한 테크닉을 몸에 익히도록 한다.

또한, 각 근육의 트리거포인트를 이해해 두는 것은 각각의 근육 평가뿐만 아니라 치료에도 도움이 되는 지식이 된다.

① 척주기립근(erector spinae muscle)(그림 3-2-1, 그림 3-2-2)

시작 자세 : 환측상의 옆 누운 자세(그림 3-2-1a)

방　　법 : (그림 3-2-1b)

아래쪽 어깨는 후방으로 회전하고 다리는 굴곡 자세로 한다.

양쪽 팔은 치료대 바깥으로 늘어뜨리고 환측의 다리는 약간 뻗는다.

치료자는 환자의 등 뒤로 돌아가며 한 손을 전상장골극(ASIS)에 두고, 다른 한 손은 흉곽 아래쪽에 둔다.

이완되도록 전상장골극을 후방으로 움직이고, 흉곽 아래는 전상방으로 움직인다.

이로 인해 이완되고, 저항감을 느낄 수 있는 곳까지 근육을 신장시킨다.

수축기에서 환자는 흉곽 아래에 놓인 치료자 손에 대항하여 회전하며, 천정을 보듯이 위를 보고 깊게 숨을 들이 마쉰다.

근육이 이완되는 것을 느끼면 다음의 저항감을 느끼는 곳까지 근육을 신장하도록 전상장골극과 흉곽 아래쪽을 조작한다.

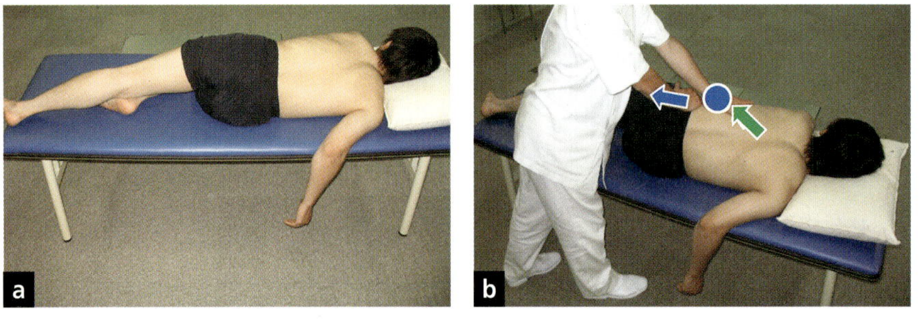

그림 3-2-1 척주기립근의 PIR

a : 환자의 자세, b : 치료 방법

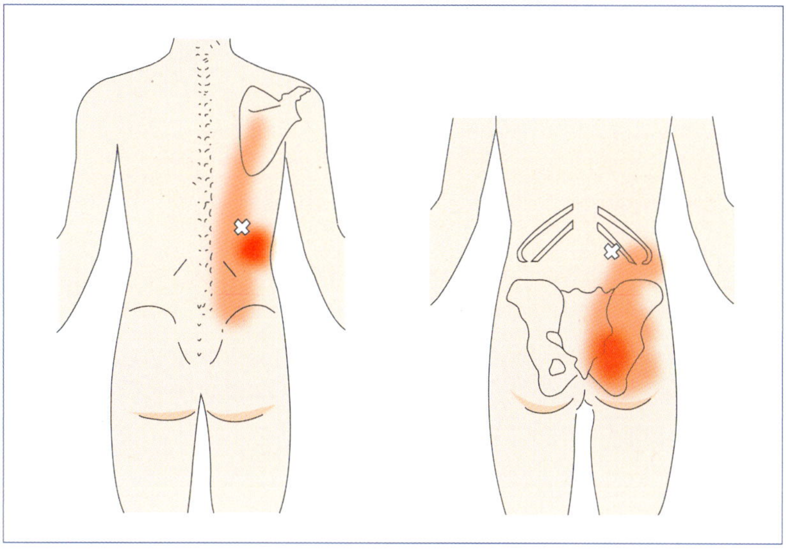

그림 3-2-2 척주기립근의 트리거포인트

② 요방형근(quadratus lumborum muscle)

근섬유(muscle fiber)가 다른 두 방향으로 움직이기 때문에 두 방향의 PIR 테크닉을 실시한다.

<요방형근 섬유 1>(그림 3-2-3)

시작 자세 : 환측상의 옆 누운 자세(그림 3-2-3a)
요추를 약간 측굴시키기 위해 말아놓은 타월을 요추 아래에 넣는다.
환자는 팔을 위쪽으로 거상하여 머리 위의 치료대를 가볍게 잡는다.

방　　법 : (그림 3-2-3b)
처음에는 환측 다리의 고관절을 굴곡시켜 치료자의 대퇴부에 환자의 발을 끼우도록 한다.
근육이 이완되도록 치료자의 양손을 환자의 장골릉에 둔다.
전완은 고관절 주위에 가볍게 둔다.
최종 가동범위를 찾기 위해 장골릉을 곧바로 꼬리 쪽으로 움직여 근육을 이완시킨다.
이를 통해 저항감을 느낄 때까지 근육을 신장시킨다.
치료자의 저항에 맞서 장골릉을 끌어올리도록 요방형근의 등척성 수축을 촉진한다.
이때 환자에게 위를 보고 숨을 깊게 들이마시도록 지시한다.
근육이 이완되는 것을 느끼면, 다음의 저항감을 느끼는 곳까지 근육을 신장하도록 장골릉을 꼬리 쪽으로 움직인다.

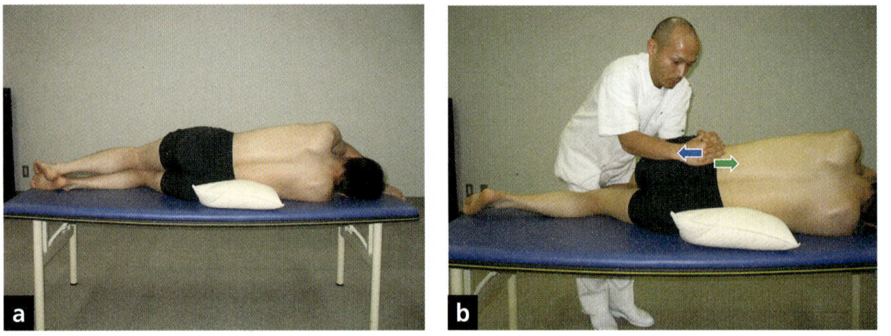

그림 3-2-3 요방형근의 PIR 1
a : 환자의 자세, b : 치료 방법

<요방형근 섬유 2>(그림 3-2-4, 그림 3-2-5)

시작 자세 : 환측상의 옆 누운 자세(그림 3-2-4a)

요추를 약간 측굴시키기 위해 말아놓은 타월을 요추 아래에 넣는다.

환자는 팔을 위쪽으로 거상하여 머리 위의 치료대를 가볍게 잡는다.

방　　법 : (그림 3-2-4b)

우선 등 뒤로 돌아 환측의 다리를 신전시키고, 치료자의 대퇴부에 다리를 끼워 고정시킨다.

최종 가동범위를 찾기 위해 장골릉을 곧바로 꼬리 쪽으로 움직여 근육을 이완한다.

이를 통해 저항감을 느낄 때까지 근육을 신장시킨다.

치료자의 저항에 맞서 장골릉을 끌어올리도록 요방형근의 등척성 수축을 촉진한다. 이때 환자에게 위를 보고 숨을 깊게 들이마시도록 지시한다.

근육이 이완되는 것을 느끼면, 다음의 저항감을 느끼는 곳까지 근육을 신장하도록 장골릉을 꼬리 쪽으로 움직인다.

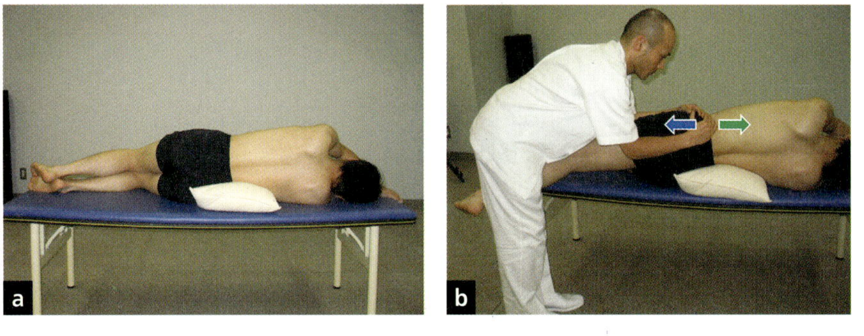

그림 3-2-4 요방형근의 PIR 2
a : 환자의 자세, b : 치료 방법

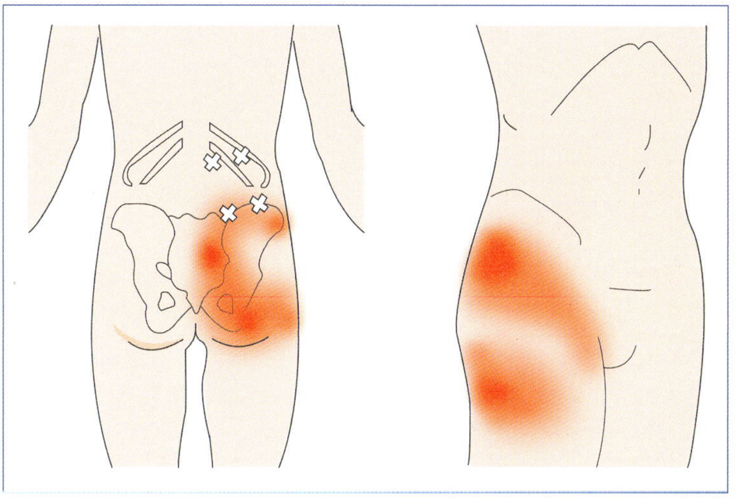

그림 3-2-5 요방형근의 트리거포인트

③ 장요근(iliopsoas muscle)(그림 3-2-6, 그림 3-2-7)

시작 자세 : 바로 누운 자세로 침대의 가장자리에서 환측의 다리를 뻗는다(토마스 자세 변형)

방 법 : 치료자는 환자의 건측에 서서 건측의 다리를 굴곡 자세로 유지한다.

환측의 고관절을 천천히 신전시켜 장요근을 이완시킨다.

건측의 다리는 치료자의 측복부에 고정한다.

이를 통해 저항감을 느낄 때까지 근육을 신장한다.

최종 가동범위에 도달하면 치료자의 손에 저항하도록 하여 환자의 고관절을 굴곡시킨다.

환자에게 힘을 빼게 하고 천천히 숨을 내쉬게 한다.

이완되기를 기다렸다가 근육이 이완되는 것을 느끼면 다음의 저항감을 느끼는 곳까지 근육을 신장하도록 유도한다.

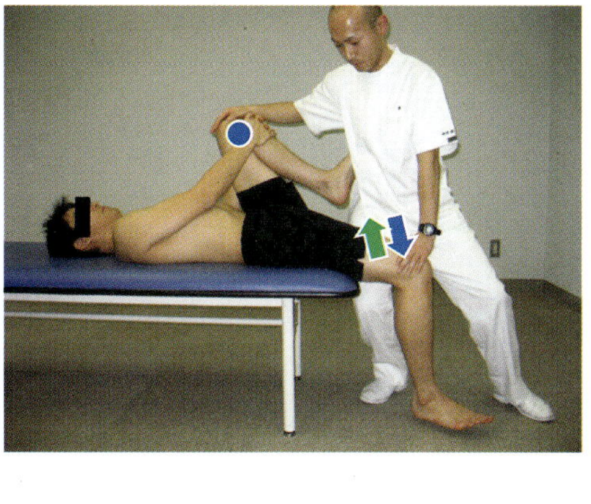

그림 3-2-6 장요근의 PIR

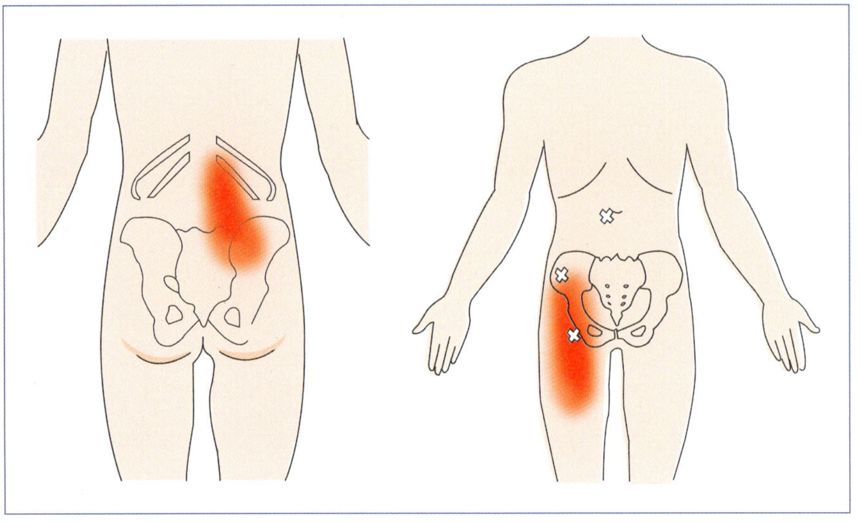

그림 3-2-7 장요근의 트리거포인트

④ 대퇴직근(rectus femoris muscle)(그림 3-2-8, 그림 3-2-9)

시작 자세 : 환측상의 옆 누운 자세(그림 3-2-8a)

방　　법 : 환자의 상체를 똑바로 하고, 건측의 무릎을 감싸도록 지시한다.

그리고 환자의 골반이 전경(앞기울기)되지 않도록 치료자의 골반을 환자의 둔부 쪽으로 밀어붙여 환측의 다리를 치료자가 끌어 안는다.

근육이 이완되도록 고관절을 신전하고, 무릎관절을 굴곡시켜 대퇴직근의 저항감을 느낄 때까지 근육을 신장한다.

이 위치에서 고관절 굴곡과 무릎관절의 신전운동을 동시에 시키도록 등척성 수축을 촉진한다.

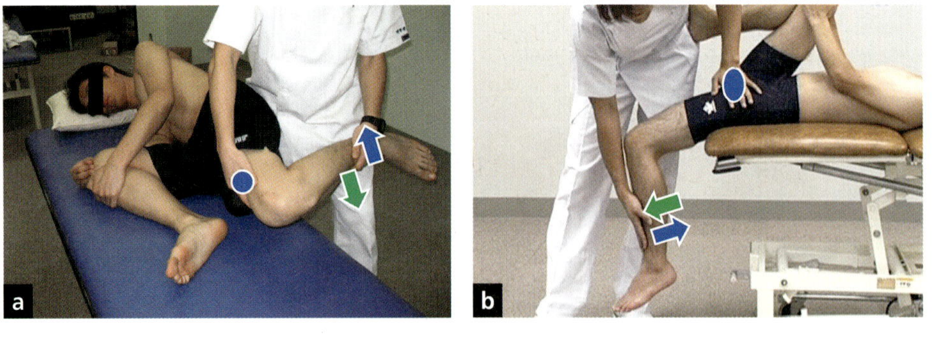

그림 3-2-8 대퇴직근의 PIR(토마스 자세 변형)
a : 옆 누운 자세, b : 토마스 자세 변형

근육이 이완되는 것을 느끼면 다음의 저항감을 느끼는 곳까지 근육을 신장하도록 고관절 신전, 무릎관절 굴곡으로 유도한다.

또한, 그림 3-2-8b와 같이 바로 누운 자세로 시행할 수도 있다.

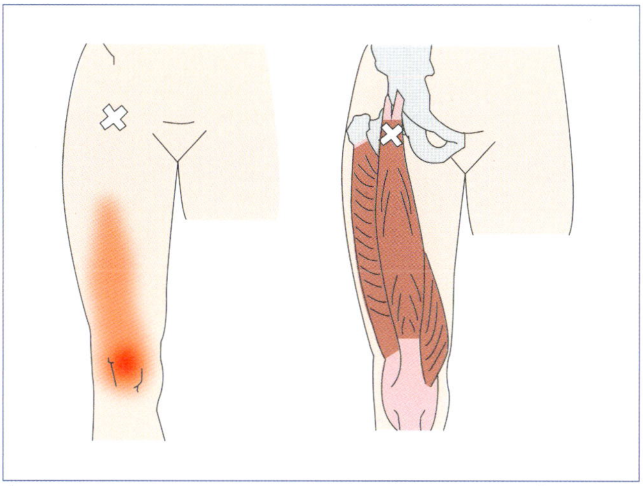

그림 3-2-9 대퇴직근의 트리거포인트

⑤ 대퇴근막장근(tensor fasciae latae muscle)(그림 3-2-10, 그림 3-2-11)

시작 자세 : 환측상의 옆 누운 자세(그림 3-2-10a)

방　　법 : 환자에게는 건측의 무릎을 끌어 안도록 지시한다. 그리고 치료자는 환측의 다리를 감싸안고, 환자의 골반을 고정하기 위해 치료자의 골반을 환자의 둔부에 밀착시킨다.

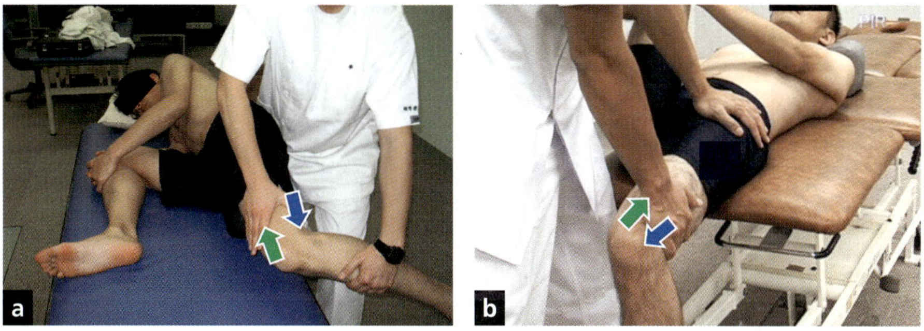

그림 3-2-10 대퇴근막장근의 PIR(토마스 자세 변형)
a : 옆 누운 자세, b : 토마스 자세 변형

대퇴근막장근의 이완을 위해 환측의 고관절을 신전·내전으로 움직인다.
이를 통해 저항감을 느낄 때까지 근육을 신장한다.
환자에게 고관절을 굴곡, 외전하도록 지시하여 대퇴근막장근의 등척성 수축을 촉진한다.
근육이 이완되는 것을 느끼면, 다음의 저항감을 느낄 때까지 근육을 신장하도록 고관절을 신전, 외전으로 유도한다.
또한, 그림 3-2-10b와 같이 바로 누운 자세에서 시행하는 것도 가능하다.

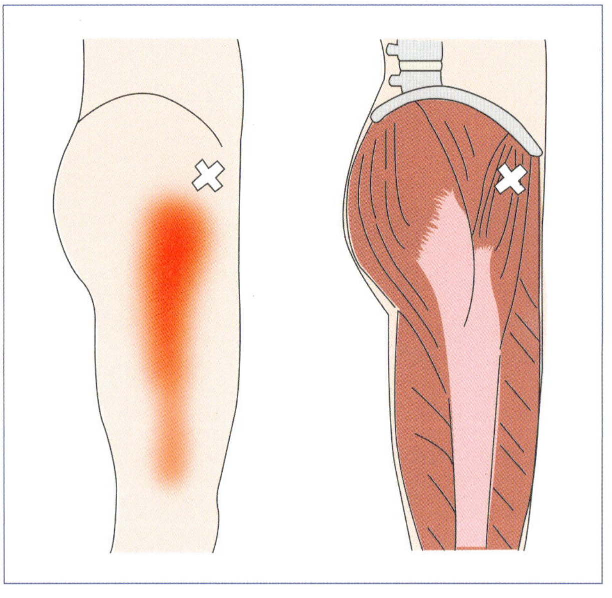

그림 3-2-11 대퇴근막장근의 트리거포인트

⑥ 이상근(piriform muscle)(그림 3-2-12, 그림 3-2-13)

시작 자세 : 바로 누운 자세
방　　법 : 치료자는 환자의 건측에 서서, 60° 이하로 고관절을 굴곡시킨다.
고관절을 내전하고 대퇴골 장축을 향해 압력을 가한다.
마지막으로 왼손을 오른쪽 발부위의 내과(medial malleolus) 아래에 놓고, 고관절 내회전으로 나머지를 이완시켜 저항감을 느낄 때까지 근육을 신장한다.
저항감이 느껴지면 치료자의 손을 환자의 발부위 내측으로 밀어 이상근을 등척성 수축시킨다.
근육이 이완되는 것을 느끼면 다음의 저항감을 느낄 때까지 근육을 신장하도록고관절 내회전으로 유도한다.

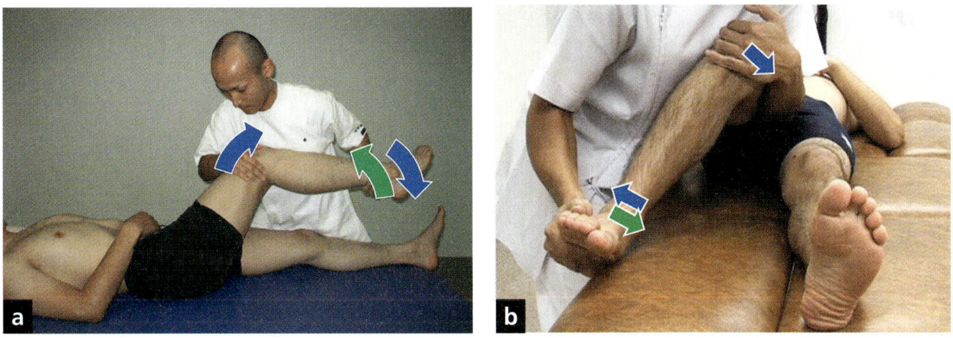

그림 3-2-12 이상근의 PIR
a : 치료자가 환자의 건측에 붙는다, b : 치료자가 환자의 환측에 붙는다.

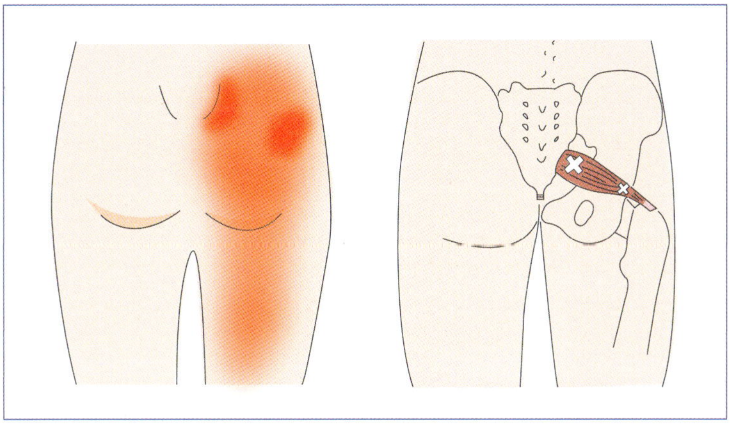

그림 3-2-13 이상근의 트리거포인트

⑦ 햄스트링(hamstring)(그림 3-2-14, 그림 3-2-15)

시작 자세 : 바로 누운 자세

방 법 : 치료자는 환측에 서고, 골반은 전후경(앞뒤 기울기) 중립 자세에서 건측 무릎관절을 신전시킨다.

환측의 다리를 잡고 고관절 90°까지 굴곡한다.

근육을 이완하기 위해 저항감을 느낄 때까지 무릎관절을 신전시킨다.

그 후 치료자의 손을 환자의 발꿈치로 밀게 함으로써 햄스트링의 등척성 수축을 실시한다.

근육이 이완되는 것을 느끼면 다음의 저항감을 느낄 때까지 근육을 신장하도록 무릎관절 신전으로 유도한다.

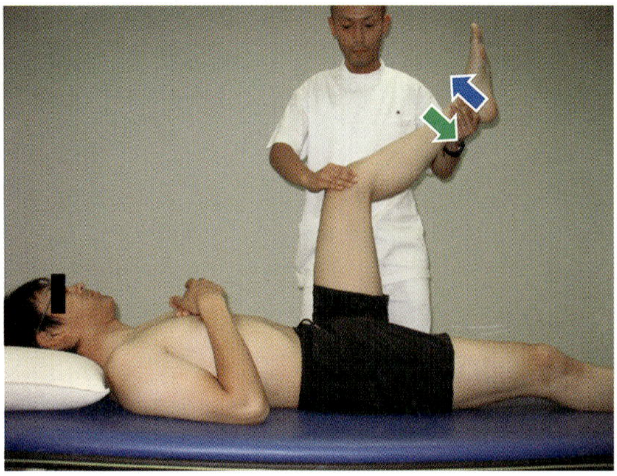

그림 3-2-14 햄스트링의 PIR

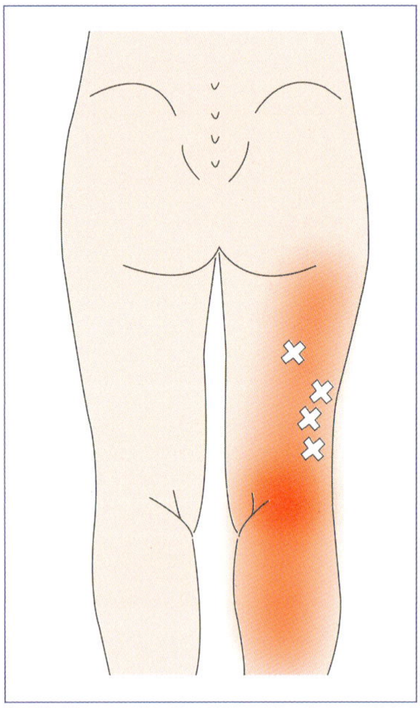

그림 3-2-15 햄스트링의 트리거포인트

⑧ 내전근군(adductor muscles)(그림 3-2-16, 그림 3-2-17)

<이관절 내전근군>(그림 3-2-16a)

시작 자세 : 바로 누운 자세에서 건측의 고관절 · 무릎관절을 굽혀 무릎을 세운다.

방　　법 : 치료자는 환측 다리를 잡고 무릎관절을 신전한 상태에서 환측의 대퇴 내측을 치료자의 대퇴 내측에 댄다.

저항감을 느낄 때까지 다리를 외전시켜 근육을 이완시킨다.

치료자의 한쪽 손은 환자의 반대쪽 전상장골극에 두고 환자의 대퇴로 치료자의 대퇴를 누르도록 등척성 수축을 시킨다.

근육이 이완되는 것을 느끼면 다음의 저항감을 느낄 때까지 근육을 신장하도록 고관절 외전으로 유도한다.

<단관절 내전근군>(그림 3-2-16b)

시작 자세 : 이관절 내전근군과 같은 자세이지만 환측 무릎관절은 굴곡 자세.

방　　법 : 환측의 대퇴 내측을 치료자의 대퇴 내측에 댄다.
치료자의 손을 환자의 전상장골극 위에 놓는다.
환자의 대퇴로 치료자의 대퇴를 누르도록 등척성 수축을 시킨다.
근육이 이완되는 것을 느끼면, 다음 저항감을 느낄 때까지 근육을 신장하도록 고관절 외전으로 유도한다.

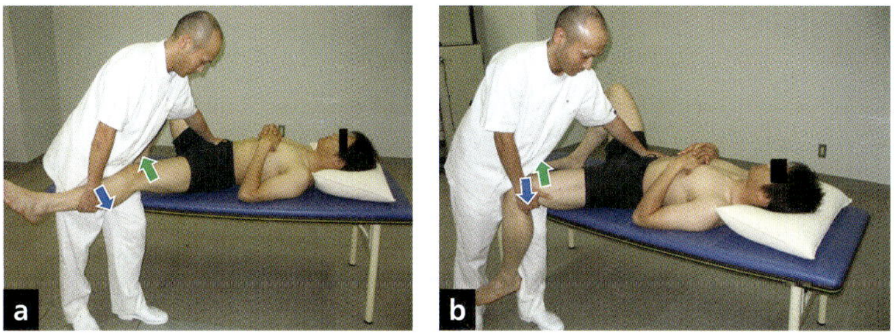

그림 3-2-16 고관절 내전근군의 PIR

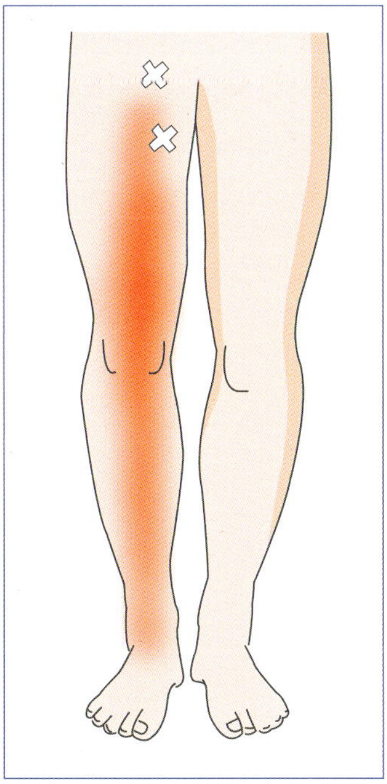

그림 3-2-17 내전근의 트리거포인트

⑨ 사각근(scalene muscles)(그림 3-2-18, 그림 3-2-19)

시작 자세 : 바로 누운 자세

방　　법 : 치료자는 환자의 머리 쪽에 서서 건측으로 경추를 측굴시킨다.

제1늑골에 대해 치료자의 시지 기절골 기저부를 접촉시킨다.

접촉 부위는 쇄골의 후방, 제7경추 횡돌기 외측, 견갑극 상방이다.

환자에게 심호흡을 시켜 호기(날숨) 시 늑골이 내려가는 것을 확인하고 천천히 늑골을 하방으로 유지한다.

환자는 다시 심호흡을 한다. 이때 치료자는 제1늑골의 거상을 막고 하방으로 유지한다. 사각근이 이완되기를 기다린다.

환자가 숨을 내쉴 때 치료자는 다시 늑골을 하방으로 살짝 밀어 유지한다.

환자는 다시 심호흡을 한다.

이때 치료자는 제1늑골의 거상을 막고, 하방으로 유지한다.

사각근이 더욱 이완되기를 기다린다.

지금까지의 과정을 총 3번 반복한다.

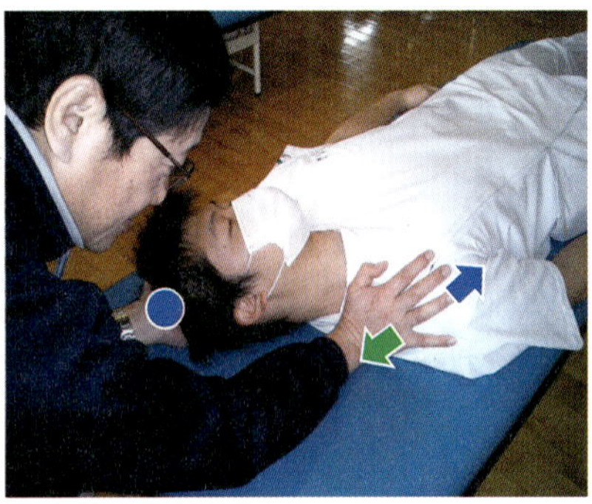

그림 3-2-18 사각근의 PIR

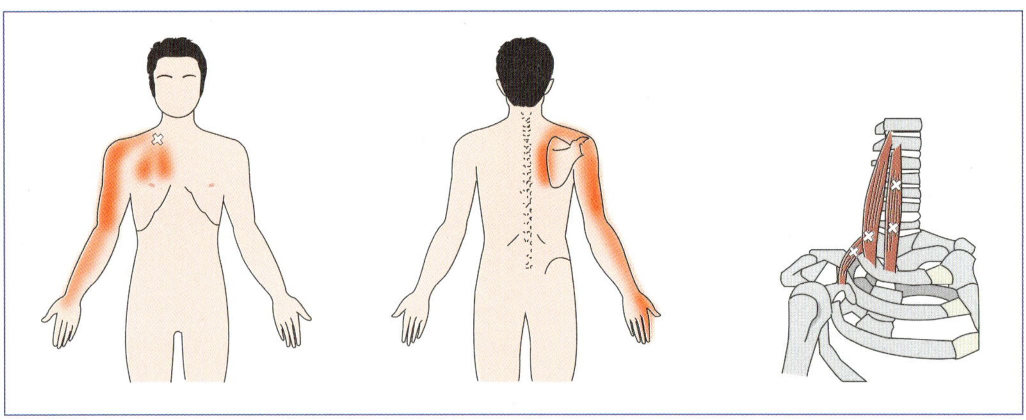

그림 3-2-19 사각근의 트리거포인트

⑩ 승모근(trapezius muscle) 상부섬유(그림 3-2-20, 그림 3-2-21)

시작 자세 : 바로 누운 자세

방　　법 : 치료자는 환자의 머리 쪽에 위치하여 경부를 굴곡, 건측으로 측굴, 환측으로 회전시킨다.
치료자의 한쪽 손은 환자의 어깨, 다른 한쪽 손으로는 머리를 고정한다.
환자는 어깨를 으쓱하듯이 힘을 준다.
치료자는 저항을 가해 환자에게 가볍게 등척성 수축을 시행한다.
이완시킨 후 다음의 저항감을 느낄 때까지 천천히 견갑골을 내린다.

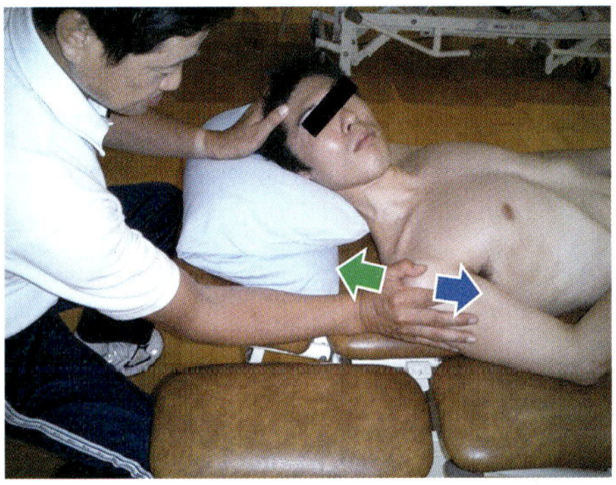

그림 3-2-20 승모근 상부섬유의 PIR

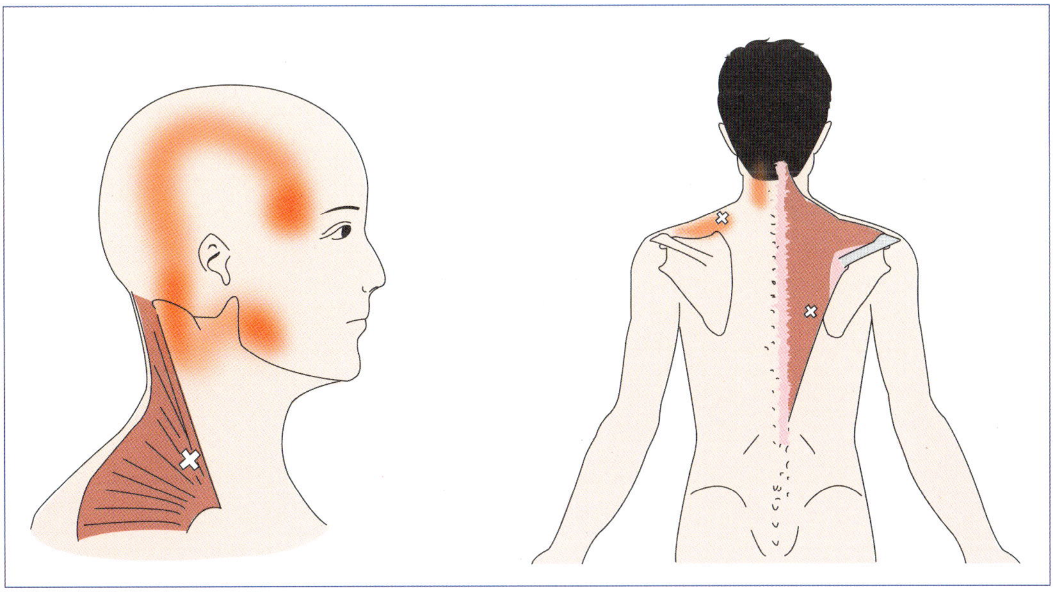

그림 3-2-21 승모근 상부섬유의 트리거포인트

⑪ 견갑거근(levator scapulae muscle)(그림 3-2-22, 그림 3-2-23)

시작 자세 : 바로 누운 자세

방　　법 : 치료자는 환자의 머리 쪽에 위치하여 경부를 굴곡, 건측으로 측굴, 회전시킨다.
치료자의 한쪽 손은 환자의 어깨, 다른 한쪽 손으로는 머리를 고정한다.
환자는 어깨를 으쓱하듯이 힘을 준다.
치료자는 저항을 가해 환자에게 가볍게 등척성 수축을 시행한다.
이완시킨 후 다음의 저항감을 느낄 때까지 견갑골을 내린다.

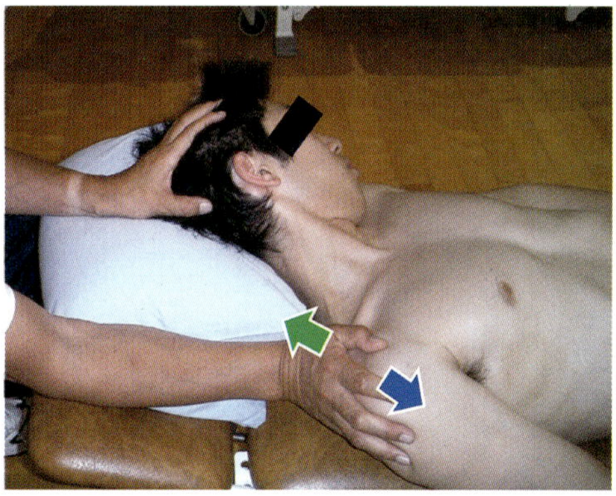

그림 3-2-22 견갑거근의 PIR

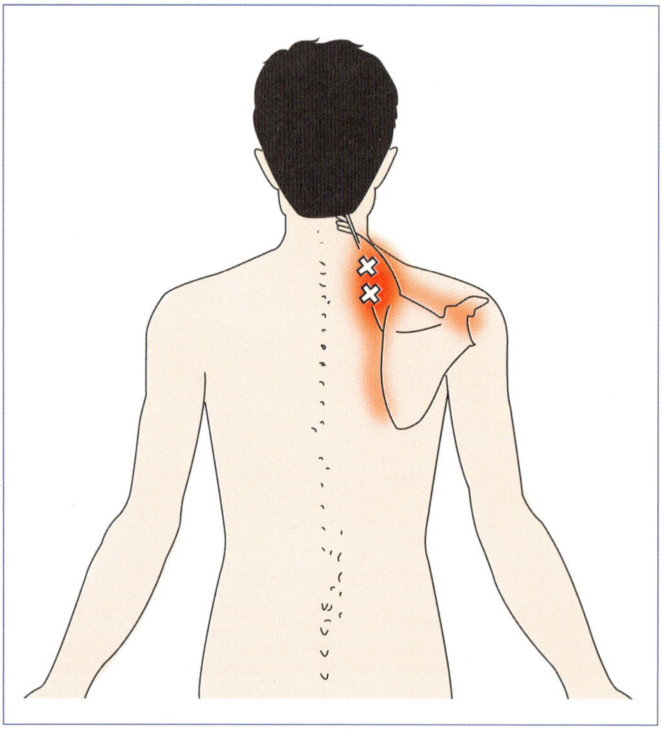

그림 3-2-23 견갑거근의 트리거포인트

⑫ 후두하근군(suboccipital muscles)(그림 3-2-24, 그림 3-2-25)

시작 자세 : 바로 누운 자세

방　　법 : 치료자는 환자의 머리 쪽에 위치하여 양손의 검지, 중지, 약지 세 손가락을 환자의 목덜미선 꼬리 쪽에 둔다.

중력에 의해 환자의 머리가 아래로 내려오는 동안 손가락 끝으로 떠받친다.

환자에게 긴장을 풀게하고, 후두하근이 이완되면 머리가 치료자의 손바닥으로 내려온다(어지러움증이나 메스꺼움 등의 증상에 주의).

환자는 경부를 신전하는 방향으로 가볍게 힘을 주고, 치료자는 이에 저항을 가해 후두하근군의 등척성 수축을 시행한다.

근육이 이완되는 것을 느끼면 다음의 저항감을 느낄 때까지 근육을 신장하도록 치료자의 양손을 천천히 당기도록 한다.

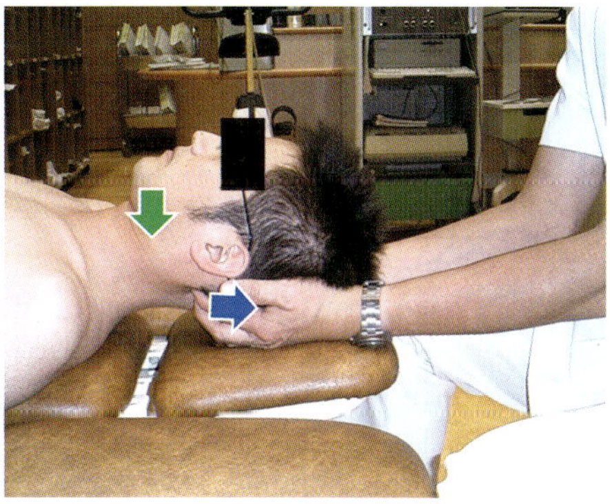

그림 3-2-24 후두하근군의 PIR

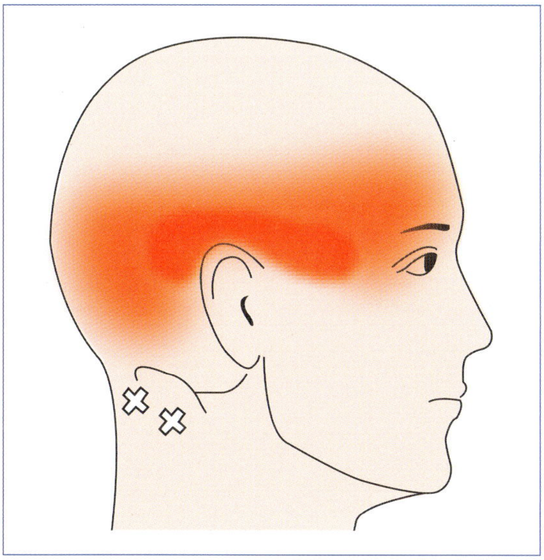

그림 3-2-25 후두하근군의 트리거포인트

3 과긴장근 억제를 위한 테크닉

3. 근근막 모빌리제이션[6), 19), 21), 25), 27)]

근근막 모빌리제이션은 관절가동범위 제한이나 통증의 원인이 되는 근근막의 신장성과 가동성을 개선시키고 올바른 운동 패턴을 재학습하기 위한 준비로써 실시한다.

근막의 가동성 장애 원인으로는 외상, 습관, 이상 자세, 과운동으로 인한 피로, 대사 활동의 저하, 근육의 불균형 등이 있다. 또한, 근근막의 가동범위 제한이 있으면, 근육의 폐용성 위축(inactive atrophy), 연골의 변성, 결합조직 기질의 손실을 초래하고 근막의 비틀림, 유착, 순환장애를 악화시켜 서서히 불가역적 변화를 일으킨다.

1) 근근막 모빌리제이션의 순서

치료 계획은 각각의 환자에 따라 다르지만 일반적으로는 다음과 같이 진행한다.

a) 치료 환경의 준비

- 환자는 가능한 한 치료 부위를 노출시키는 것이 바람직하다. 따라서 사전동의가 중요하며 치료실은 사생활 보호를 위한 배려가 필요하다.
- 치료자가 적절한 자세를 취하기 위해서는 승강식 치료대가 바람직하다.
- 가능한 한 환자가 편한안 자세를 취할 수 있도록 베개나 수건 등을 준비한다.
- 피부 또는 체모와의 마찰을 줄일 수 있도록 파우더, 오일, 크림 등을 사용한다(필자는 손이나 손가락에 립밤을 발라 치료한다).
- 치료자는 손톱을 깎고 또 손을 따뜻하게 한 후 치료한다.

b) 치료의 진행 방법

- 약한 자극부터 시작해 점차 강하게, 과긴장근이나 결합조직의 딱딱한 부분에 대한 치료는 처음에 약한 자극부터 시작해 통증을 주지 않도록 조금씩 강한 자극으로 진행한다.
- 표층에서 심층으로
  치료는 표층에서 시작해 점차 심층으로 향한다. 표층의 긴장을 늦추면서 심층으로 나아간다.
- 근근막의 치료 후 관절 모빌리제이션이나 운동요법
  근막이 이완되어 근긴장이 억제되면 관절 모빌리제이션은 쉬워진다.
  대부분의 근근막 치료는 관절의 가동범위를 개선해 운동요법을 준비하는데 쓰인다.
- 셀프 운동의 지도
  근근막 모빌리제이션의 효과를 지속시키기 위해서는 셀프 운동을 지도하는 것이 중요하다. 관절 가동범위가 개선되면 이를 유지하기 위한 셀프 운동과 재발 예방을 위한 자세교정과 운동요법, 생활 습관 개선 지도를 한다.

2) 근근막 모빌리제이션의 실제

근근막 모빌리제이션으로 많은 수기치료가 소개되고 있다.

여기에서는 a) 근육의 놀이운동, b) 근막 사이 이완, c) 근막 이완으로 분류하고 대표적인 테크닉에 대해 소개한다. 이 테크닉들을 치료 대상 부위에 대해 각각 조합하여 치료한다(그림 3-3-1).

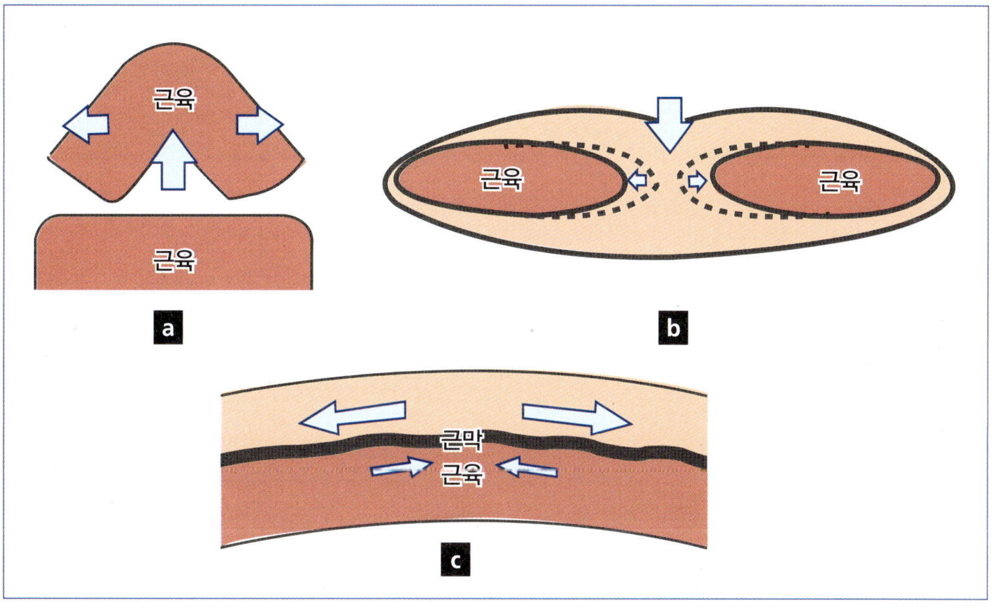

그림 3-3-1 근근막 모빌리제이션의 수기치료
a : 근육의 놀이운동, b : 근막 사이 이완, c : 근막 이완

a) 근육의 놀이운동

근육과 근육 사이, 근육과 뼈 사이에는 '근육의 놀이'가 있어 어떠한 원인에 의해 이 움직임이 제한되면 통증이나 가동범위 제한의 원인이 된다. 예를 들어 근막이 손상되면 반흔 형성이나 유착이 생긴다. 또한, 성장기에 있어서 뼈의 성장에 동반되는 근육도 장축 방향으로 신장된다.

이와 함께, 과도한 근력 강화로 인해 급격한 근비대가 발생하면 근육의 횡단면도 커져 근막에 과도한 장력이 가해진다. 근막의 여유가 없어져 근육의 놀이가 장애를 받는다. S 사이즈의 비엔나 소세지 껍질에 L 사이즈의 고기가 들어간 듯한 상태가 되어 근출력의 저하나 근건 부착부 염증의 원인이 된다. 근육의 놀이는 능동운동으로는 할 수 없기 때문에 치료자의 손이나 환자 자신의 손으로 수동적으로 하는데 주로 표층의 큰 근육에 대해 실시한다. 이 수기치료는 그림 3-3-2처럼 근육과 근육 사이 및 근육과 뼈 사이를 떼어 놓으면서 움직이고 '근육의 놀이'를 만드는 듯한 이미지로 시행하면 좋다.

이 수기치료는 근근막의 움직임이나 순환을 개선해 수축을 용이하게 하는 것과 스트레칭의 준비로써 실시한다.

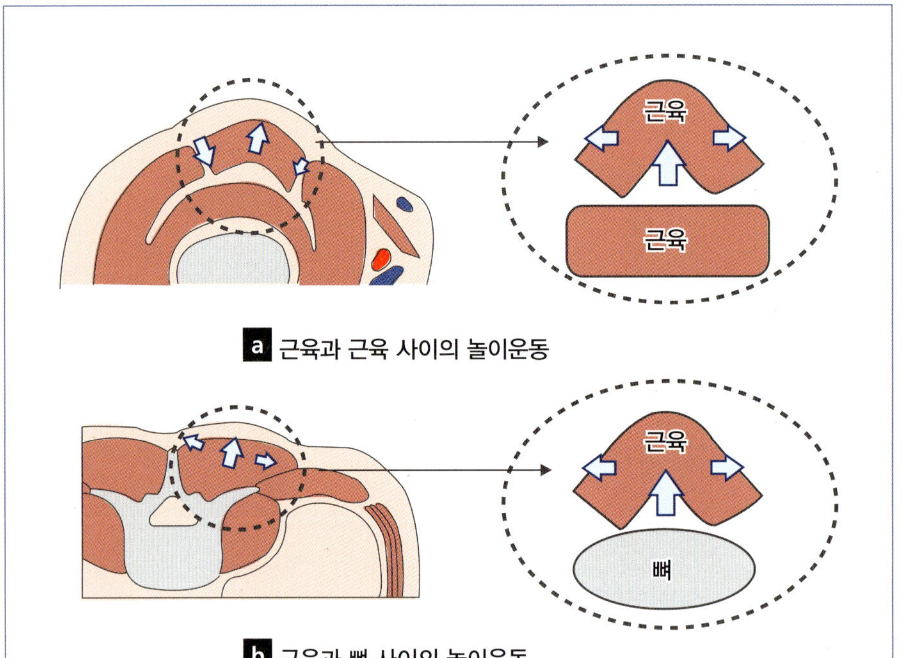

그림 3-3-2 근육 놀이운동의 이미지화

① 척주기립근(erector spinae muscle)의 놀이운동(그림 3-3-3)

시작 자세 : 환자는 엎드린 자세
척추는 중립이며 복부 밑에 베개를 둔다.
치료자는 다리를 앞뒤로 벌리고 환자의 측면에 선다.
양쪽 엄지는 척주기립근의 외측연, 양쪽 검지와 약지는 내측연에 두고 근육을 잡는다.

방 법 : 외측에서 내측을 향해 일정한 리듬으로 척주기립근을 롤링(흔들리듯 움직이게)시킨다.
요천추 이행부에서 제6흉추까지 실시한다. 그 이상 머리 쪽은 견갑골이 있기 때문

에 시행하기 어렵다.

치료자는 자신의 중심을 앞뒤로 흔들면서 손에 힘을 전달한다.

치료자의 팔 전체를 유연하게 사용하여 리드미컬하게 실시한다.

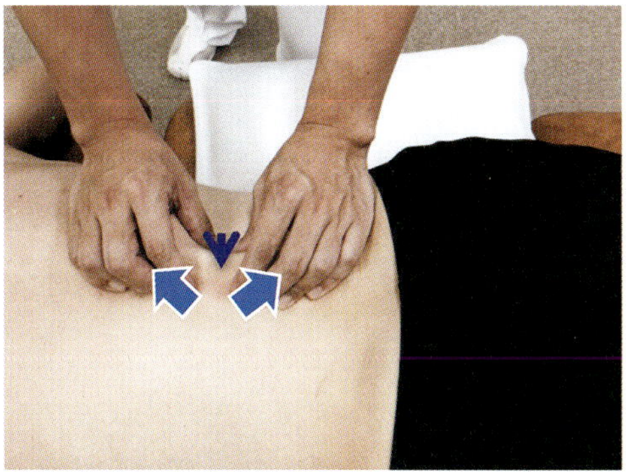

그림 3-3-3 척주기립근의 놀이운동

② 장경인대(iliotibial tract)의 놀이운동(그림 3-3-4)

시작 자세 : 환자는 옆 누운 자세에서 아래쪽 다리의 ㄱ관절, 무릎관절을 굴곡시켜 몸을 안정화시킨다.

또한, 치료 쪽의 위쪽 다리는 가볍게 굴곡 자세에서 이완한다.

치료자는 환자의 뒤쪽에 선다.

방　　법 : 양쪽 손으로 장경인대의 앞뒤를 엄지와 검지, 약지로 잡는다.

배측과 복측으로의 놀이운동을 대전자의 아래쪽에서 무릎관절 부분에 이르기까지 실시한다.

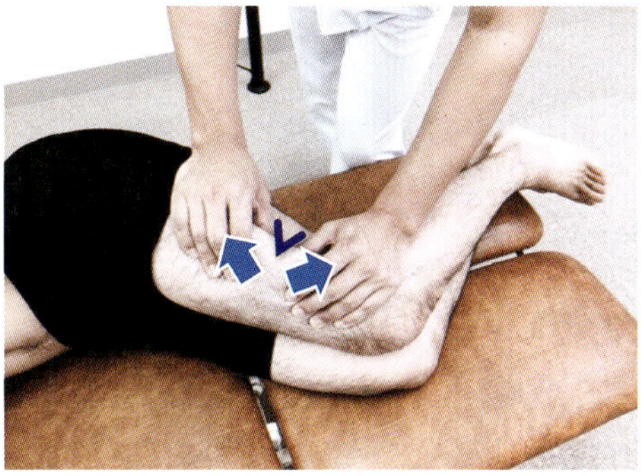

그림 3-3-4 장경인대의 놀이운동

③ 대퇴사두근(quadriceps femoris muscle)의 놀이운동(그림 3-3-5)

시작 자세 : 환자는 바로 누운 자세 또는 옆 누운 자세. 치료자는 환자의 대퇴 측면에 선다.
말초 쪽의 손은 무릎관절 상단에서 대퇴를 고정한다. 중추 쪽의 손은 사두근을 손바닥으로 유지한다.
다리는 앞뒤로 벌려 치료자의 체중 이동을 이용한다.

방　　법 : 사두근에 대하여 손바닥을 이용하여 폭넓게 잡는다.
외측에서 내측에 걸쳐 사두근을 대퇴골 위로 움직인다. 힘은 손바닥을 통해 가한다.
근육을 약간 들어 올리듯 가벼운 스트레칭을 가하는 것이 좋다.
피부 쓸림이 일어나지 않도록 주의한다. 가동범위 제한은 외측광근에서 잘 보인다.

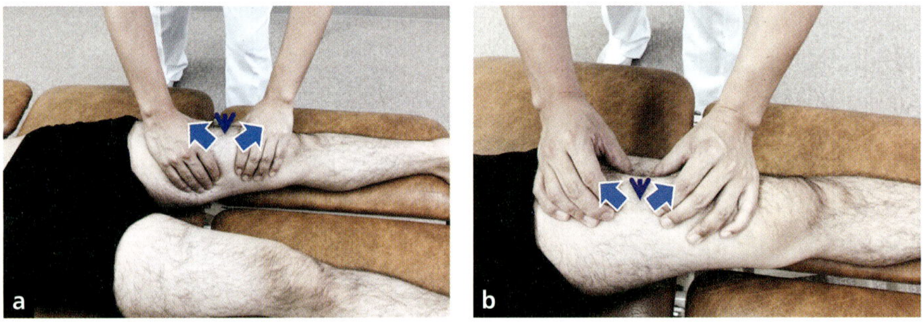

그림 3-3-5 대퇴사두근의 놀이운동
a : 사두근 전체를 잡는다.
b : 대퇴직근을 잡는다.

④ 봉공근(sartorius muscle)의 놀이운동(그림 3-3-6)

시작 자세 : 환자는 바로 누운 자세. 치료자는 환자의 대퇴 측면에 선다.

방　　법 : 엄지와 검지·중지로 근육을 잡고 근육의 주행에 따라 전상장골극에서 무릎관절 내측에 걸쳐 놀이운동을 실시한다.
대퇴사두근과 교차하는 부분이나 거위발(pes anserinus) 부분은 유착을 일으키기 쉽고, 가동범위가 제한되어 있는 경우가 많다.

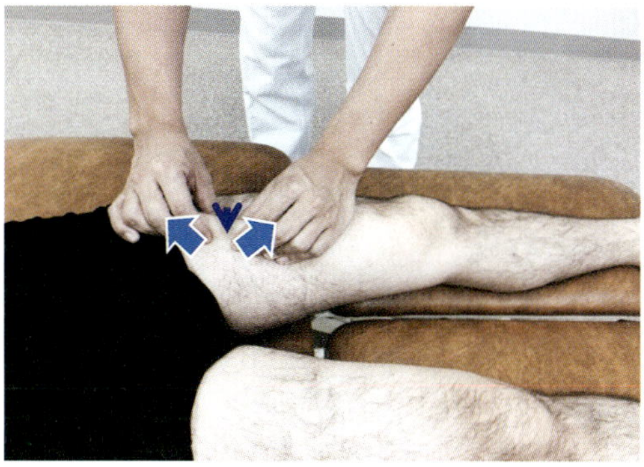

그림 3-3-6 봉공근의 놀이운동

⑤ 햄스트링(hamstring)의 놀이운동(그림 3-3-7)

시작 자세 : 환자는 바로 누운 자세, 척추는 중립
척주기립근을 이완시키시 위해 복부 아래에 베개를 둔다.
치료자는 환자의 측면, 대퇴 중앙부를 향해 선다.

방　　법 : 한쪽 손은 무릎관절 바로 위에서 햄스트링의 원위부를 잡고 대퇴를 고정한다. 다른 한 손은 햄스트링의 가동성 제한이 있는 근복을 잡는다.
측면에 제한이 있으면, 외측에서 내측으로 흔든다. 또한, 앞뒤 방향의 움직임에 제한이 있으면 힘을 아래쪽으로 방향을 바꿔 실시한다.
피부 쓸림이 일어나지 않도록 주의한다.
제한 방향에 따라 내측에서 외측으로 흔든다.

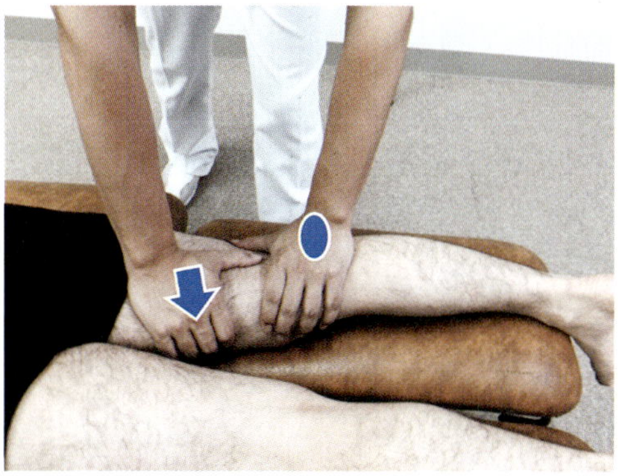

그림 3-3-7 햄스트링의 놀이운동

⑥ 내전근(adductor muscle)의 놀이운동(그림 3-3-8)

시작 자세 : 환자는 엎드린 자세, 무릎관절 90도 굴곡 자세, 척추는 중립
척주기립근을 이완시키기 위해 복부 아래쪽에 베개를 둔다.
치료자는 환자의 측면에서 무릎을 잡는다.

방　　법 : 손바닥으로 내전근군과 내측 햄스트링의 일부를 잡고, 복측 방향으로 내전근의 움직임을 만들어낸다.

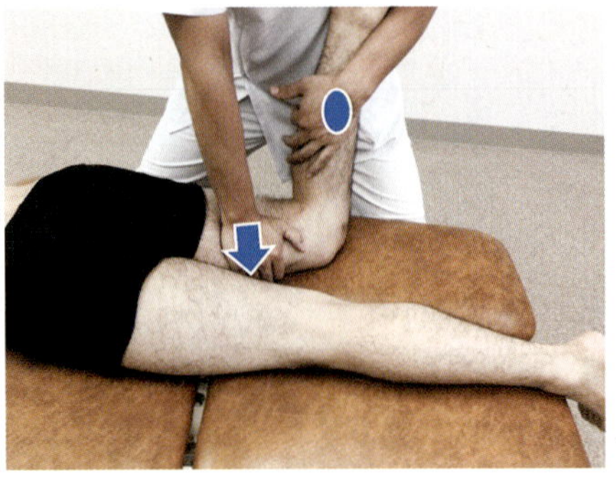

그림 3-3-8 내전근의 놀이운동

⑦ 하퇴삼두근(triceps surae muscle)의 놀이운동(그림 3-3-9)

시작 자세 : 환자는 엎드린 자세, 척추는 중립
척주기립근을 이완시키기 위해 복부 아래쪽에 베개를 둔다.
치료자는 환자의 측면에서 경골 중앙을 향해 선다.

방　　법 : 한쪽 손은 아킬레스건 부위에서 하퇴삼두근의 말초 부위를 잡고 하퇴를 고정한다.
또 다른 한 손은 하퇴삼두근의 가동성 제한이 있는 곳을 잡는다.
외측에서 내측을 향해 근육을 움직인다.
제한 방향에 따라 내측에서 외측 또는 비스듬히 배측에서 복측으로 움직인다.
환자의 무릎을 굴곡 상태로 하여 비복근을 이완시켜 시행하는 방법도 있다.

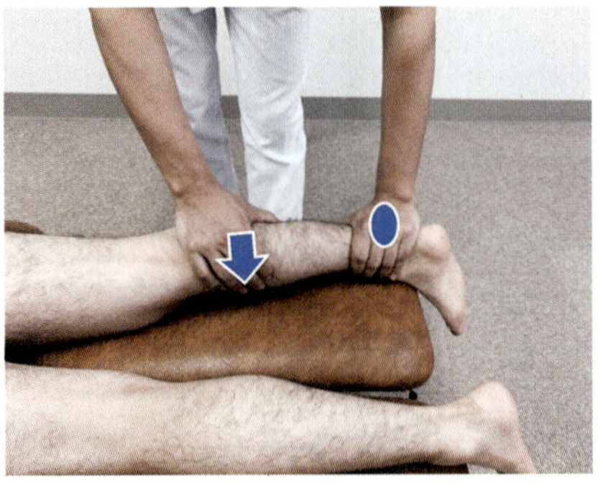

그림 3-3-9 하퇴삼두근의 놀이운동

⑧ 흉쇄유돌근(sternocleidomastoid muscle)의 놀이운동(그림 3-3-10)

시작 자세 : 환자는 바로 누운 자세. 치료자는 환자의 머리 쪽에 앉는다.

방　　법 : 유양돌기 부위의 부착부 건(힘줄)에서 시작하여 흉쇄유돌근의 주행을 따라 엄지와 검지·중지를 이용하여 건이나 근복(힘살) 부분을 잡고 들어 올리듯이 복측-배측으로 움직임을 만들어낸다.

경동맥이나 신경을 건드리지 않도록 주의 깊게 시행한다.

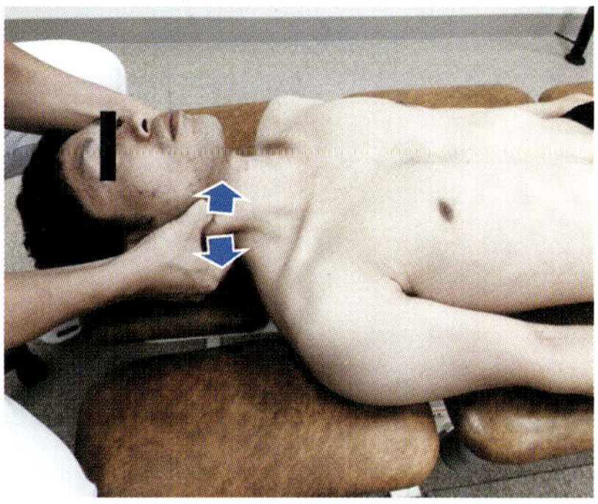

그림 3-3-10 흉쇄유돌근의 놀이운동

⑨ 승모근(trapezius muscle)의 놀이운동(그림 3-3-11)

시작 자세 : 환자는 엎드린 자세에서 흉부 아래쪽에 베개를 넣고 편안하게 있는다.

치료자는 환자의 머리 쪽에 위치한다.

방　　법 : 양쪽 손의 엄지를 승모근 상부섬유 밑에 넣어 흉곽에서 떼어내듯이 천천히 들어 올려 움직인다.

후두에서 견봉에 이르는 승모근의 상연을 따라 놀이운동의 가동성을 개선한다.

처음에는 얕게 그리고 근육이 이완되기 시작하면 치료자의 엄지손가락을 가급적 깊게 집어 넣는다.

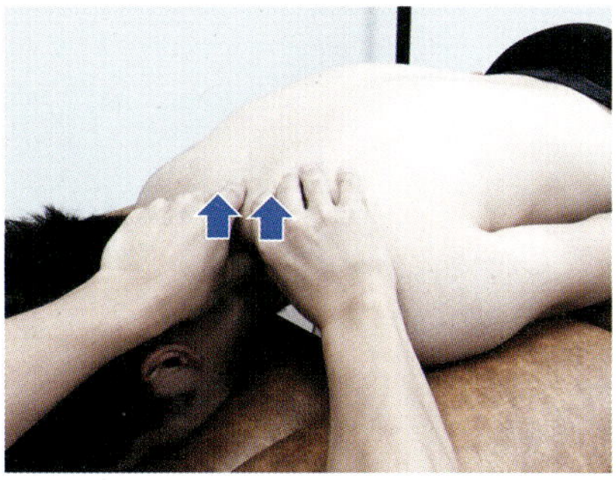

그림 3-3-11 승모근의 놀이운동

⑩ 대흉근(pectoralis major)과 소흉근(pectoralis minor)의 놀이운동(그림 3-3-12)

시작 자세 : 환자는 바로 누운 자세에서 견관절 90-120도 외전 자세
치료자는 환자에 대하여 약 45도 각도로 위치한다.
환자의 팔을 통증이 없는 위치까지 들어 올려 베개 등을 이용하여 이완시킨다.

방　　법 : 양손으로 대흉근을 엄지와 네 손가락 사이에 끼워 흉곽에서 떼어내듯 움직인다.
흉곽에서 들어 올려 더 접히도록 힘을 가한다.
소흉근은 촉진하기가 어렵지만 엄지를 천천히 대흉근의 아래에서 안쪽 방향으로 진행하면 오구돌기에서 늑골에 닿는 소흉근에 이른다.
엄지로 소흉근을 압박함으로써 소흉근의 움직임을 유도한다.

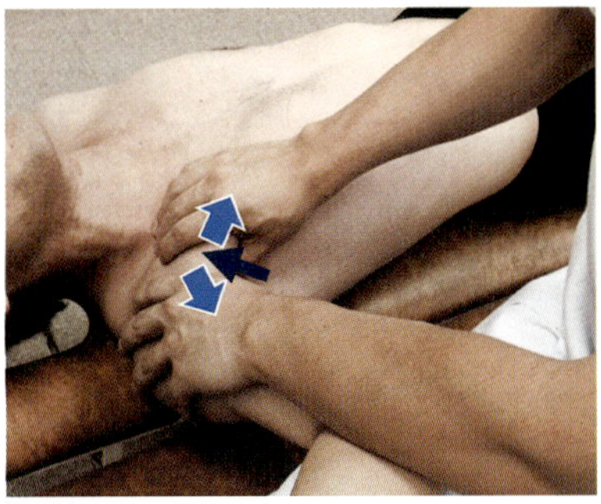

그림 3-3-12 대흉근과 소흉근의 놀이운동

⑪ 대원근(teres major) · 소원근(teres minor)의 놀이운동(그림 3-3-13)

시작 자세 : 환자는 엎드린 자세에서 견관절 외전 자세
치료자는 환측의 측면에 위치하며 환자의 머리 쪽을 향해 앉는다.

방　　법 : 견갑골 외측에서 대원근을 엄지와 검지 · 중지로 잡고 머리-꼬리 쪽으로 움직인다.

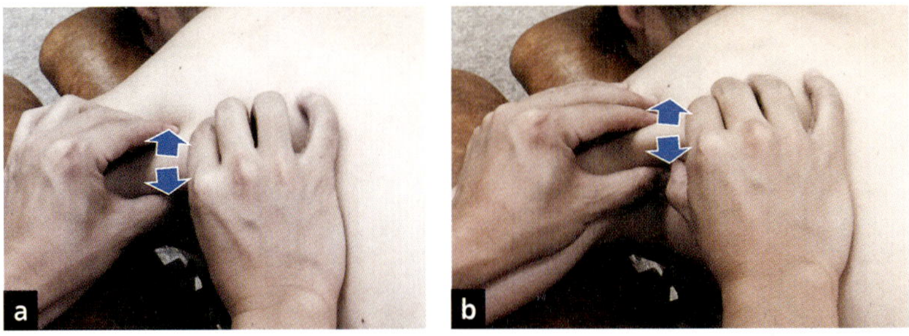

대원근　　소원근

그림 3-3-13 대원근 · 소원근의 놀이운동

소원근과의 유착을 떨어뜨리기 위해 근육의 주행에 따라 실시한다.

소원근도 똑같이 실시한다. 상완삼두근과 교차하는 부분은 통증이 발생하지 않도록 주의 깊게 할 필요가 있다.

b) 근막 사이 이완

근막에 미세 손상이나 지속적인 물리적 스트레스가 가해짐으로써 결합조직의 비후와 경화가 일어난다. 그리고 근막끼리의 유착이나 마찰은 염증이나 근막끼리의 활주성 제한의 원인이 된다. 이 염증이나 근막끼리의 활주 제한은 근출력 저하의 원인이 되기도 하며 효율적인 운동을 저해한다. 많은 근육들에서 부착되는 부위나 근육이 겹쳐 주행하는 부분에 장애가 발생하기 쉽다.

이 수기치료에서는 그림 3-3-14와 같이 이 비정상적인 결합조직에 대해 근육과 근육 사이 또는 근육과 뼈 사이의 고랑(groove) 청소를 수행하는 이미지로 조직의 방향을 정리하도록 시행하는 것이 좋다. 이로 인해 혈액순환을 개선해 근육과 근육 사이의 활주를 개선한다.

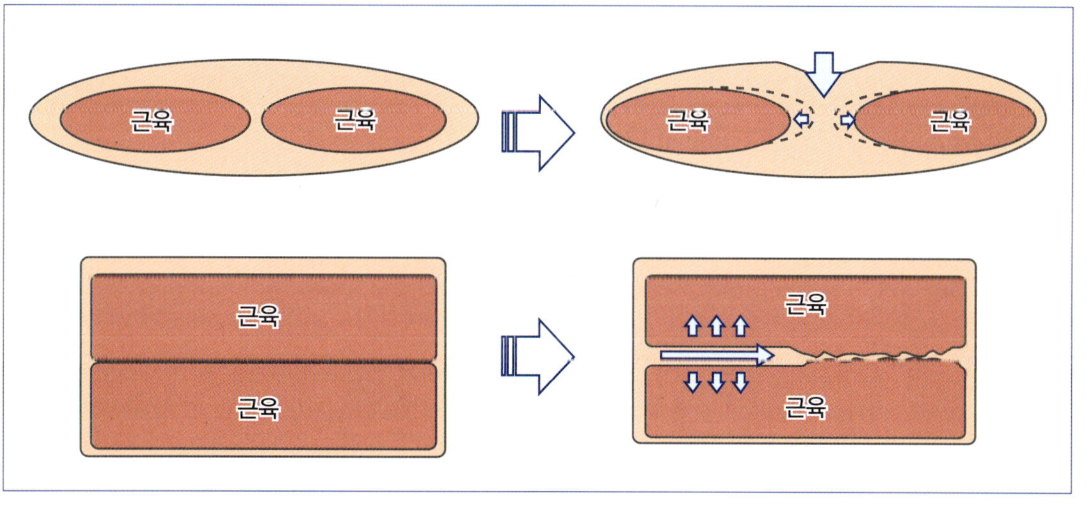

그림 3-3-14 근막 사이 이완의 이미지

① 척주기립근과 척추 사이의 이완(그림 3-3-15)

시작 자세 : 환자는 엎드린 자세에서 척추는 중립. 복부 밑에 베개를 둔다.
치료자는 환자의 머리 쪽에 다리를 앞뒤로 벌리고 선다.
양손을 환자의 척추에 접촉하여 양쪽 엄지 상부를 흉추의 극돌기와 척주기립근 사이의 고랑에 둔다. 치료자의 팔꿈치는 신전 상태로 한다.

방 법 : 양쪽 엄지로 압력을 가하면서(그림 3-3-15a) 상부 흉추에서 요부, 천골부를 향해 머리 쪽에서 꼬리 쪽까지 미끄러뜨려 간다(스트로크).

스트로크의 최종범위에서 가볍게 견인을 건다.

처음에는 약한 압박부터 시작해 점점 더 압력을 강화한다.

척주기립근이나 척추 극돌기 사이의 결합조직이 비후한 부분이나 움직임이 좋지 않은 부분이 있으면 그 부위를 중점적으로 실시한다.

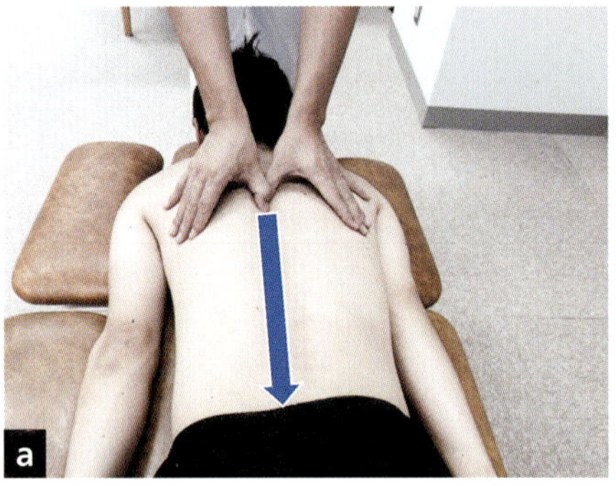

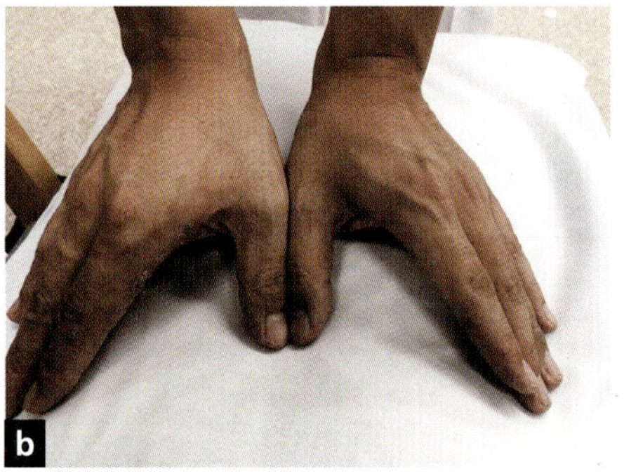

수기 방법

그림 3-3-15 척주기립근과 척추 사이의 이완

② 장골릉(iliac crest) 상연의 이완(그림 3-3-16)

시작 자세 : 환자는 엎드린 자세에서 척추는 중립. 복부 밑에 베개를 둔다.
치료자는 환자에 대해 약 45도 각도로 선다.
2개의 중지와 2개의 약지를 사용하여 장골릉 바로 위에 놓는다(그림 3-3-16a, b).

방 법 : 압박은 45도의 각도로 배측에서 복측 방향으로 장골릉을 따라서 가한다.
장골릉 상연을 따라 손가락을 근막의 중심으로 미끄러지게 하여 내측부터 시작해 외측으로 스트로크를 가한다.
환자의 고관절을 신전시키거나 환자의 대퇴부 아래에 베개 등을 넣고, 요추의 가

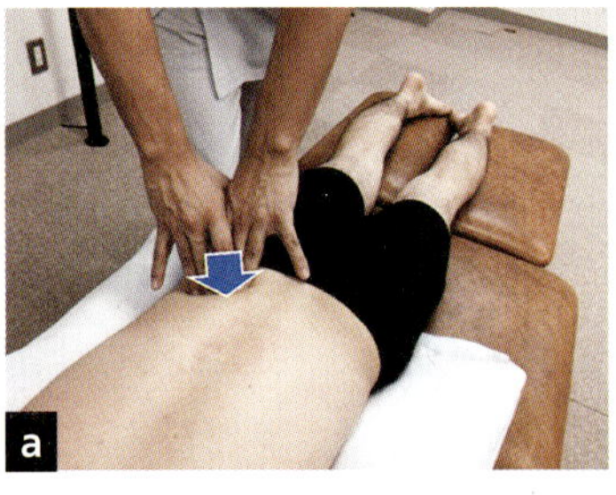

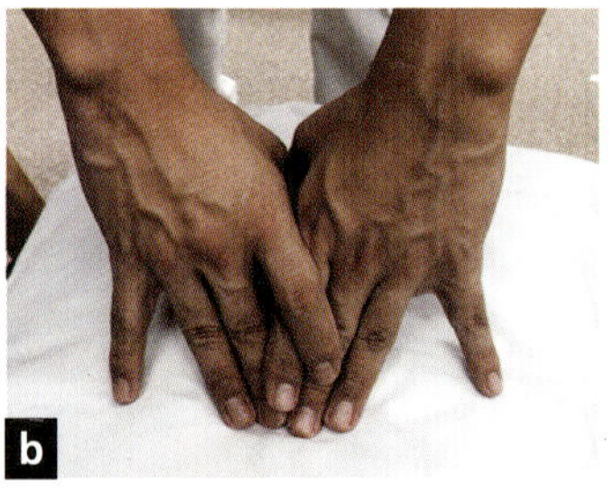

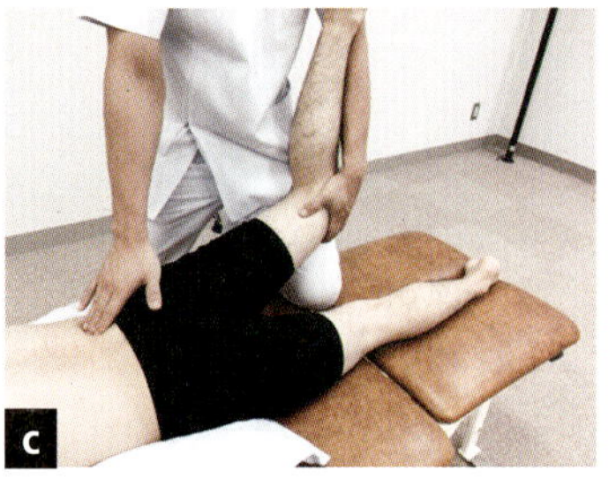

그림 3-3-16 장골릉 상연의 이완
a · b : 수기 방법, c : 고관절 신전 자세

벼운 신전을 만들어 조직의 긴장을 이완시키기도 한다(그림 3-3-16C).
이 부위는 두꺼운 결합조직이 있으며 종종 제한을 일으킨다.
이 부위 결합조직의 움직임을 개선함으로써 몸통의 전굴, 후굴, 측굴의 가동성을 개선시킨다.
압력을 점점 강화함으로써 표층에서 심층으로 치료한다. 척추분리증, 미끄럼증에는 금기이다.

③ 대전자(great trochanter) 후면의 이완(그림 3-3-17)

시작 자세 : 환자는 바로 누운 자세
치료사는 고관절과 골반 위치에 앉는다.

방 법 : 손가락(네 손가락) 끝을 대전자의 후면에, 다른 한 손을 대퇴의 말초 부위에 둔다.
대전자 부위의 손가락(네 손가락)은 복측을 향해 압력을 가해 대전자 후면의 조직에 대해 마찰 마사지를 해준다.
동시에 대퇴부의 손으로 고관절 내회전 방향에 리드미컬한 회전운동을 가한다.
이때 고관절 외회전근군, 햄스트링을 억제한다.
이 치료는 하지직거상(SLR)이나 고관절의 내회전 움직임 개선에 효과가 있다.
치료 전후에 고관절의 내외회전, SLR의 움직임을 평가한다.

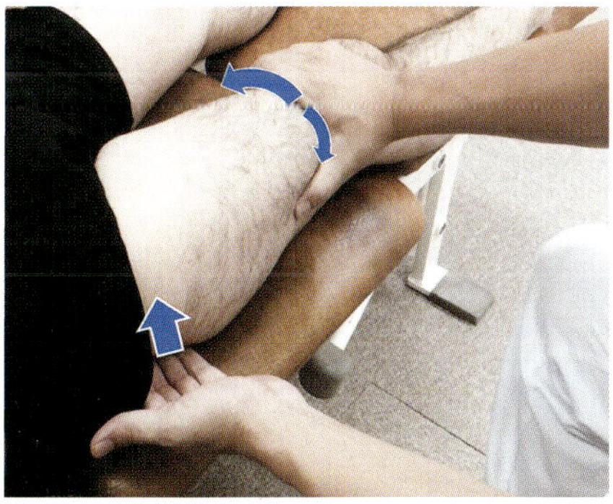

그림 3-3-17 대전자 후면의 이완

④ 장경인대(iliotibial tract)의 근막 사이 이완(그림 3-3-18)

시작 자세 : 환자는 옆 누운 자세로 고관절, 무릎관절은 경도 굴곡 자세
치료자는 환자의 뒤쪽에 선다.

방 법 : 장경인대의 앞쪽과 뒤쪽의 고랑을 엄지 또는 검지·중지를 이용해 대전자에서 경골을 향해 인대의 주행을 따라 압력을 가하면서 미끄러뜨려 나간다.

압력은 통증을 주지 않도록 점차 강하게, 천층에서 심층으로 진행한다(그림 3-3-18a).

장경인대와 대퇴사두근, 장경인대와 햄스트링의 이행부는 근근막성의 제한이 일어나기 쉽다.

허리, 골반, 무릎 관련 통증이 이 곳에서 나타나는 경우가 많아 광범위한 다리 통증을 호소하는 환자에게 효과적이다.

환자의 고관절 내전 각도를 바꾸어 실시하는 것도 좋다(그림 3-3-18b).

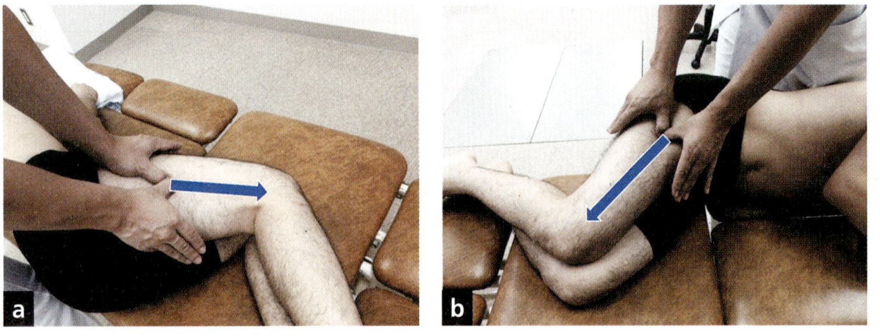

그림 3-3-18 장경인대의 근막 사이 이완

a : 장경인대 배측연의 이완, b : 장경인대 복측연의 이완

⑤ 봉공근(sartorius muscle)의 근막 사이 이완(그림 3-3-19)

시작 자세 : 환자는 바로 누운 자세, 치료자는 환자의 대퇴 측면에 선다.

방　　법 : 봉공근 근복(힘살)의 양쪽을 엄지 또는 검지·중지를 이용하여 근육의 주행에 따라가도록 압력을 가한다.

전상장골극에서 무릎관절 내측까지 실시한다.

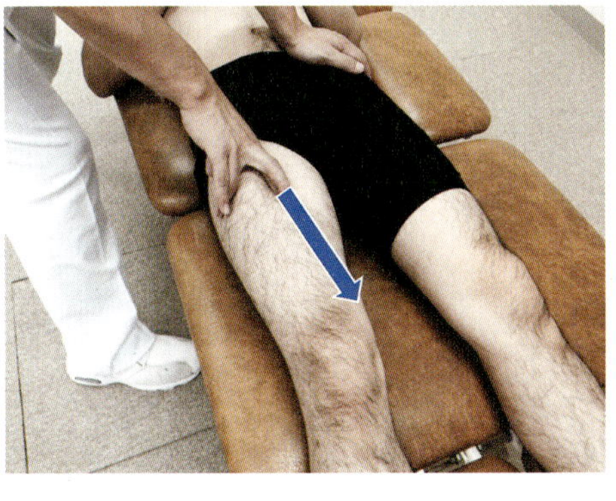

그림 3-3-19 봉공근의 근막 사이 이완

⑥ 대퇴직근(rectus femoris muscle)의 근막 사이 이완(그림 3-3-20)

시작 자세 : 환자는 바로 누운 자세에서 무릎관절이 경도 굴곡 자세가 되도록 슬와 밑에 수건 등을 넣는다.
치료자는 환자의 대퇴 측면에 선다.

방 법 : 대퇴직근의 근복 양쪽을 엄지 또는 검지·중지를 이용하여 근육의 주행을 따라가도록 압력을 가한다.

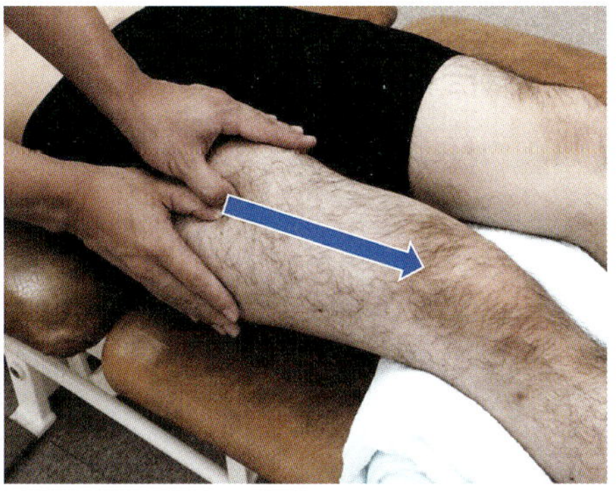

그림 3-3-20 대퇴직근의 근막 사이 이완

⑦ 햄스트링의 근막 사이 이완(그림 3-3-21)

시작 자세 : 환자는 바로 누운 자세. 치료자는 환자의 아래쪽에 위치하여 치료대에 걸터 앉는다. 환자의 치료 쪽 하지의 고관절, 무릎관절을 굴곡 자세로 하고, 족부를 치료자의 어깨에 올려놓는다.

방 법 : 양손으로 대퇴 중앙부를 부드럽게 잡고 내측, 외측의 햄스트링을 펼치듯이 엄지 내측에서 서서히 깊은 압박을 가한다.
슬와부에서 좌골결절까지 근육의 주행을 따라 실시한다. 이때 엄지는 근복을 넘어 외측으로 미끄러지지 않도록 주의한다.

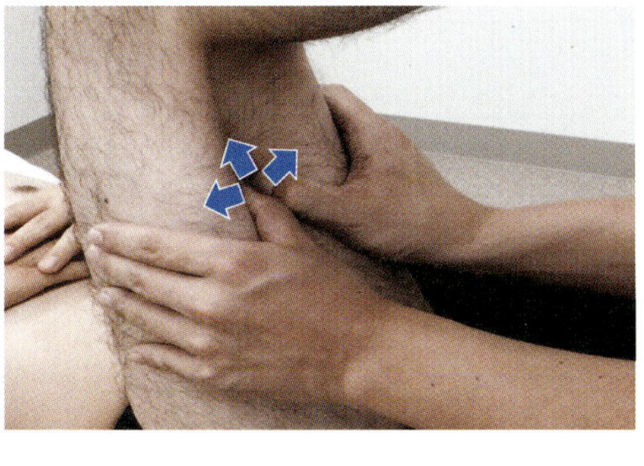

그림 3-3-21 햄스트링의 근막 사이 이완

또한, 좌골신경을 압박하지 않도록 해야 한다.
햄스트링은 장축 방향, 횡방향, 대각선 방향에 제한이 있을 수 있다.
이 제한을 개선하는 것이 햄스트링의 스트레칭 전에 필요하다.

⑧ 견갑하근(subscapularis muscle)의 근막 사이 이완(그림 3-3-22)

시작 자세 : 환자는 견관절을 90-120도 굴곡 자세로 하여 바로 누운 자세
치료자는 환자에 대하여 45도의 각도로 선다.

방 법 : 견갑하근은 어깨를 90-120도 굴곡 자세로 하고, 치료자가 검지 · 중지 · 약지를 사용해 촉진한다(그림 3-3-22a).
환자의 팔을 치료자가 유지하고 이완시킨다.
견갑골의 머리 쪽으로부터 꼬리 쪽을 향해 압력을 가하면서 미끄러뜨려 간다.
부분적으로 잘 움직이는 곳이 있거나 제한이나 통증을 느끼는 곳도 있다.
만약 환자가 손가락의 압력에 민감하다면 손바닥을 사용하여 약한 압력을 가하는 것으로 시작한다(그림 3-3-22b).
이 부분은 통증을 잘 호소하지 않지만 촉진하기에는 매우 민감한 곳으로 환자에게 불쾌감을 주지 않도록 한다.
이 부위는 근근막성의 제한을 일으키기 쉽고, 견관절 가동범위 제한의 원인이 된다.

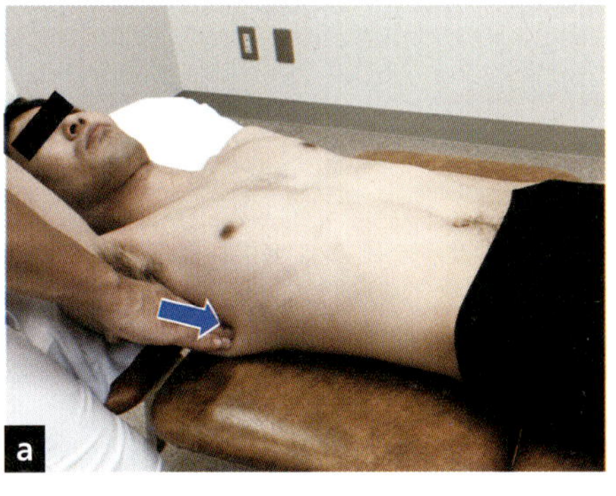

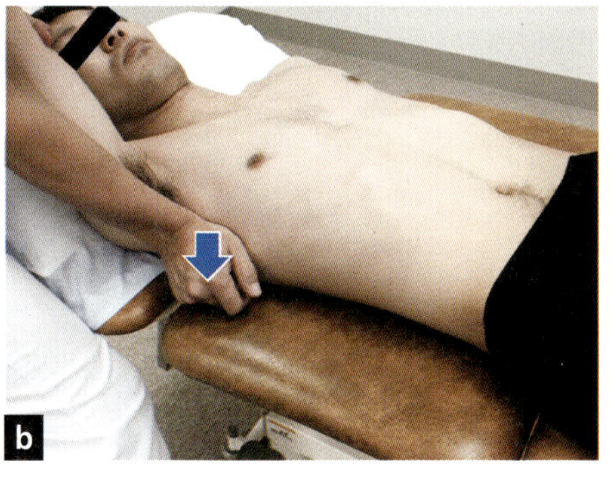

그림 3-3-22 견갑하근의 근막 사이 이완

⑨ 흉쇄유돌근의 근막 사이 이완(그림 3-3-23)

시작 자세 : 환자는 바로 누운 자세. 치료자는 환자의 머리 쪽에 앉는다.

방 법 : 환자의 머리를 조금 회전해서 안정시킨다.

엄지 또는 검지·중지를 이용하여 근육의 주행을 따라 압력을 가하면서 유양돌기에서 흉골, 쇄골을 향해 미끄러뜨려 나간다.

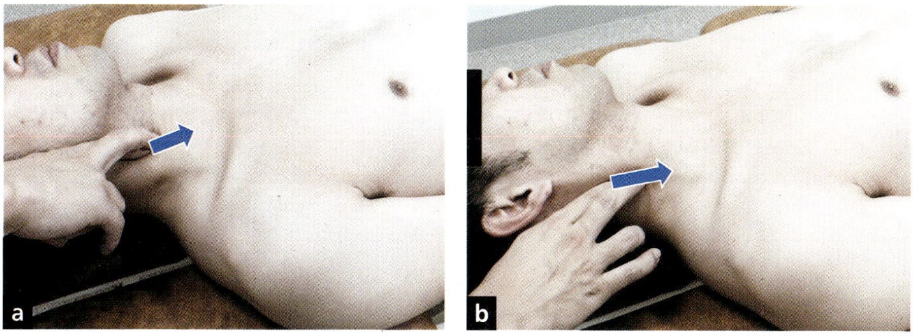

그림 3-3-23 흉쇄유돌근의 근막 사이 이완

a : 흉쇄유돌근 내측 근고랑의 이완
b : 흉쇄유돌근 외측 근고랑의 이완

⑩ 견갑골 주변의 근막 사이 이완(그림 3-3-24)

시작 자세 : 환자는 옆 누운 자세

치료자는 환자와의 사이에 베개를 끼워 환자를 향해 서서 그 베개에 환자의 팔을 두어 편안하게 만든다.

방　　법 : 견갑골 상연

양손의 네 손가락을 겹쳐 승모근 상부섬유의 주행을 따라 경부에서 견봉 방향으로 이완시킨다.

그 후 경부에서 어깨를 향해 가볍게 견인 후 승모근 상부섬유를 스트레칭시킨다(그림 3-3-24a).

견갑골 외측연

치료자의 꼬리 쪽 손을 견봉에 두고, 견갑골을 고정한다.

머리 쪽의 손은 견관절 주변의 외측연에서 하각의 외측연을 향하고, 엄지를 사용해 압력을 가하면서 미끄러뜨려 나간다(그림 3-3-24b).

견갑골 내측연

견갑흉곽부의 연부조직 이완은 치료자의 네 손가락을 이용하여 견갑골을 가볍게 후퇴시키면서 머리 쪽에서부터 꼬리 쪽으로 압력을 가하며 미끄러뜨려 나간다(그림 3-3-24c).

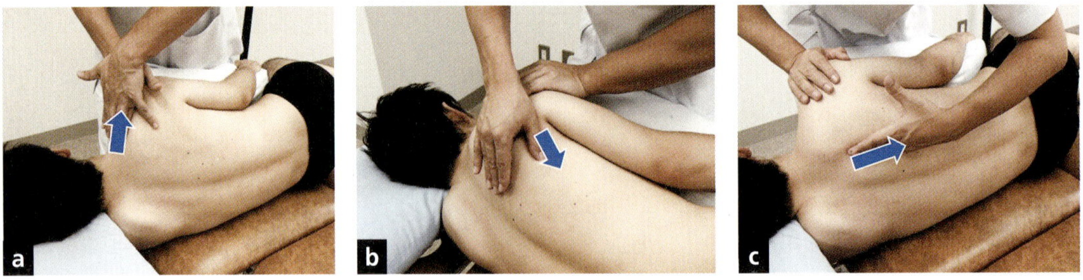

그림 3-3-24 견갑골 주변의 근막 사이 이완
a : 견갑골 상연, b : 견갑골 외측연, c : 견갑골 내측연

c) 근막 이완

근막은 근육이 신장됨으로써 종축 방향으로 늘어나거나 수축에 의한 근육의 팽륭으로 횡축 방향으로 늘어나는 것을 특징으로 한다. 이와 같이 근막은 다양한 방향으로 유연성이 필요하며, 이 근막의 유연성을 개선시키기 위해 근막 이완을 시행한다.

이완을 통해 근막의 비틀림을 원래대로 되돌리고 근육과 근육 사이, 또는 근육과 다른 구성물 사이의 가동성이나 신장성을 개선하여 근육이나 기타 구조물이 정상적으로 가능할 수 있도록 돕는다.

이 수기치료에서는 그림 3-3-25와 같이 고무풍선에 생긴 주름을 천천히 늘려 원래 상태로 되돌리는 이미지로 실시하면 좋다.

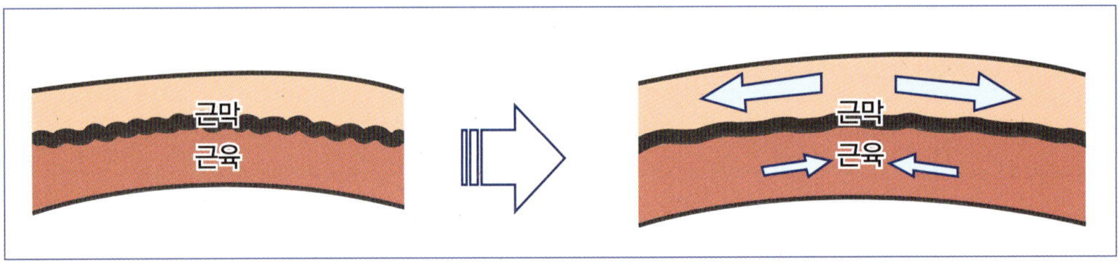

그림 3-3-25 근막 이완의 이미지

① 배부(dorsal part) 표층 결합조직의 장축 방향 이완(그림 3-3-26)

시작 자세 : 환자는 엎드린 자세로 척추는 중립. 복부 밑에 베개를 둔다.
치료자는 환자의 측면에 서서 양손의 손바닥 전체로 접촉한다.

방 법 : 한쪽 손은 천골 부위, 다른 한 손은 흉요추 이행부에 둔다.
완만한 견인력을 조직이 느슨해질 때까지 머리 쪽과 꼬리 쪽 방향으로 가한다.
결합조직이 느슨해지고, 팽팽한 상태가 되면 조금 압력을 높여 잠시 유지한다. 그리고 천천히 풀어준다.

표층의 조직이 장축 방향으로 유착이 있는 경우에 이용한다.

이 수기치료는 압력을 강하게 하는 것으로 심층의 조직에 대해서도 사용할 수 있다.

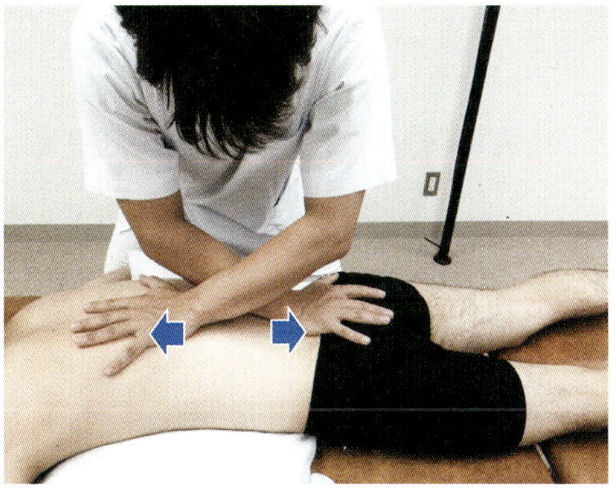

그림 3-3-26 배부 표층 결합조직의 장축 방향 이완

② 요부(lumbar region) 내외측 방향의 이완(그림 3-3-27)

시작 자세 : 환자는 엎드린 자세로 척추는 중립. 복부 밑에 베개를 둔다.
치료자는 환자의 측면에 서서 한쪽 팔로 환자의 몸을 고정하고 다른 팔의 팔꿈치를 요천각(lumbosacral angle)의 내측에 놓아 전완을 요추부 위에 가볍게 둔다.

방 법 : 내측에서 외측으로 가벼운 견인력을 가한다.
주로 팔꿈치와 전완의 근위 2/3 부위로 표층 결합조직에 힘을 가한다.
팔꿈치를 치료대에 닿을 때까지 외측 방향으로 미끄러뜨려 간다.
치료자의 체중을 이용하여 입력을 가한다. 전완에서의 입력은 균등하게 가한다.
표층의 조직이 내외측 방향으로 유착이 있는 경우 이용한다.
압력을 더욱 깊게 가함으로써 심부 테크닉으로도 사용할 수 있다.

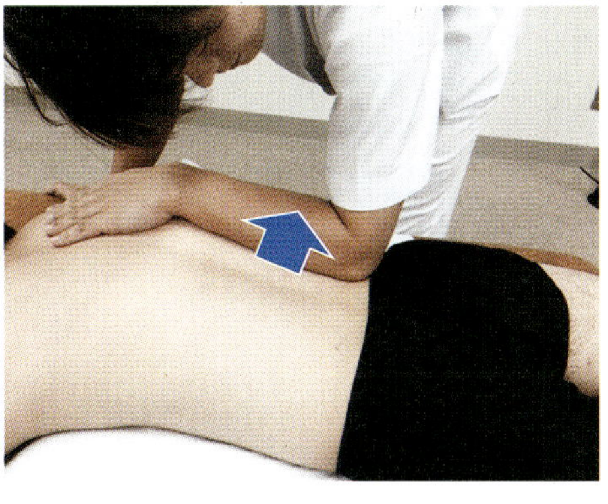

그림 3-3-27 요부 내외측 방향의 이완

③ 요방형근의 이완(그림 3-3-28)

시작 자세 : 환자는 옆 누운 자세에서 고관절·무릎관절을 90도 굴곡하고, 양쪽 하퇴를 치료대에서 늘어뜨린다.

치료자는 환자의 복측에 서서 전완을 늑골과 골반 위에 놓는다.

손가락은 척주기립근의 내측연에 둔다.

방　　법 : 치료자의 양쪽 전완으로 환자의 몸통을 측굴시켜 스트레칭을 가하면서 손가락으로 요방형근을 내측에서 외측으로 신장해 근육의 스트레칭도 동시에 실시한다(그림 3-3-28a).

조금 더 신장을 가할 경우에는 상체를 회전시킨다(우측을 신장할 경우 상체를 우회전, 좌측을 신장할 경우 상체를 좌회전한다).

다리 무게의 지렛대가 요추에 걸리기 때문에 이 자세는 30초 이상 유지하지 않는다.

그림 3-3-28b는 요추, 흉추로부터 견갑대 외측 결합조직의 이완 변법(크로스 핸드 테크닉)이다.

요방형근의 이완은 요부 일측성의 만성통증, 단축 또는 만성 측방 편위를 나타내는 경우에 사용한다.

또한, 추간판장애로 인한 신경의 충돌(impingement)에 대해 시행하기도 한다.

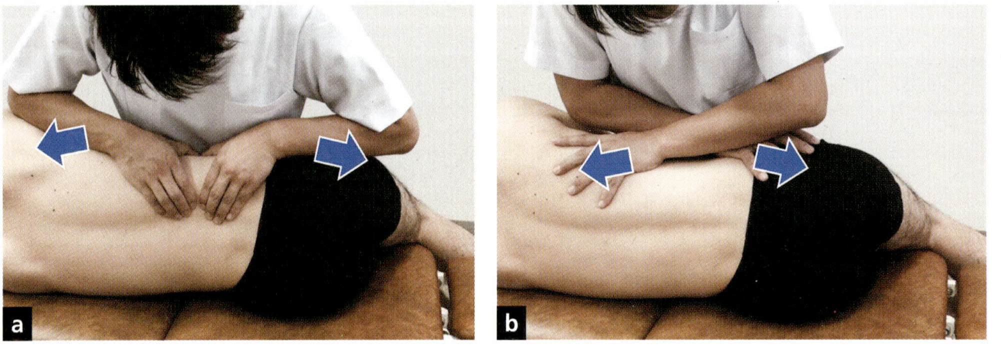

크로스 핸드 테크닉

그림 3-3-28 요방형근의 이완

④ 햄스트링의 이완(그림 3-3-29)

시작 자세 : 환자는 바로 누운 자세에서 고관절·무릎관절을 90도 정도 굴곡시켜 치료자의 어깨에 올려놓는다.

치료자는 치료대 아래쪽에 앉아 환자의 아래에 위치한다.

방　　법 : 환자의 다리를 이완하고 네 손가락의 중수지절관절을 이용하여 햄스트링의 근막에 대해 원위에서 근위로 스트로크한다.
스트로크는 무릎관절 후면에서 좌골결절까지 햄스트링의 주행을 따라 후면으로 빠져나가도록 실시한다.
좌골결절 근처에 가동성 제한이 있으면 고관절을 90도 이상으로 굴곡하여 실시한다.

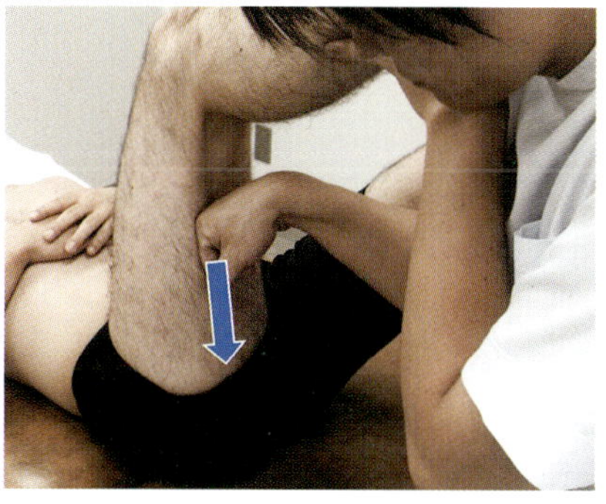

그림 3-3-29 햄스트링의 이완

⑤ 장경인대의 이완(그림 3-3-30)

시작 자세 : 환자는 옆 누운 자세. 고관절 · 무릎관절을 경도 굴곡 자세
치료자는 환자의 뒤쪽에 선다.

방　　법 : 머리 쪽의 손은 대전자 상부에서 장경인대의 중추 쪽을 고정한다.
꼬리 쪽의 손은 수근부에서 장경인대에 대해 가벼운 압력을 가하면서 인대의 정지부를 향해 근막을 신장하도록 미끄러뜨린다.
꼬리 쪽의 손이 정지부에 이르면 견인을 가하도록 잠시 유지한다.
통증이 없는 정도에서 압력을 서서히 강하게 하여 더욱 근막의 신장을 도모한다.

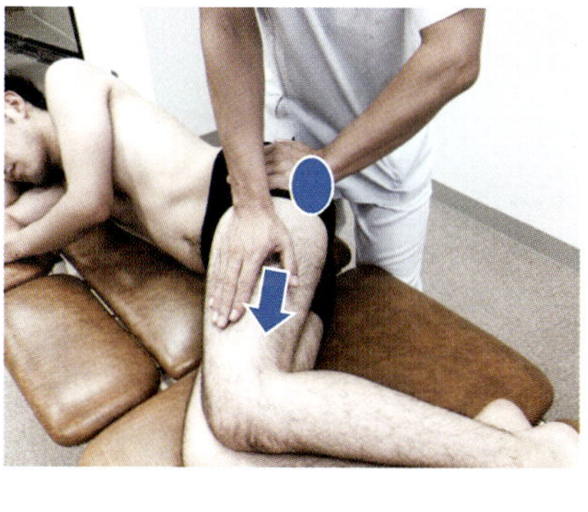

그림 3-3-30 장경인대의 이완

⑥ 흉부 표층근막의 이완(그림 3-3-31)

시작 자세 : 환자는 견관절을 160-180도 굴곡하여 바로 누운 자세
치료자는 환자에 대해 45도 각도로 치료 쪽에 선다.

방　　법 : 한쪽 손으로 환자의 팔을 잡고 견인하도록 근막에 스트레칭을 실시한다.
다른 한 손은 검상돌기 부근에서 반대쪽 전상장골극을 향해 반대 축 방향으로 힘을 가한다.
이 테크닉은 전흉부와 복부의 근막을 이완하기 위해서 실시하는 천층의 근막 테크닉이다. 이 부위는 두부 전방 자세(거북목) 등 다양한 어깨 이상으로 제한을 받기 쉽다.

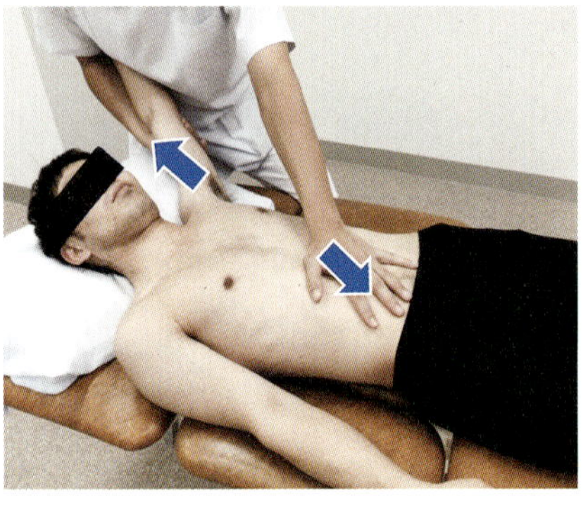

그림 3-3-31 흉부 표층근막의 이완

⑦ 경부 방척추근(paravertebral muscle)의 이완(그림 3-3-32)

시작 자세 : 환자는 바로 누운 자세
치료자는 환자의 머리 쪽을 향해 앉는다.

방　　법 : 방척추근으로 가벼운 압력을 가하면서 근육의 주행을 따라 장축 방향의 꼬리 쪽으로부터 후두 아래로 스트로크한다.
손가락이 후두 아래에 닿으면 두개골을 손바닥으로 가볍게 견인한다.
처음에는 피하조직 표층부터 시작해 서서히 심부로 압력을 강화한다.

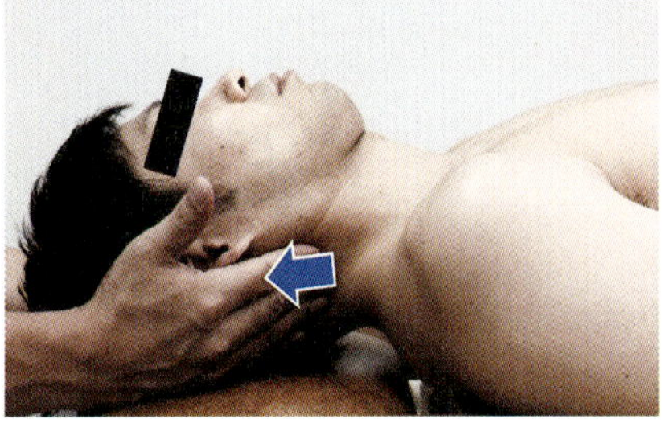

그림 3-3-32 경부 방척추근의 이완

3) 셀프 근막 모빌리제이션

수동적인 치료 효과를 지속시키기 위해서는 환자가 할 수 있는 셀프 치료법을 지도하는 것이 중요하다. 치료사는 가급적 간단하고, 언제라도 할 수 있는 셀프 치료법의 아이디어를 내고 지도할 필요가 있다. 너무 어려운 테크닉은 효과가 있더라도 환자 스스로 할 수 없고, 그렇다면 계속 치료사에게 의지할 수 밖에 없게 된다. 근근막의 모빌리제이션은 통증이나 가동범위 제한이 있는 근육에 대해 스트레칭을 실시하기 전에 준비운동을 하도록 지도한다. 「스트레칭은 통증이 있어야 효과가 있다」고 생각하는 지도자를 간혹 볼 수 있지만 과긴장근을 무리하게 스트레칭하면 근건이행부나 정지부에 과도한 스트레스를 주게 된다. 근막의 유연성을 만들고 나서 가급적 통증이 없는 스트레칭으로 가동범위를 얻는 것이 무리가 없다.

그림 3-3-33a, b, c, d는 수건을 이용한 근육 놀이운동을 하는 방법으로 팔 근육은 어렵지만 몸통이나 다리의 근육군에 대해서는 고민해 보면 간단하게 할 수 있다. 또한, 근막 이완은 막대(봉) 등을 응용해도 된다(그림 3-3-34).

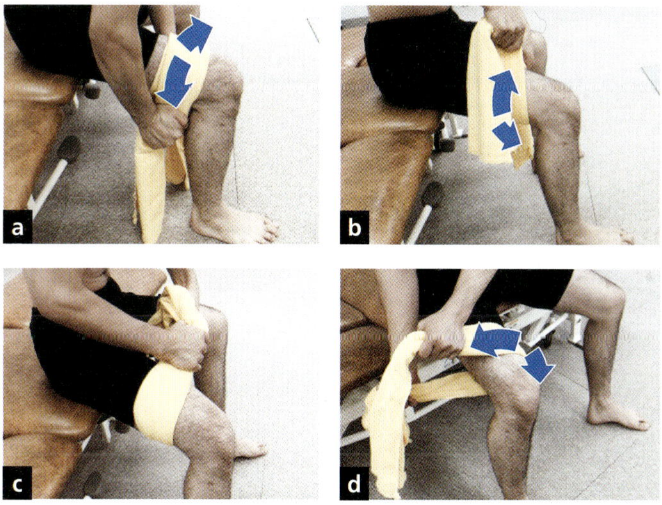

그림 3-3-33 수건을 이용한 근육 놀이운동(수건 근육 놀이)
a : 대퇴사두근, b : 햄스트링, c : 장경인대, d : 내전근군.

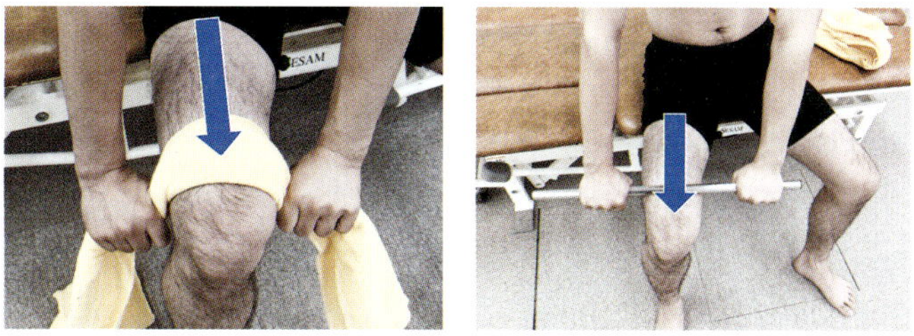

그림 3-3-34 수건이나 봉을 사용한 대퇴사두근의 근막 이완

3 과긴장근 억제를 위한 테크닉

4. 중추 억제 테크닉

수동적인 과긴장근의 억제 테크닉은 일시적인 효과는 있지만, 얼마 지나면 원래대로 돌아와 버리는 경우가 많다. 효과를 지속시키기 위해서는 환자 자신이 스스로 조절할 수 있도록 지도하는 것이 필요하다. 근육 불균형을 개선하려면 최종적으로 중추 컨트롤이 필요하다. 여기에서는 과긴장근의 중추 컨트롤로서「상호 억제의 응용」,「협동근 억제의 응용」에 대해 소개한다.

1) 상호 억제(reciprocal inhibition)의 응용

주동근을 강하게 수축시킴으로써 길항근을 억제한다.
주동근의 수축은 5~10초간 실시하고, 이것을 10회 반복한다.

① 후두하근군(suboccipital muscles)의 억제(그림 3-4-1)

바로 누운 자세에서 자신의 아래턱 아래에 주먹을 놓는다.

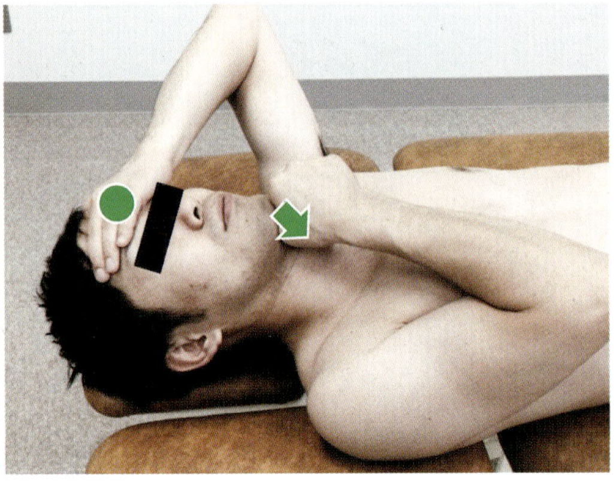

그림 3-4-1 후두하근군의 억제

아래턱을 당기듯이(고개를 끄덕이는 운동) 하여 자신의 주먹을 누른다.
이것으로 경부심부굴근군의 등척성 수축을 실시한다.
이때 흉쇄유돌근을 너무 수축시키지 않도록 후두부로 치료대를 가볍게 눌러준다.
경부심부굴근군을 수축시키는 것으로 후두하근군이 억제된다.

② 견관절 내회전근군의 억제(그림 3-4-2)

앉은 자세 또는 선 자세에서 견관절 90도 굴곡 자세로 한다. 견관절을 가능한 한 외회전시킨다(그림 3-4-2a).

상완골은 외회전 자세로, 전완은 중립 자세를 유지한다(야구선수의 타석 자세).

이 상태를 유지하면서 상지를 천천히 거상시켜 다시 몸 쪽으로 되돌린다(그림 3-4-2b).

견관절은 외회전되지만 전완은 항상 중립 자세가 되도록 조절한다.

견관절 외회전근군이 수축함으로써 견관절 내회전근군이 억제된다(그림 3-4-2c)

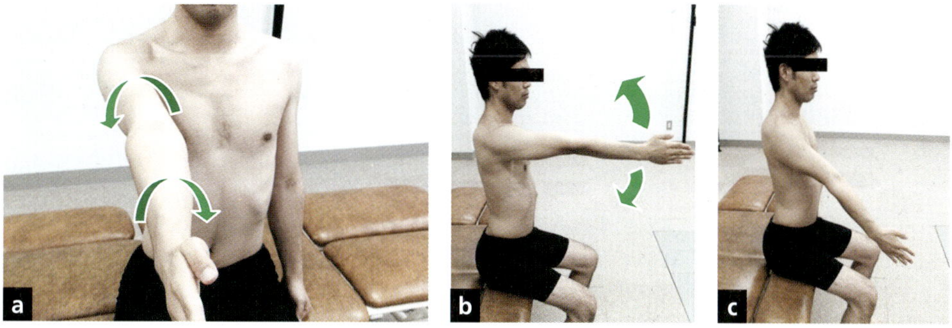

그림 3-4-2 견관절 내회전근군의 억제

③ 고관절 내전·내회전근군의 억제(그림 3-4-3)

옆 누운 자세에서 고관절은 50도 정도 굴곡, 무릎관절 굴곡 자세로 한다.

고관절을 외전·외회전시킨다.

이때 골반 회전이 일어나지 않도록 몸통은 안정시켜 실시하는 것이 중요하다.

고관절 외전, 외회전근군을 수축시킴으로써 고관절 내전·내회전근군이 억제된다.

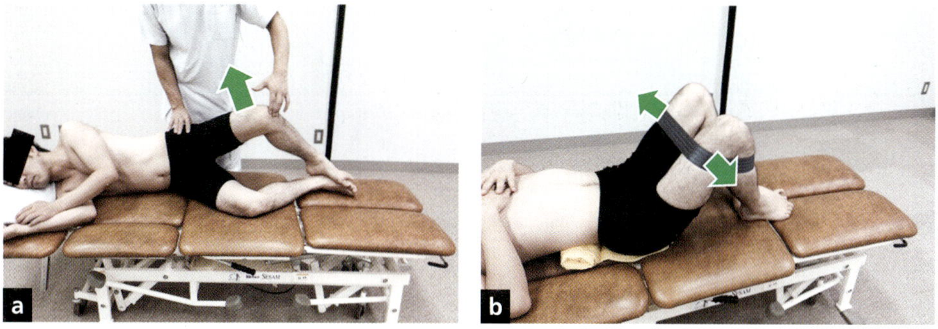

안쪽·가운데　　　　한쪽

그림 3-4-3 고관절 내전·내회전근군의 억제

④ 햄스트링(hamstring)의 억제(그림 3-4-4)

바로 누운 자세에서 한쪽 다리는 고관절, 무릎관절 굴곡 자세로 안정시킨다.
다른 한쪽 다리를 굴곡하여 무릎관절의 뒤쪽을 양손으로 잡는다.
고관절 굴곡, 무릎관절 굴곡 자세에서 무릎관절만 신전한다.
최대한 무릎관절을 신전하여 대퇴사두근을 수축시킨다.
그리고 편안하게 무릎관절을 원래 위치로 돌려 놓는다.
대퇴사두근을 수축시키는 것으로 햄스트링이 억제된다.

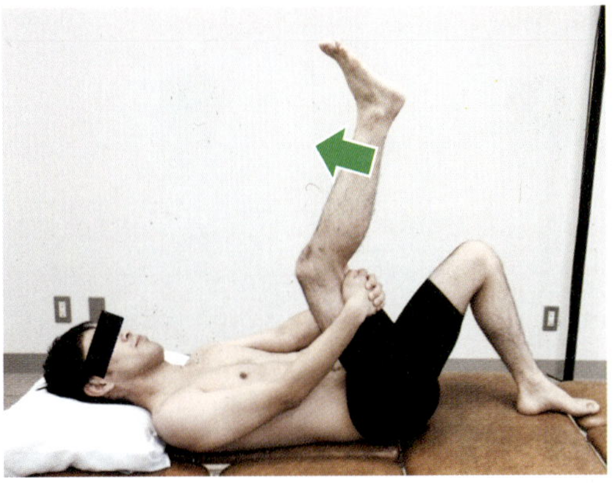

그림 3-4-4 햄스트링의 억제

⑤ 하퇴삼두근(triceps surae muscle)의 억제(그림 3-4-5)

앉은 자세에서 발꿈치를 바닥에 붙인다.
이 상태에서 족관절을 가능한 한 배굴시킨다.
이때 발가락의 신근군을 가능한 한 사용하지 않도록 발가락으로 펜이나 수건 등을 잡고 굴곡 상태로 하여 족관절을 배굴한다.
전경골근을 수축시키는 것으로 하퇴삼두근이 억제된다.

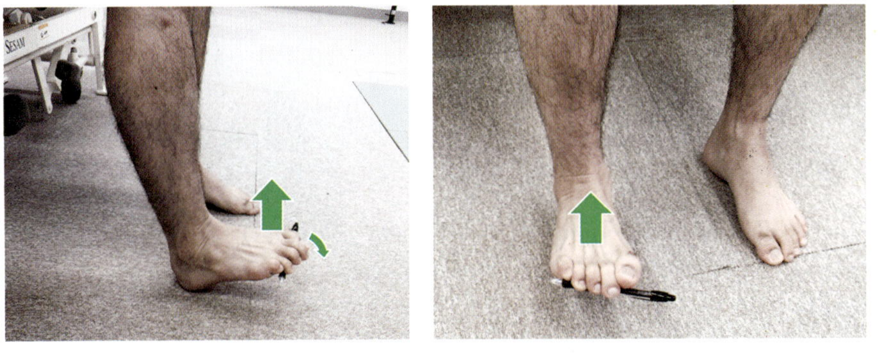

그림 3-4-5 하퇴삼두근의 억제

2) 협동근(synergist) 억제의 응용

단관절근을 촉진(facilitation)하면 협동근인 다관절근이 억제되는 것을 자주 경험한다. 명확한 과학적인 근거는 없지만 필자의 경험상 효과가 있었던 방법에 대해 서술한다.

① 중둔근의 활성화에 의한 대퇴근막장근의 억제(그림 3-4-6, 그림 3-4-7)

옆 누운 자세에서 무릎관절 굴곡 자세를 취한다.
환자의 대퇴부를 유지하고 약간 고관절 신전 자세로 외전한다.
고관절 외전 가동범위의 최종범위에서 멈추도록 지시한다(그림 3-4-6).
5~10초 등척성 수축을 실시하게 하고 이완한다.
치료자는 고관절의 위치를 바꾸지 않도록 환자의 대퇴부를 유지한다.
이 운동을 10회 반복한다.

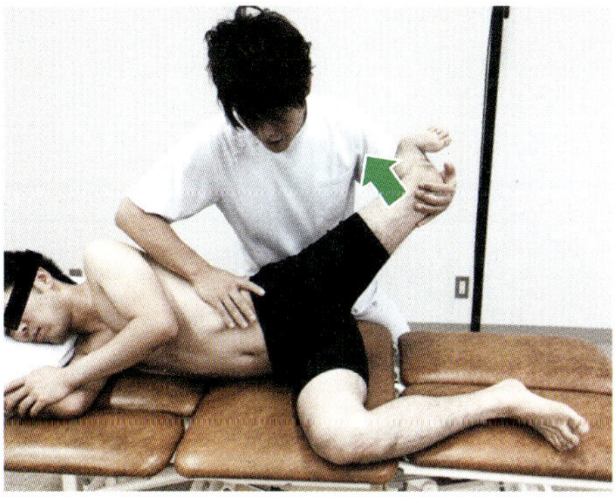

그림 3-4-6 중둔근의 촉진(facilitation)

촉진 전후의 오버 테스트에서 대퇴근막장근의 긴장이 저하되고 있는 것을 확인할 수 있다(그림 3-4-7)

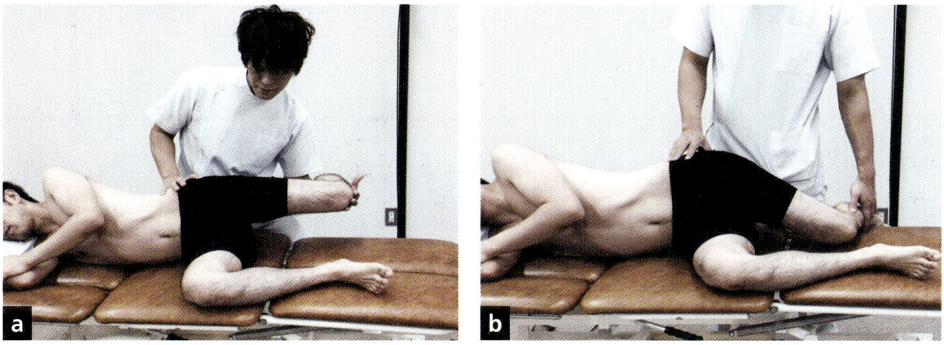

그림 3-4-7 중둔근 촉진 후 대퇴근막장근의 억제
a : 촉진 전, b : 촉진 후

② 대둔근의 활성화에 의한 햄스트링의 억제(그림 3-4-8, 그림 3-4-9)

치료대에 상체를 놓고 고관절·무릎관절은 굴곡된 엎드린 자세를 취한다.
치료자는 환자의 한쪽 다리를 유지하여 신전한다.
고관절 신전 가동범위의 최종범위에서 멈추도록 지시한다.
5~10초 등척성 수축을 실시하게 하여 이완한다.
치료자는 고관절의 위치를 바꾸지 않도록 환자의 대퇴부를 유지한다.
이 운동을 10회 반복한다(그림 3-4-8).

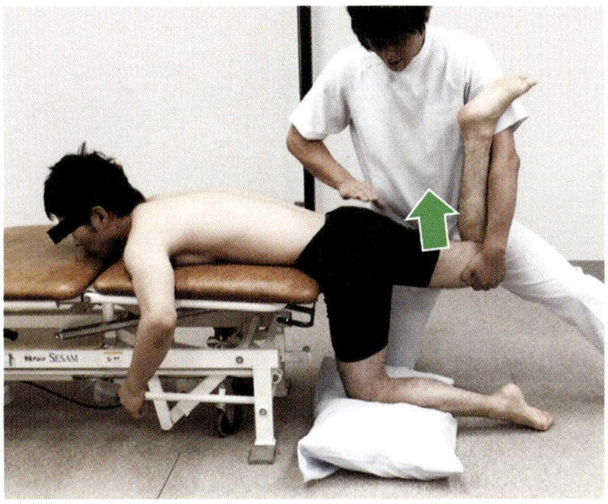

그림 3-4-8 대둔근의 촉진

촉진 전후에서 햄스트링의 긴장이 저하되고 있는 것을 확인할 수 있다(그림 3-4-9).

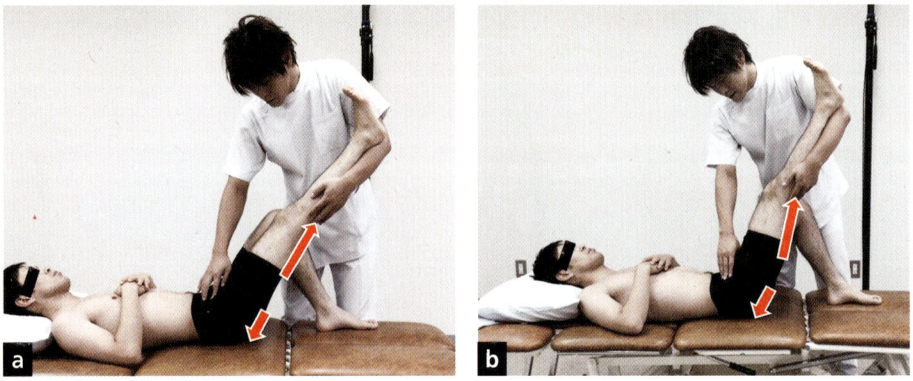

그림 3-4-9 대둔근 촉진 후 햄스트링의 억제

a : 촉진 전, b : 촉진 후

③ 장요근의 활성화에 의한 대퇴직근의 억제

골반을 수직으로 세운 앉은 자세를 취한다.
팔은 머리 부위의 뒤로 교차시키고 견관절 굴곡 · 외전 · 외회전 자세를 취한다.
치료자는 환자의 한쪽 다리를 유지하고 굴곡한다.
고관절 굴곡 가동범위의 최종범위에서 멈추도록 지시한다.
5~10초 등척성 수축을 실시하게 하여 이완한다.
치료자는 고관절의 위치를 바꾸지 않도록 환자의 대퇴부를 유지한다.
이 운동을 10회 반복한다(그림 3-4-10).

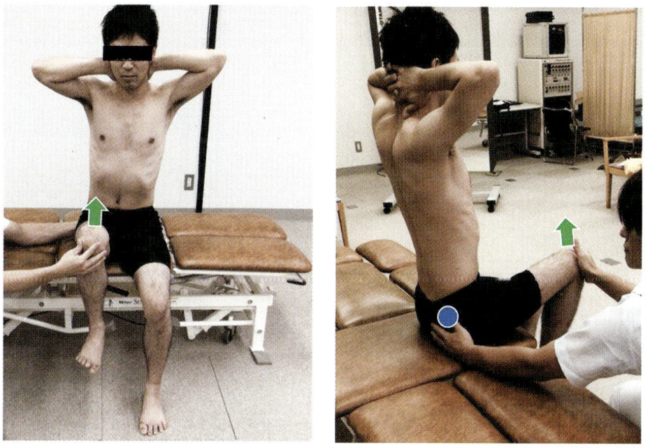

그림 3-4-10 장요근의 촉진

촉진 전후로 대퇴직근의 긴장이 저하되고 있는 것을 확인할 수 있다(그림 3-4-11).

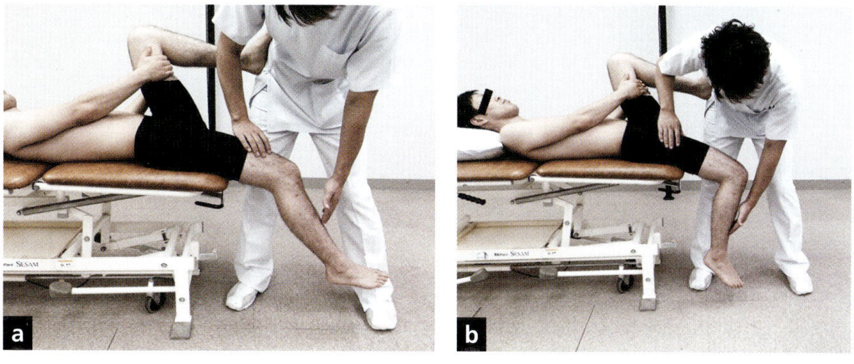

그림 3-4-11 장요근 촉진 후 대퇴직근의 억제
a : 촉진 전, b : 촉진 후

제4장

약화근 활성화를 위한 운동

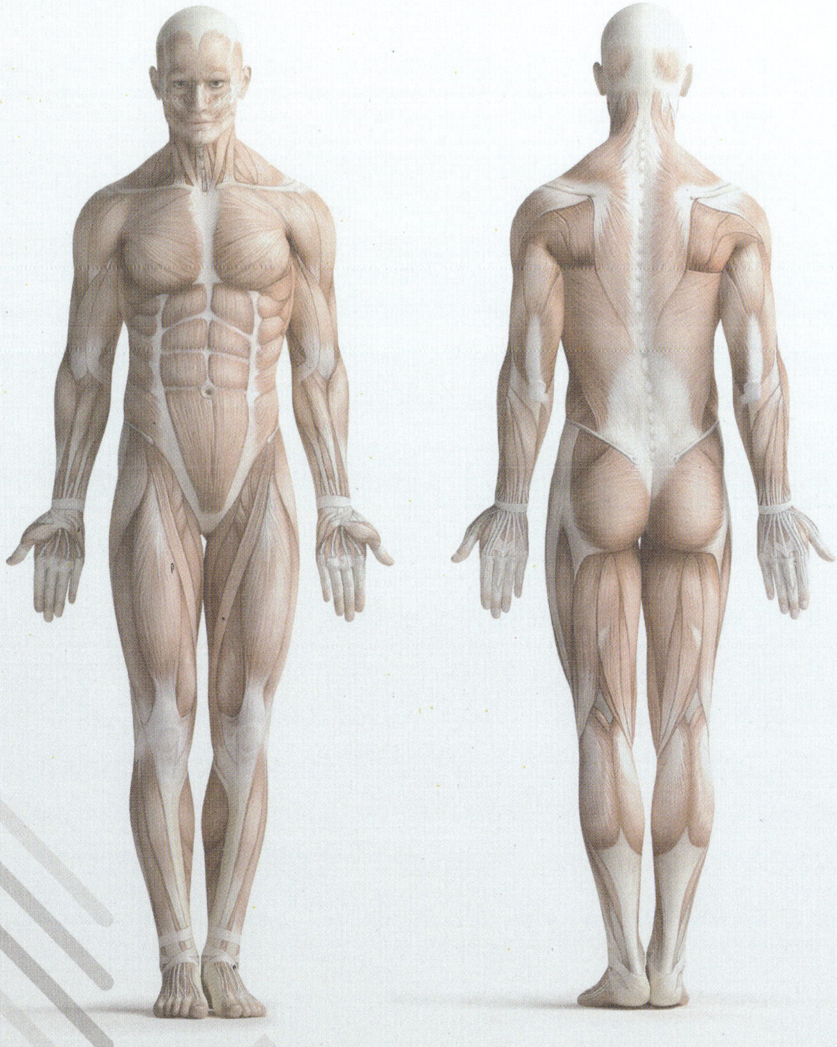

제4장. 약화근 활성화를 위한 운동

1. 약화근의 활성화

과긴장근에 대해 그 길항근은 상호 억제에 의해 약화되어 있는 경우가 많다. 근육 불균형을 개선하기 위해서는 과긴장근을 억제한 후에 그 길항근인 약화근의 활성화 운동을 실시한다. 약화(weakness)는 단관절근이나 심부근군에서 확인되는 경우가 많으며, 협동근인 다관절근을 억제하고 가능한 한 대상근을 수축시키도록 자세를 고안해 실시한다. 환자 자신에게 대상근의 부위를 자각시키고 주의를 집중시켜 대상근의 부위와 수축감을 학습하는 것이 필요하다. 또한, 가능하다면 모형 등을 이용해 기시, 정지, 작용에 대해서도 지도한다.

약화근의 활성화 운동은 협동근인 다관절근을 가능한 한 억제해 단관절근에서의 운동 컨트롤을 연습한다. 근력 강화와는 달리 목적근의 수축을 자각하고 움직일 수 있는 기능적 가동범위(functional range)를 개선하는 것을 목적으로 한다. 이 기능적 가동범위는 올바른 운동 패턴으로 통증 없이 움직일 수 있는 능동운동 가동범위로 반복 연습이 필요하다. 이른바 근력 트레이닝이 아닌 뇌 트레이닝에서의 운동학습이 목적이다.

목적으로 하는 근육의 수축이 자각되어 컨트롤이 가능하게 되면 단계적으로 부하를 증가시켜 근력 강화로 진행한다. 일반적으로는 열린사슬운동(open kinetic chain, OKC)을 실시하고 그 후 닫힌사슬운동(close kinetic chain, CKC)으로 진행한다. 머신이나 고무 튜브 등을 이용한 근력 트레이닝을 실시해도 좋지만 부하가 너무 강해 올바른 운동 패턴이 무너질 경우 부하를 경감시킨다. 어디까지나 운동의 질을 우선시하는 것이 중요하다.

2. 약화근 활성화 운동의 예[1), 2), 3), 4), 14), 18), 24), 26)]

협동근인 다관절근을 가능한 한 억제하고 목적으로 하는 단관절근을 수축할 수 있도록 자세를 고민한다. 그리고 최종 가동범위 주위에서 7~10초 동안 등척성 수축을 실시하고 등척성 수축 후 이완시킨다. 또한, 다른 관절에서 보상운동이 일어나지 않도록 주의하며 정확하게 할 수 있으면 10회 반복한다. 이때 호흡은 멈추지 않도록 숫자를 세게하면 좋다. 근력이 약해 보상운동이 일어나 버리는 경우는 부하를 가볍게 하기 위하여 환자의 팔다리의 유지를 돕거나 슬링 등을 이용하는 것을 고민한다. 대상이 되는 근육에 태핑(tapping)을 가해 자극함으로써 수축을 촉진해도 좋다.

이하에 주요 근육의 운동 예를 제시한다.

1) 심부경부굴근군(deep neck flexor)의 활성화(그림 4-2-1)

시작 자세 : 바로 누운 자세
베개는 사용하지 않는다.

방 법 : 경추의 전만을 유지하기 위해 환자의 경추 아래에 수건 등을 말아 둔다.
턱을 당기듯이 하여 상위 경추의 굴곡 운동(고개를 끄덕이는 운동)을 실시하고 최종 가동범위에서 등척성 수축을 실시한다.
이때 흉쇄유돌근이 많이 움직이지 않도록 후두부를 가볍게 치료대로 누르도록 한다.
하위 경추의 굴곡을 동반하지 않도록 주의한다.

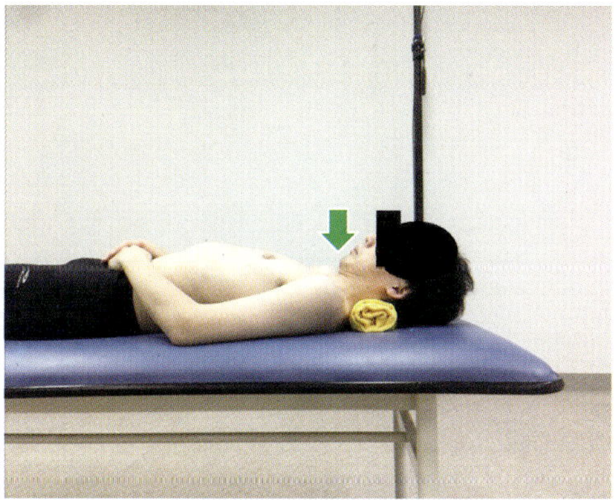

그림 4-2-1 심부경부굴근군

2) 승모근 중부 · 하부섬유의 활성화(그림 4-2-2, 그림 4-2-3)

시작 자세 : 엎드린 자세 또는 옆 누운 자세
견관절의 굴곡 가동범위 제한이 있는 경우 바로 누운 자세에서도 실시할 수 있다.

방 법 : 치료자의 엄지 또는 다른 손가락으로 환자의 견갑골 내측 하연에 저항을 가해 환자에게 견갑골을 하강(내림), 내전시키도록 지시하여 등척성 수축을 실시한다.
이때 삼각근이 강하게 수축되지 않도록 주의한다.
삼각근의 억제가 어려우면 그림 4-2-3a와 같이 상지의 무게를 보조하여 삼각근에 가해지는 부하를 경감시킨다.
만약 견관절 굴곡 제한이 있으면, 바로 누운 자세에서 통증이 발생하지 않도록 상완 아래에 베개를 두고 견관절의 각도를 조절하여 견갑골 하강, 내전의 등척성 수축을 실시한다(그림 4-2-3b).

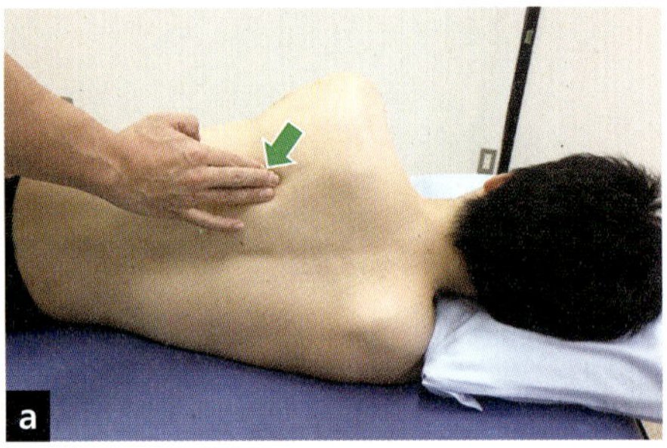

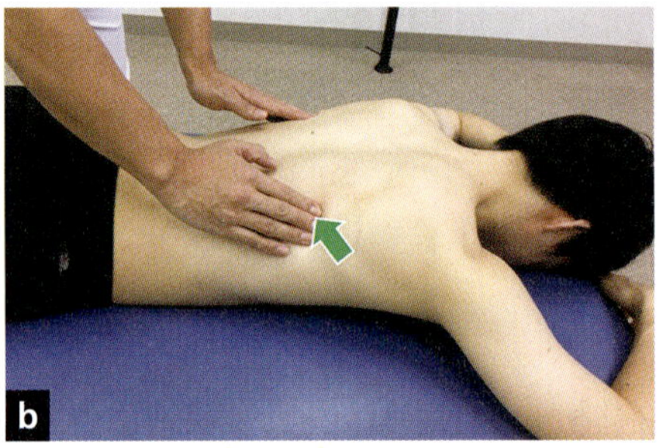

그림 4-2-2 승모근 중부 · 하부섬유

a : 엄지 또는 다른 손가락을 견갑골 내측 하연에 둔다.
환자는 견갑골을 내전, 하강시켜 등척성 수축을 실시한다.
b : 저항을 견갑골 내측 하연에 가한다.

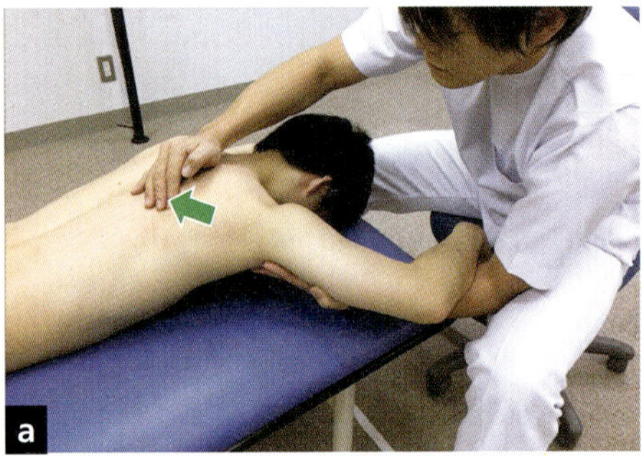

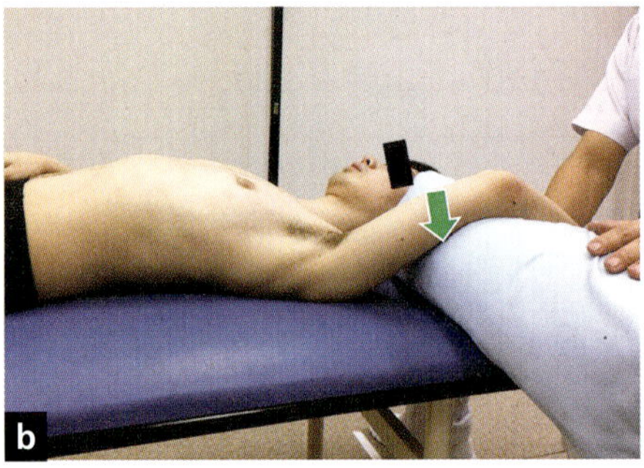

그림 4-2-3 승모근 중부 · 하부섬유

a : 상지의 무게를 보조하여 삼각근의 수축을 억제한다.
b : 바로 누운 자세에서의 방법 - 견관절의 굴곡 가동범위 제한이 있는 경우 바로 누운 자세에서 상완 아래에 베개를 둔다.

3) 전거근(serratus anterior muscle)의 활성화(그림 4-2-4)

시작 자세 : 바로 누운 자세 또는 팔굽혀펴기 자세, 네발기기 자세

방 법 : 바로 누운 자세에서의 방법은 환자에게 가벼운 추나 물병을 쥐게 하여 그것을 위로 밀어 올리도록 하여 견갑골을 외전시킨다(그림 4-2-4a).
견갑골 외전 최종범위에서 등척성 수축을 실시한다.
견갑골 복측 외측부에 전거근의 수축감을 느낀다.
이때 몸통의 회전이 일어나지 않도록 주의한다.
팔굽혀펴기 자세에서의 방법은 견갑골이 배부로부터 떠오른 상태(익상견갑)에서 견갑골을 외전시켜 최종범위에서 유지한다.
이 경우에는 양쪽 동시에 실시한다.

견갑골 내회전(익상견갑)의 수정을 실시하는 것으로 견갑골의 안정화를 도모한다.

팔의 근력이 약한 경우 무릎을 바닥에 붙이고 네발기기 자세로 실시한다(그림 4-2-4b).

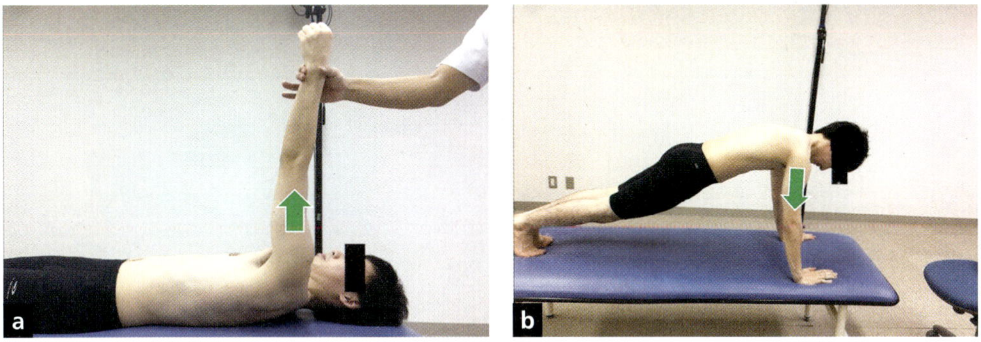

그림 4-2-4 전거근(serratus anterior muscle)

4) 장요근(iliopsoas muscle)의 활성화(그림 4-2-5, 그림 4-2-6)

시작 자세 : 앉은 자세 또는 바로 누운 자세

방 법 : 골반을 꼿꼿이 세우고 몸통을 수직으로 한 앉은 자세를 취하게 한 뒤 대퇴부를 천천히 들어 올려 고관절을 굴곡시킨다.
고관절 굴곡의 최종 가동범위에서 등척성 수축을 실시한다.
이때 골반의 후경(뒷경사)이 발생하지 않도록 주의한다.
서혜부의 안쪽에서 수축감을 느낀다.

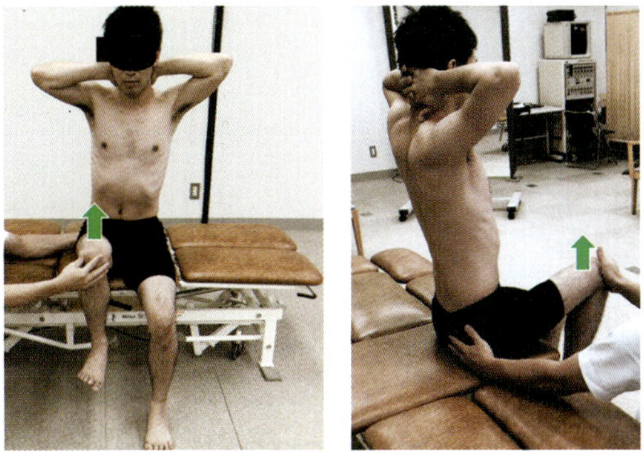

그림 4-2-5 장요근(앉은 자세)

대퇴직근이나 골반의 후경으로 보상하지 않도록 주의한다.

장요근이 약해 등척성 수축이 어려운 경우 대퇴부의 무게를 줄일 수 있도록 보조한다. 또는 바로 누운 자세에서 의자 등을 이용해 중력을 제외한 자세로 실시한다. 이 경우 요추의 전만을 유지하기 위해 요추 아래에 수건을 두는 경우 등을 고민한다.

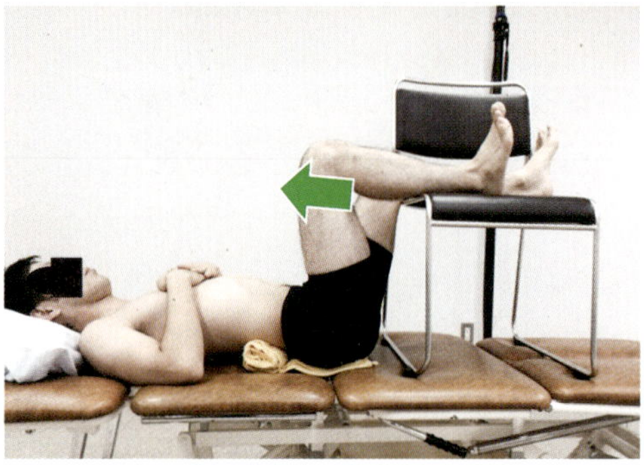

그림 4-2-6 장요근(바로 누운 자세)

5) 중둔근(gluteus medius muscle)의 활성화(그림 4-2-7, 그림 4-2-8)

시작 자세 : 옆 누운 자세

방　　법 : 환자의 무릎관절을 굴곡 자세로 고관절을 외전하고, 고관절 외전의 최종 가동범위에서의 등척성 수축을 실시한다.

대전자(greater trochanter)의 상방에서 중둔근 부분에 수축감을 느낀다.

이때 요방형근, 척주기립근의 보상으로 한쪽 골반의 거상이나 요추 전만, 대퇴근막장근의 보상으로 인한 고관절 굴곡이 일어나지 않도록 주의한다.

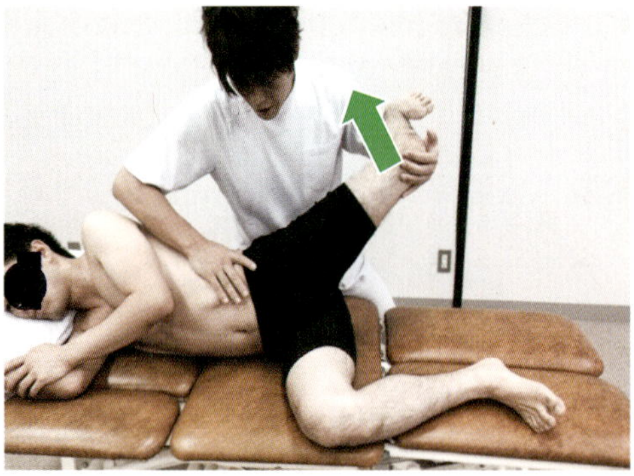

그림 4-2-7 중둔근(gluteus medius muscle)

중둔근 촉진법(Sister Kinney method)(그림 4-2-8)

중둔근의 수축을 촉진하는 테크닉이다. 치료자는 환자의 다리를 고관절 외전·내회전 약간 신전 자세로 환자의 무릎과 하퇴를 유지한다.

또한, 한 손은 대전자의 중둔근 부착부에 둔다.

중둔근에 손가락으로 태핑(tapping)을 가하면서 환자의 고관절을 단계적으로 외전시킨다.

고관절 외전의 최종 가동범위에서 유지된 환자의 다리를 갑자기 떼듯이 느슨하게 푼다. 환자는 다리를 떨어뜨리지 않도록 유지한다.

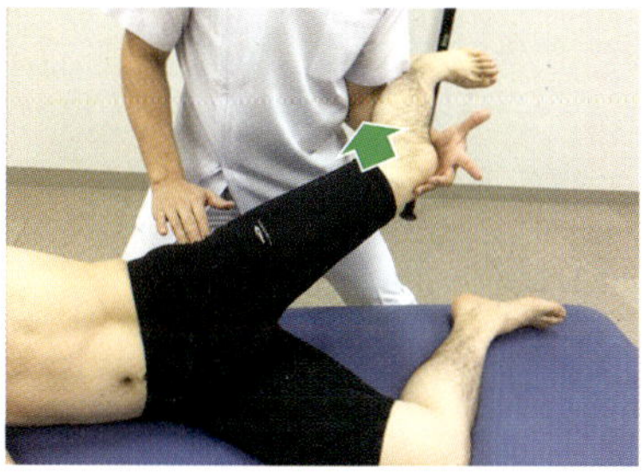

그림 4-2-8 중둔근 촉진법(Sister Kinney method)

6) 대둔근(gluteus maximus muscle)의 활성화(그림 4-2-9)

시작 자세 : 엎드린 자세 또는 엎드린 자세에서 다리를 치료대 밖으로 내어 바닥에 놓는다.

방　　법 : 무릎관절 굴곡 자세에서 고관절을 신전하며 고관절 신전 최종 가동범위에서 대둔근을 능적성 수축시킨다.

둔부 후면에서 수축감을 느낀다.

이때 척주기립근에 의한 요추 전만이나 고관절 외전이 일어나지 않도록 주의한다(그림 4-2-9a).

고관절 신전 가동범위에 제한이 있는 경우, 환자의 복부 아래에 수건이나 베개를 두어 고관절을 약간 굴곡 상태로 하거나 치료대 끝에서 다리를 바닥에 내린 자세로 실시한다(그림 4-2-9b).

대둔근의 근력이 약해 다리를 유지할 수 없는 경우, 환자의 대퇴부 무게를 보조하여 경감시킨다.

또한, 대둔근 위에 손을 얹어 이를 들어 올리는 기분으로 대둔근을 굳게 함으로써 근육의 수축을 가르치도록 한다(그림 4-2-9c).

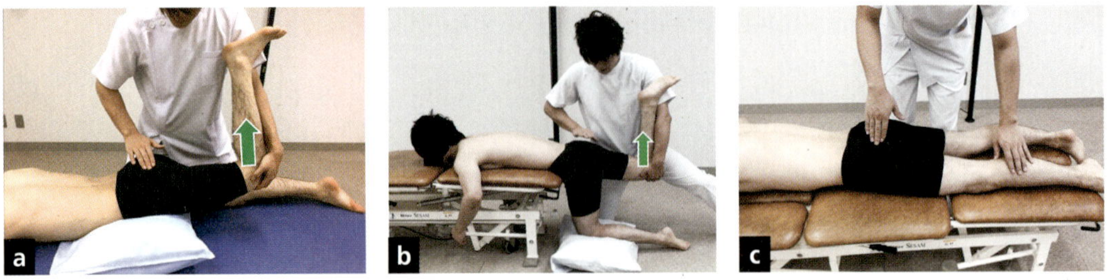

그림 4-2-9 대둔근(gluteus maximus muscle)

대둔근 촉진법(drop and catch)(그림 4-2-10)

신장 반사를 이용한 대둔근의 수축을 촉진하는 테크닉이다. 치료자는 환자의 다리를 유지하고, 갑자기 떼듯이 느슨하게 푼다. 환자는 다리를 떨어뜨리지 않도록 유지한다. 대둔근에 대한 태핑이나 바이브레이션과 조합하여 사용해도 된다.

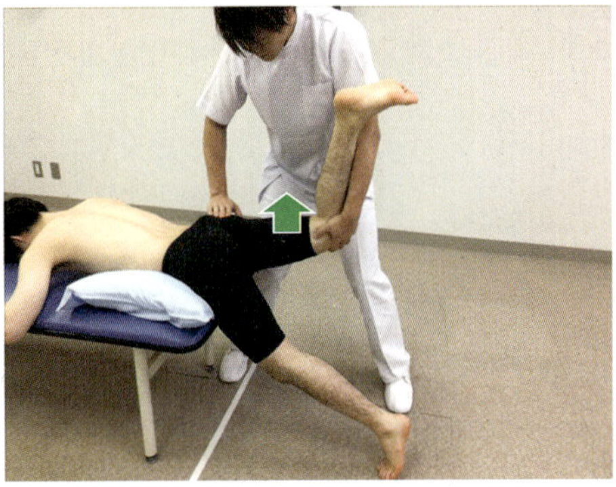

그림 4-2-10 대둔근 촉진법(drop and catch)

7) 고관절 외회전근군의 활성화(그림 4-2-11)

시작 자세 : 옆 누운 자세 또는 바로 누운 자세

방 법 : 환자는 옆 누운 자세에서 위쪽 고관절을 그림과 같이 외전 외회전 자세로 하고, 고관절 외회전 최종 가동범위에서 등척성 수축을 실시한다[조개운동(clams exercise)].

대전자 뒤쪽으로 수축감을 느낀다.

이때 골반 회전이 발생하지 않도록 주의한다.

그림 4-2-11은 벨트를 이용한 방법으로 이 경우 양쪽을 동시에 실시한다.

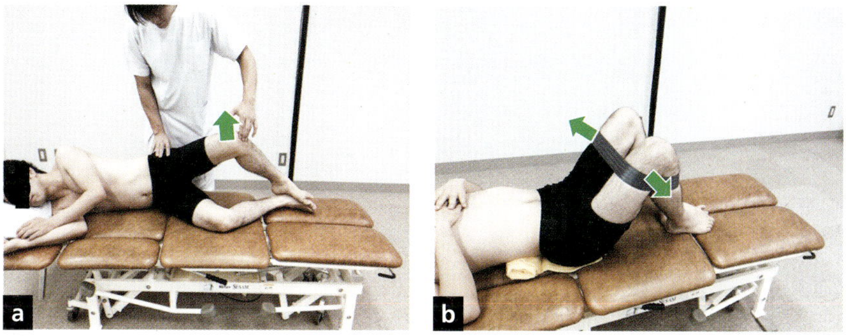

그림 4-2-11 고관절 외회전근군

8) 전경골근(tibialis anterior muscle)의 활성화(그림 4-2-12)

시작 자세 : 앉은 자세

방 법 : 발꿈치를 바닥에 붙이고 족관절 배굴 최종 가동범위에서 등척성 수축을 실시한다.
하퇴 전면에 전경골근의 수축감을 느낀다.
이때 발가락의 신근군을 사용하지 않도록 발가락으로 펜 등을 잡도록 하여 족저굴곡 자세에서 실시한다.

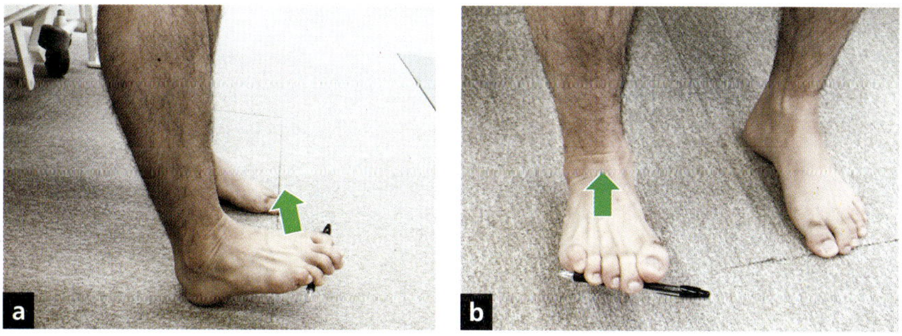

그림 4-2-12 전경골근(tibialis anterior muscle)

3. 단계적 근력 강화

약화근의 근수축을 자각할 수 있고 관절운동이 올바르게 컨트롤되면 다음으로 단계적으로 부하를 올려 근력, 근지구력 강화운동을 한다.

올바른 자세로 하는 것이 중요하며, 부하가 너무 강해 올바른 운동 패턴을 얻을 수 없다면 단계를 낮춰 운동을 한다.

각각의 운동은 5~10초 유지하고, 10회 1세트로 실시한다.
숨을 멈추지 않도록 숫자를 세도록 한다. 올바른 자세로 할 수 있다면 다음 단계로 레벨을 높인다.

4. 단계적 근력 강화 운동의 예

1) 심부경부굴근군(deep neck flexor muscle)

단계 1. 바로 누운 자세에서의 끄덕이기 운동 (그림 4-4-1)

시작 자세 : 바로 누운 자세, 무릎 아래에 베개를 두고 고관절, 무릎관절은 경도 굴곡 자세.
경추의 전만 유지를 위해 경부 아래에 수건을 둔다.

방　　법 : 후두부를 치료대에 밀착시킨다는 이미지로 이중턱을 만들듯이 고개를 끄덕이는 운동을 한다.
이때 흉쇄유돌근을 가급적 긴장시키지 않도록 후두부로 치료대를 살짝 누른다.
후두부가 치료대에서 떨어지지 않도록 한다.

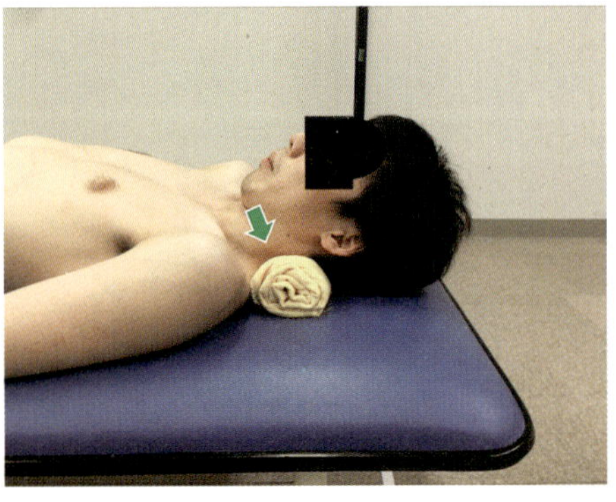

그림 4-4-1 심부경부굴근군
단계 1. 바로 누운 자세에서의 끄덕이기 운동

단계 2. 앉은 자세 · 선 자세에서의 끄덕이기 운동(그림 4-4-2)

시작 자세 : 벽을 등진 걸터앉은 자세 또는 벽을 등지고 선 자세.

방　　법 : 벽을 등지고 후두부와 견갑골이 벽에 닿도록 상체를 바르게 세운다.
바로 누운 자세와 마찬가지로 이중턱을 만드는 듯한 느낌으로 고개를 끄덕이는 운동을 한다.
이때 흉쇄유돌근을 가급적 긴장시키지 않도록 후두부로 벽을 살짝 누르도록 한다.
후두부가 벽에서 떨어지지 않도록 한다.

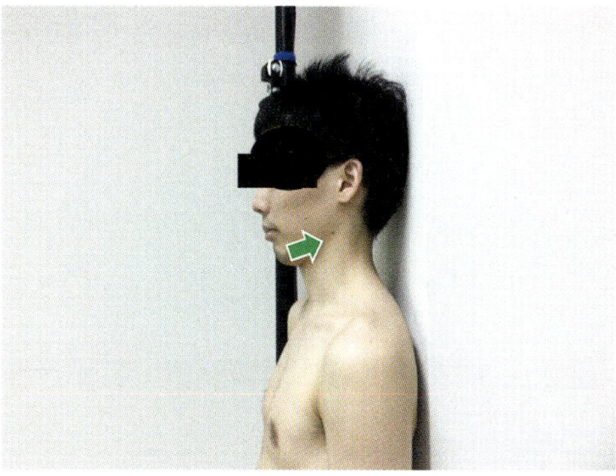

그림 4-4-2 심부경부굴근군
단계 2. 앉은 자세 · 선 자세에서의 끄덕이기 운동

단계 3. 네발기기 자세에서의 끄덕이기 운동(그림 4-4-3)

시작 자세 : 네발기기 자세.

방　　법 : 경부의 힘을 빼고 머리를 아래로 내리고 두부 전방 자세(거북목)를 취한다. 그 위치에서 턱을 당기면서 머리를 들어올려 몸통과 수평 자세로 유지한다. 이때 몸통은 움직이지 않도록 주의한다.

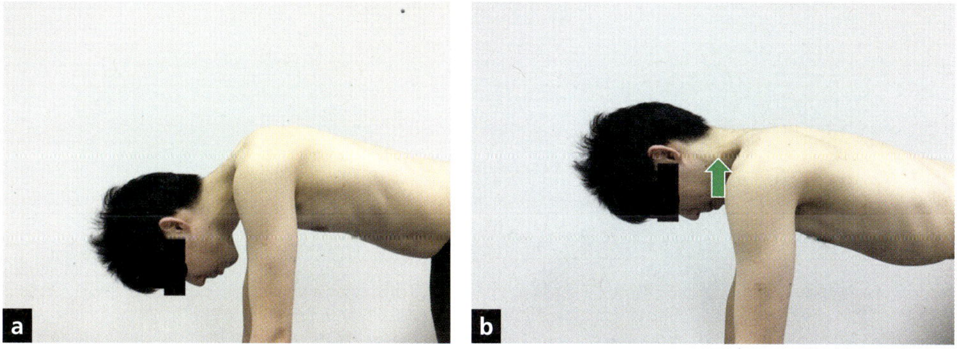

그림 4-4-3 심부경부굴근군
단계 3. 네발기기 자세에서의 끄덕이기 운동

단계 4. 고무밴드를 이용한 저항 운동(그림 4-4-4)

시작 자세 : 앉은 자세 또는 선 자세.

방　　법 : 단계 2 운동을 고무밴드를 이용하여 저항을 주어 실시한다.

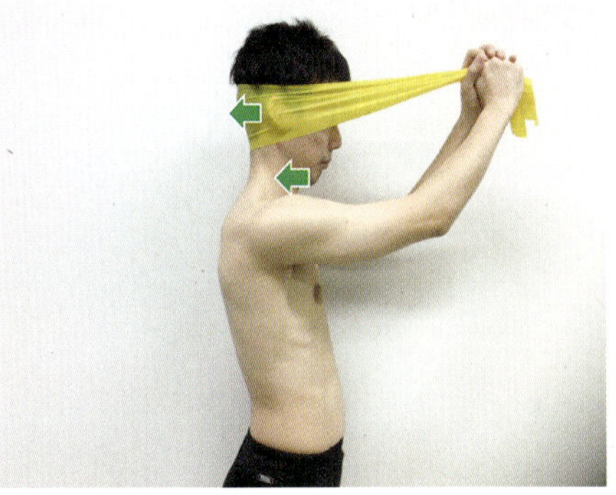

그림 4-4-4 심부경부굴근군

단계 4. 고무밴드를 이용한 저항 운동

2) 승모근 하부섬유

단계 1. V-W 운동(그림 4-4-5)

시작 자세 : 벽을 등진 자세로 후두부와 견갑골을 벽에 붙인다.
발꿈치는 벽에서 몇 cm 띄어 선다.

방 법 : 손바닥을 앞쪽으로 향하고 만세 자세로부터 양쪽 견갑골을 내전·하강하면서 손등을 벽에 붙이고 팔꿈치를 몸 쪽으로 내린다.
이때 머리 부위나 견갑골이 벽에서 떨어지지 않도록 주의한다.
경추의 신전이 일어나지 않도록 턱은 당겨서 실시한다.
견갑골 내전 하강(내림)의 가동범위를 서서히 넓혀가도록 실시한다.

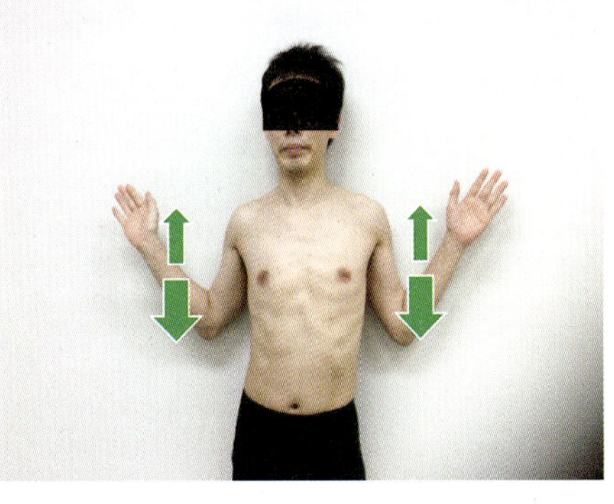

그림 4-4-5 승모근 하부

단계 1. V-W 운동
손을 든 「V」의 선 자세에서 손을 내린 「W」의 선 자세까지 실시한다.

단계 2. 고무밴드를 이용한 V-W 운동(그림 4-4-6)

시작 자세 : 선 자세에서 양손에 고무밴드를 잡는다.

방 법 : 단계 1 운동을 양손에 쥔 고무밴드를 펼치듯이 늘리면서 실시한다.
뒤쪽에 벽이 없기 때문에 머리와 몸통의 위치가 무너지지 않도록 주의한다.

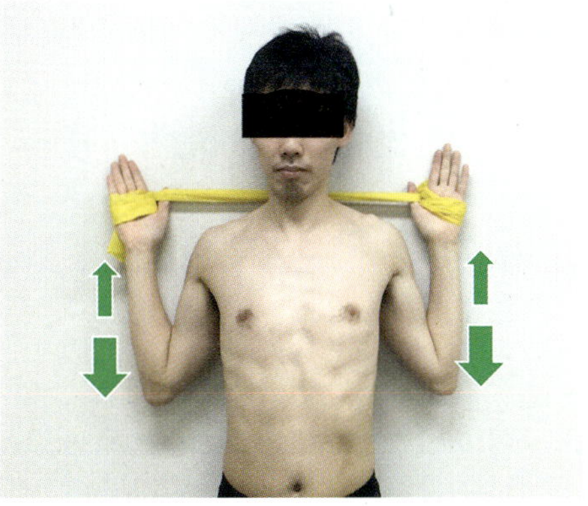

그림 4-4-6 승모근 하부
단계 2. 고무밴드를 이용한 V-W 운동

단계 3. 네발기기 자세에서의 견갑골 하강(그림 4-4-7)

시작 자세 : 네발기기 자세

방　　법 : 한쪽 팔을 앞으로 내밀고 견관절 외회전, 전완회외 자세로 견관절을 굴곡시켜 가동범위 최종범위에서 견갑골을 내전, 하강한다. 이때 몸통의 회전이 일어나지 않도록, 또한 주관절이 굴곡되지 않도록 주의한다.

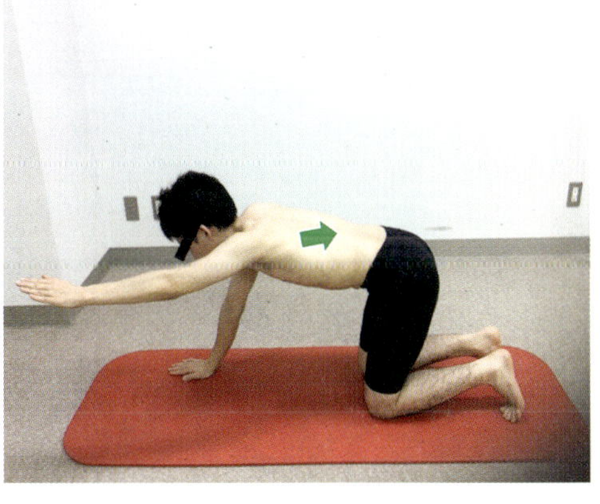

그림 4-4-7 승모근 하부
단계 3. 네발기기 자세에서의 견갑골 하강

단계 4. 가슴 펴기 V-W 운동(그림 4-4-8)

시작 자세 : 방의 코너 쪽으로 선 자세

방　　법 : 단계 1 운동을 전흉부를 넓혀 실시하기 위해 코너를 이용한다.
가능한 한 견관절 수평외전 자세로 손바닥을 벽에 붙이면서 팔꿈치를 몸 쪽으로 내린다.
이때 경추가 신전되지 않도록 턱을 당겨 실시한다.

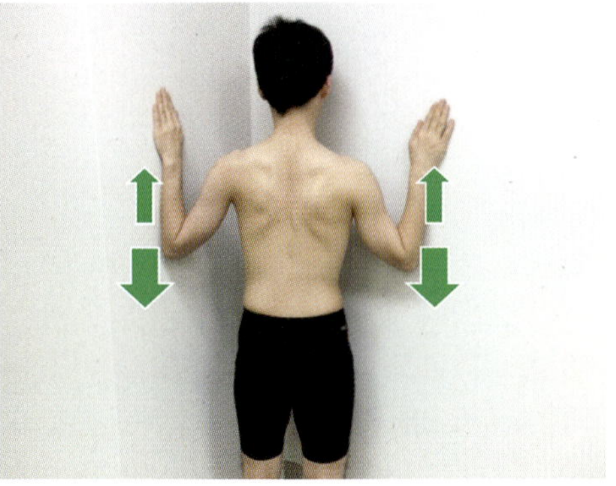

그림 4-4-8 승모근 하부
단계 4. 가슴펴기 V-W 운동

3) 전거근(serratus anterior muscle)

단계 1. 벽 위로 전완 거상(올림)(그림 4-4-9)

시작 자세 : 벽을 향해 선 자세에서 견갑골을 전방 돌출(외전)시켜 전완을 벽에 붙인다.

방　　법 : 견갑골의 전방 돌출(외전)을 유지하면서 전완을 위쪽으로 올린다.
이때 경추가 신전되지 않도록 턱을 당겨서 실시한다.

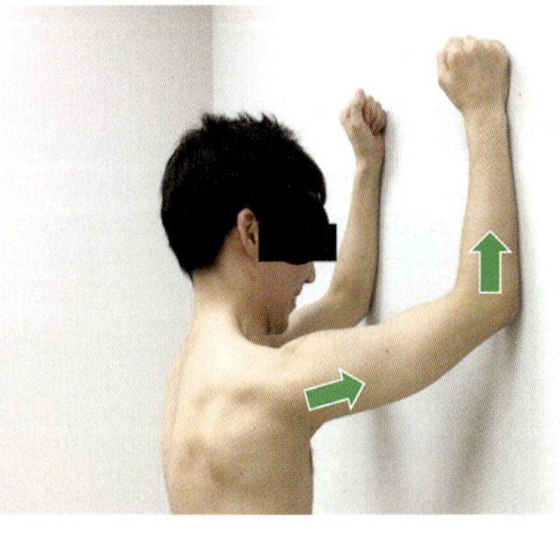

그림 4-4-9 전거근
단계 1. 벽 위로 전완 거상(올림)

단계 2. 견갑골 팔굽혀펴기(그림 4-4-10)

시작 자세 : 팔굽혀펴기 자세로 몸통이 수평이 되도록 발끝을 받침대에 놓는다.

방　　법 : 양손으로 체중을 지지하며 견갑골을 내전-외전한다.
주관절은 구부러지지 않도록 견갑골만의 움직임으로 실시한다.
이때 척추를 똑바로 유지하도록 주의한다.

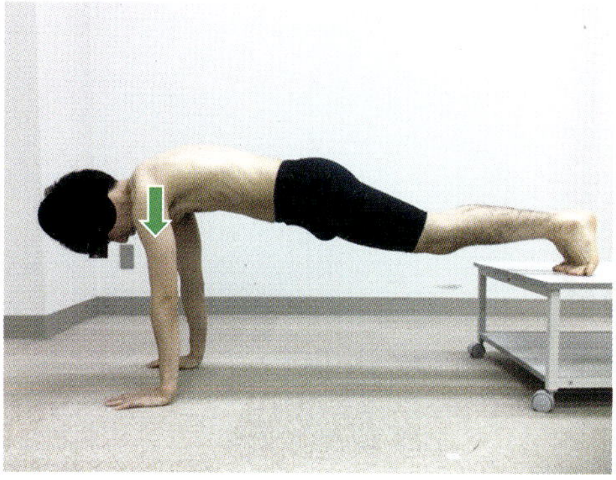

그림 4-4-10 전거근
단계 2. 견갑골 팔굽혀펴기

단계 3. 팔굽혀펴기 플러스(그림 4-4-11)

시작 자세 : 팔굽혀펴기 자세

방　　법 : 일반적인 팔굽혀펴기 운동에서 다시 견갑골 외전을 실시한다.
이때 척추를 똑바로 유지하도록 주의한다.

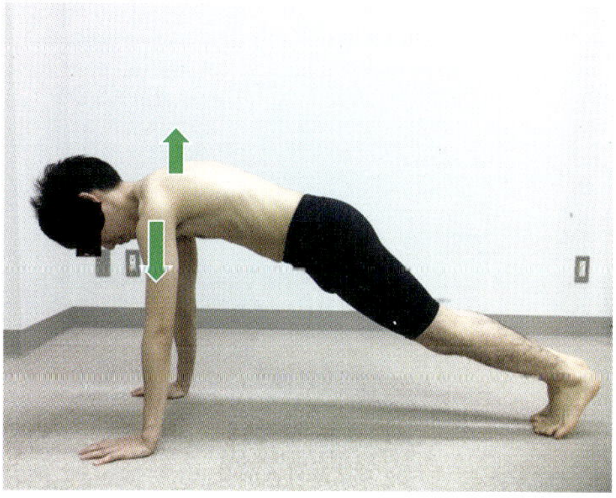

그림 4-4-11 전거근
단계 3. 팔굽혀펴기 플러스

단계 4. 팔굽혀펴기의 받침대 오르내리기(그림 4-4-12)

시작 자세 : 15~20cm의 받침대를 준비하고, 그 앞에 팔굽혀펴기 자세를 잡는다.

방　　법 : 손으로 받침대를 올라갔다가 다시 내려오는 동작을 좌우 양쪽 방향으로 실시한다.
왼손으로 올라가고, 그 다음 오른손으로 올라간다.
옆으로 이동해 왼손으로 내리고, 오른손으로 내린다.
이번에는 반대의 패턴으로 실시한다.
이때 견갑골은 확실히 외전시킨다.
척추는 똑바로 유지하도록 주의한다.

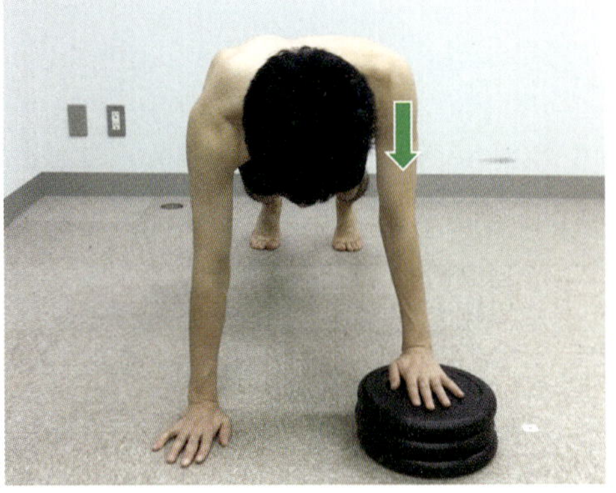

그림 4-4-12 전거근
단계 4. 팔굽혀펴기의 받침대 오르내리기

4) 장요근(iliopsoas muscle)

단계 1. 바로 누운 자세에서의 고관절 굴곡(그림 4-4-13)

시작 자세 : 바로 누운 자세에서 양손을 요추 아래에 넣는다.

방 법 : 고관절을 90도 정도 굴곡하여 유지한다.
이때 요추의 움직임이 일어나지 않도록 손으로 모니터 한다.
고무밴드를 사용해 부하를 올릴 수도 있다.

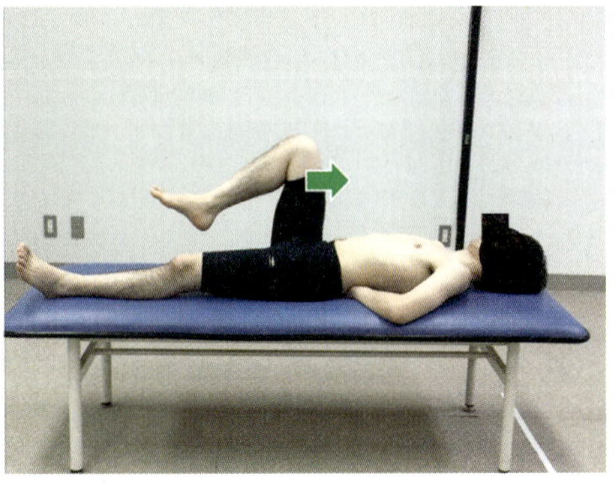

그림 4-4-13 장요근
단계 1. 바로 누운 자세에서의 고관절 굴곡

단계 2. 앉은 자세에서의 고관절 굴곡(그림 4-4-14)

시작 자세 : 의자에 앉은 자세에서 양손을 머리 뒤로 교차시키고 가슴을 펴도록 한다.

방 법 : 고관절을 90도 정도 굴곡하여 유지한다.
이때 골반 후경 및 요추의 움직임이 일어나지 않도록 주의한다.

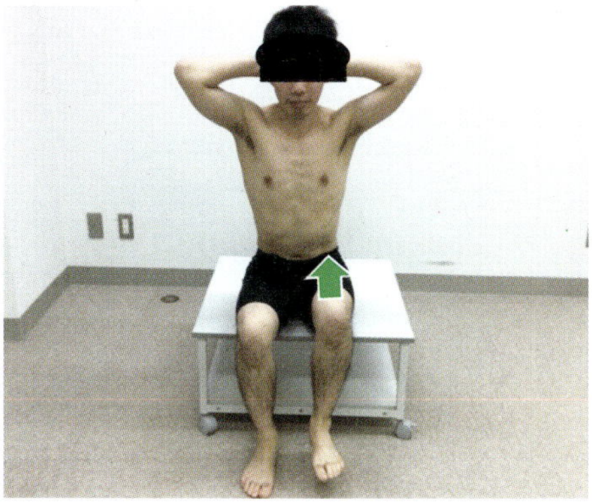

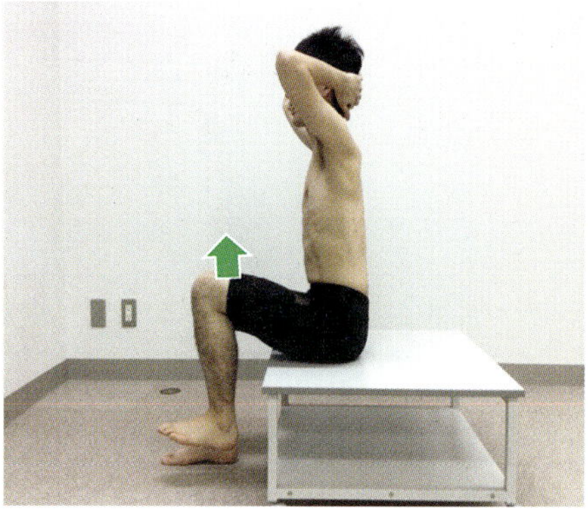

그림 4-4-14 장요근
단계 2. 앉은 자세에서의 고관절 굴곡

단계 3. 벽에서의 한발서기(그림 4-4-15)

시작 자세 : 벽을 향해 서서 양손을 벽에 둔다.
신체의 경사각도로 부하를 조절한다.
(직립에 가까울수록 부하는 커진다)

방　　법 : 고관절을 90도 정도까지 굴곡하여 유지한다.
이때 골반 후경 및 요추의 움직임이 일어나지 않도록 주의한다.

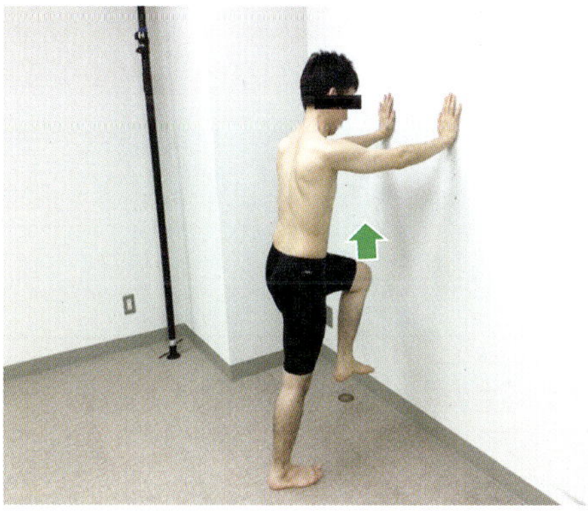

그림 4-4-15 장요근
단계 3. 벽에서의 한발서기

단계 4. 선 자세에서의 고관절 굴곡(그림 4-4-16)

시작 자세 : 양손을 머리 뒤로 교차시키고 가슴을 펴도록 한다.

방　　법 : 고관절을 90도 정도까지 굴곡하여 유지한다.
이때 골반 후경 및 요추의 움직임이 일어나지 않도록 주의한다.

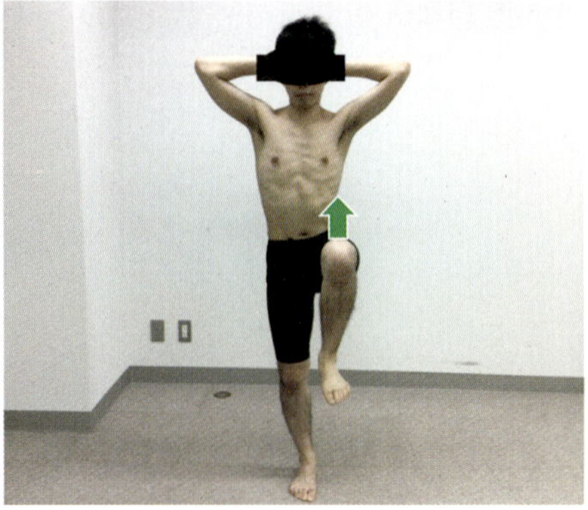

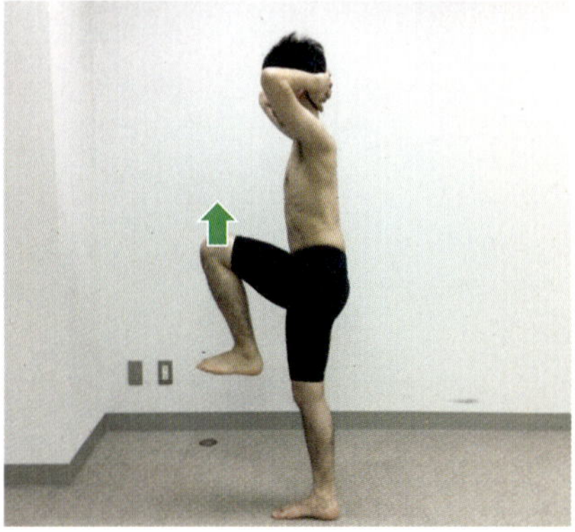

그림 4-4-16 장요근
단계 4. 선 자세에서의 고관절 굴곡

5) 중둔근(gluteus medius muscle)

단계 1. 옆 누운 자세에서의 고관절 외전(그림 4-4-17)

시작 자세 : 벽 앞에서 옆 누운 자세로 후두부, 견갑골, 천골부, 발꿈치를 벽에 붙인다.

방　　법 : 고관절을 조금 외회전시킨 후 발꿈치로 벽을 밀면서 고관절을 외전한다. 이때 위쪽 골반의 거상이나 요추의 측굴이 발생하지 않도록 주의한다. 중둔근에 의식을 집중하여 고관절을 움직여야 한다.

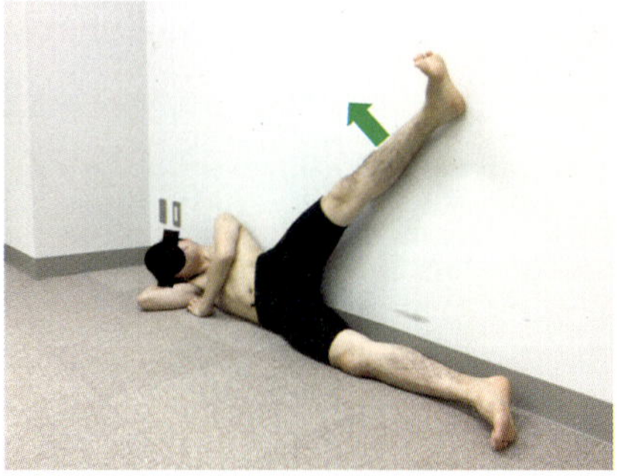

그림 4-4-17 중둔근
단계 1. 옆 누운 자세에서의 고관절 외전

단계 2. 게걸음(그림 4-4-18)

시작 자세 : 선 자세에서 가볍게 고관절, 무릎관절을 굴곡시켜 발끝을 가볍게 밖으로 향하게 한다.

방　　법 : 고무밴드를 무릎관절의 약간 위에 감아 저항에 맞서면서 옆으로 걷기를 실시한다. 중둔근에 의식을 집중하고, 발꿈치에 체중을 실어 실시한다(발꿈치로 걷는 모습). 요추는 중립 자세를 유지한다.

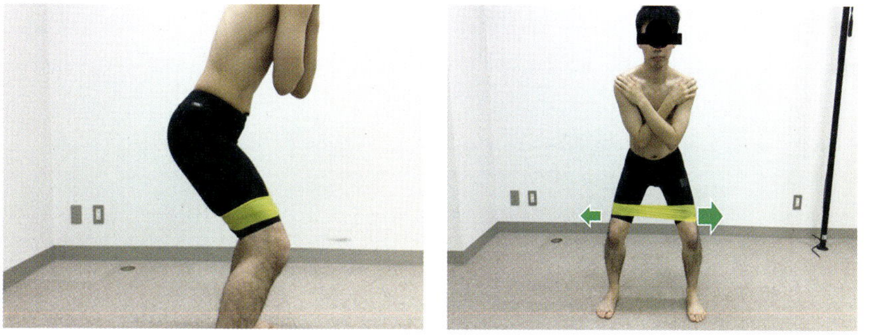

그림 4-4-18 중둔근
단계 2. 게걸음

단계 3. 사이드 브릿지(side bridge)에서의 고관절 외전(그림 4-4-19)

시작 자세 : 벽 앞에서 옆 누운 자세로 후두부, 견갑골, 천골부, 발꿈치를 벽에 붙인다. 아래쪽 전완으로 체중을 지지해 사이드 브릿지 자세를 취한다.

방 법 : 사이드 브릿지를 유지하면서 고관절을 약간 외회전하고 발꿈치로 벽을 밀면서 고관절을 외전한다.
이때 위쪽 골반 거상이나 요추 측굴이 일어나지 않도록 주의한다.
중둔근에 의식을 집중하고, 고관절로 움직이도록 한다.

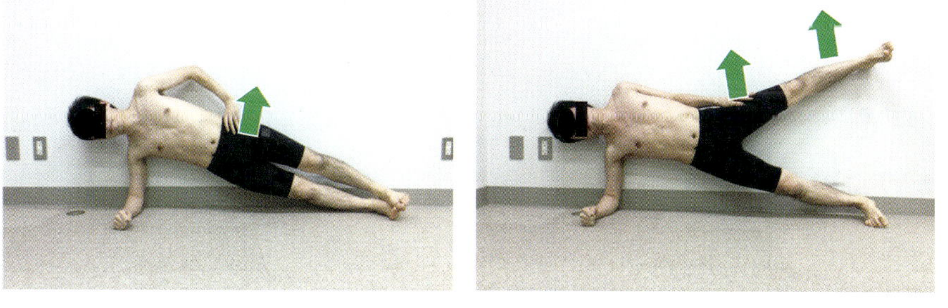

그림 4-4-19 중둔근
단계 3. 사이드 브릿지(side bridge)에서의 고관절 외전

단계 4. 선 자세에서의 트렌델렌버그 수정(그림 4-4-20)

시작 자세 : 벽 옆에 풍선을 사이에 두고 선 자세.

방 법 : 한쪽 다리로 서서 거상된 다리 쪽의 골반을 풍선에 대고 위아래로 움직인다.
트랜델렌버그 징후를 수정하듯 선 다리 쪽의 중둔근에 의식을 집중하여 골반을 컨트롤한다.

요추는 중립 자세를 유지하고, 움직임이 선 다리 쪽의 고관절에서 발생하도록 주의한다.

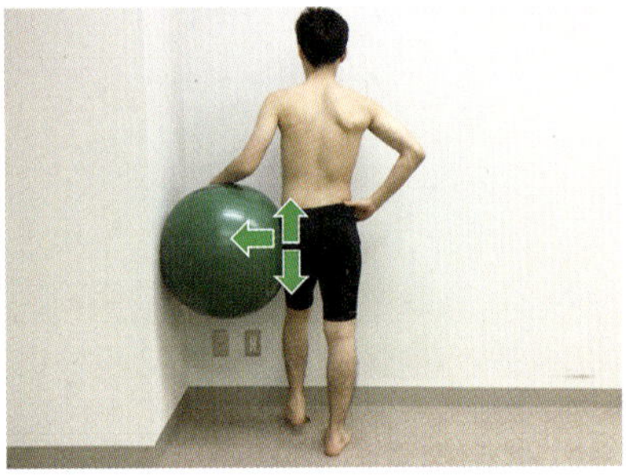

그림 4-4-20 중둔근
단계 4. 선 자세에서의 트렌델렌버그 수정

6) 대둔근(gluteus maximus muscle)

단계 1. 양발 브릿지(그림 4-4-21)

시작 자세 : 양쪽 다리를 굴곡한 바로 누운 자세

방　　법 : 양쪽 발꿈치로 체중을 지지하도록 하여 둔부를 거상한다.
이때 대둔근에 의식을 집중하고 햄스트링을 가급적 사용하지 않도록 주의한다.
대퇴와 몸통이 곧게 되는 곳까지 거상하여 둔부를 조인다.
요추가 전만되지 않도록 중립 자세를 유지한다.

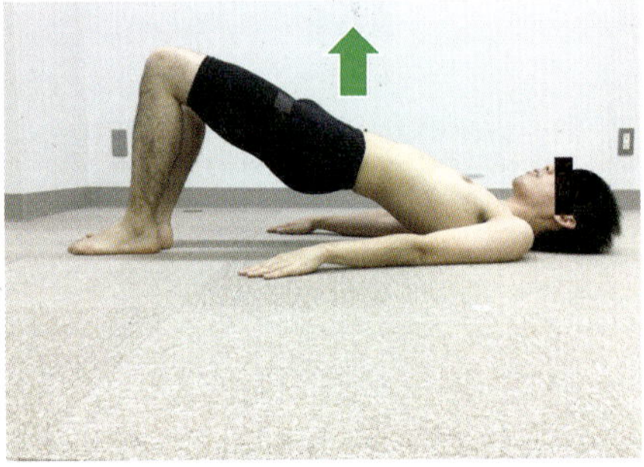

그림 4-4-21 대둔근
단계 1. 양발 브릿지

단계 2. 한다리 브릿지(그림 4-4-22)

시작 자세 : 양쪽 다리를 굴곡한 바로 누운 자세로 한쪽 다리를 양손으로 감싸안는다.

방　　법 : 지지하는 다리의 발꿈치로 체중을 지지하듯이 한쪽 다리만으로 골반을 거상한다.
이때 대둔근에 의식을 집중하고 햄스트링을 가급적 사용하지 않도록 주의한다.
대퇴와 몸통이 곧게 되는 곳까지 거상하여 둔부를 조인다.

요추가 전만되지 않도록 중립 자세를 유지한다.

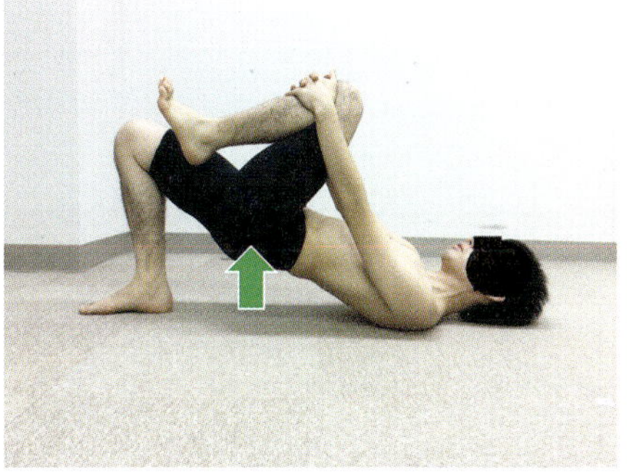

그림 4-4-22 대둔근
단계 2. 한다리 브릿지

단계 3. 벽에서의 한다리서기 유지(그림 4-4-23)

시작 자세 : 장요근의 단계 3과 같은 운동이지만 지지하는 다리의 대둔근 강화도 가능하다.
벽을 향해 서서 양손을 벽에 둔다.
신체의 경사각도로 부하를 조절한다(직립에 가까울수록 부하는 커진다).

방법 : 고관절을 90도 정도까지 굴곡하여 유지한다.
이때 골반의 후경이나 요추의 움직임이 일어나지 않도록 주의한다.
한쪽 다리를 거상 시 지지하는 다리의 대둔근에 의식을 집중하여 둔부를 조인다.
햄스트링을 사용하지 않도록 주의한다.

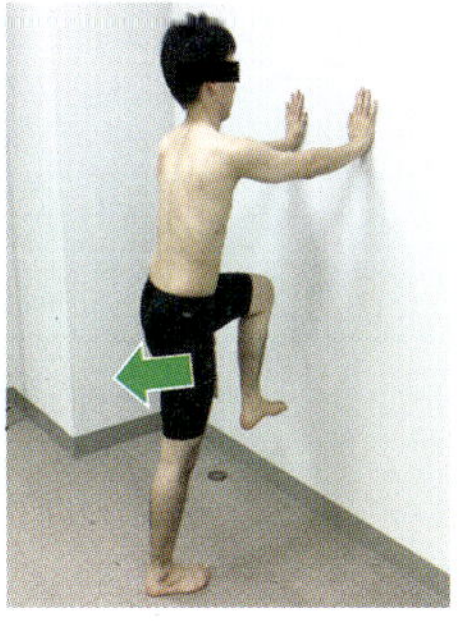

그림 4-4-23 대둔근
단계 3. 벽에서의 한다리서기 유지

단계 4. 힙 힌지(hip hinge)(그림 4-4-24)

시작 자세 : 양쪽 다리를 고관절 너비로 벌린 선 자세로 봉을 머리 뒤쪽에서 견관절 외전 · 외회전 자세로 유지한다.

방법 : 견관절 외전 · 외회전 자세로 봉을 유지함으로써 전흉부를 열어 경추의 신전 자세를 유지한다.

무릎관절을 경도 굴곡 자세로 몸통을 수평에서 신전한다.
대둔근에 의식을 집중하고 고관절에서 움직임이 발생하도록 주의한다.
후두부에서 봉이 떨어지지 않도록 하고, 또한 척추를 중립 자세로 유지하는 것이 중요하며 이 척추의 컨트롤이 되지 않는 환자에게는 처방하지 않는다.
봉에 무게를 더하는 것으로 부하를 늘릴 수 있다.

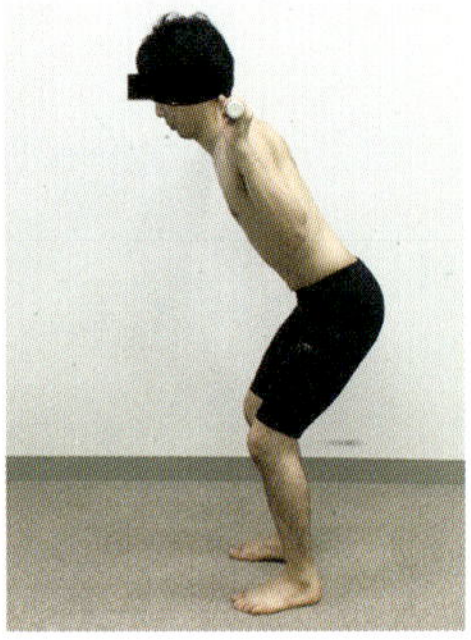

그림 4-4-24 대둔근
단계 4. 힙 힌지(hip hinge)

7) 고관절 외회전근군

단계 1. 발꿈치 누르기(그림 4-4-25)

시작 자세 : 엎드린 자세에서 고관절 외전·외회전 자세, 무릎관절을 굴곡하여 발꿈치 안쪽을 맞닿게 한다.

방　　법 : 양쪽 발꿈치 안쪽을 누르듯이 힘을 준다.
고관절 후면이 딱딱해지도록 의식한다.

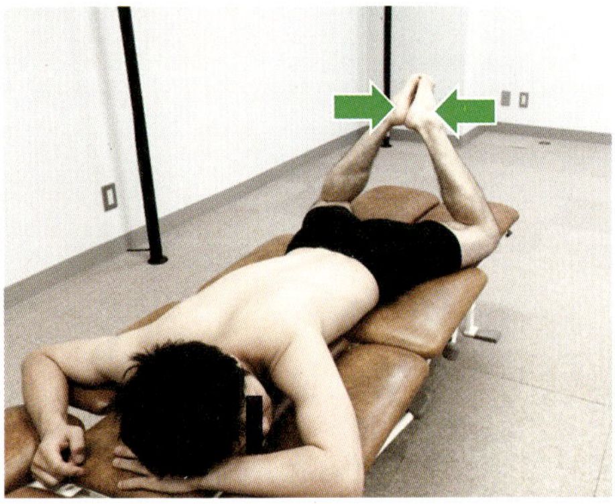

그림 4-4-25 고관절 외회전근군
단계 1. 발꿈치 누르기

단계 2. 조개운동(clams exercise)(그림 4-4-26)

시작 자세 : 양쪽 고관절, 무릎관절을 굴곡한 옆 누운 자세

방　　법 : 위쪽의 고관절을 외전 · 외회전한다.
이때 골반이 회전되지 않도록 주의한다.

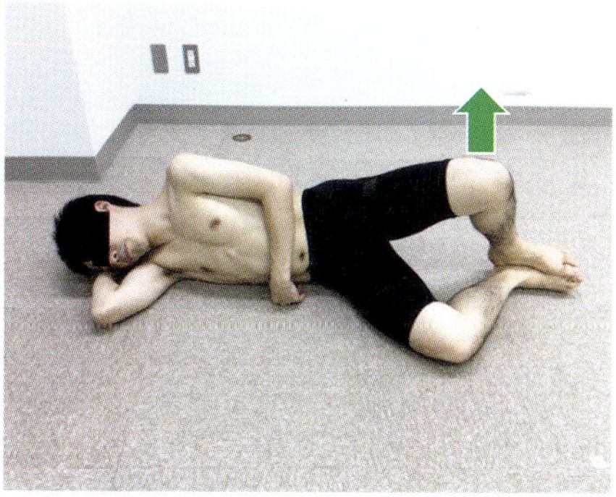

그림 4-4-26 고관절 외회전근군
단계 2. 조개운동(clams exercise)

단계 3. 고무밴드를 이용한 조개운동(그림 4-4-27)

시작 자세 : 양쪽 고관절, 무릎관절을 굴곡한 옆 누운 자세

방　　법 : 고무밴드로 저항을 가하여 위쪽의 고관절을 외전 · 외회전한다.
이때 골반이 회전되지 않도록 주의한다.

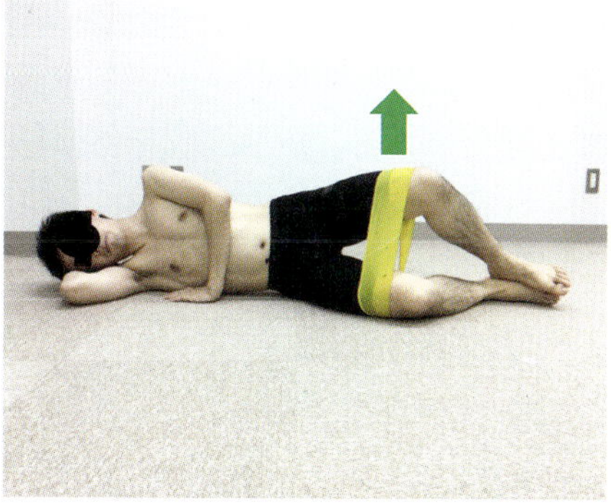

그림 4-4-27 고관절 외회전근군
단계 3. 고무밴드를 이용한 조개운동

단계 4. 볼링 스쿼트(그림 4-4-28)

시작 자세 : 선 자세에서 지지하고 있는 쪽 발의 전방에 목표물을 둔다.
지지하고 있는 쪽의 무릎관절은 가볍게 굴곡한다.

방　　법 : 한다리서기로 반대쪽 손을 목표물에 닿도록 지지하고 있는 쪽 고관절을 굴곡, 내회전하고 그 후 고관절을 신전, 외회전하면서 선 자세로 돌아온다.

이때 척추는 중립 자세를 유지하도록 주의한다.
대둔근, 중둔근, 고관절 외회전근군의 복합운동이 된다.

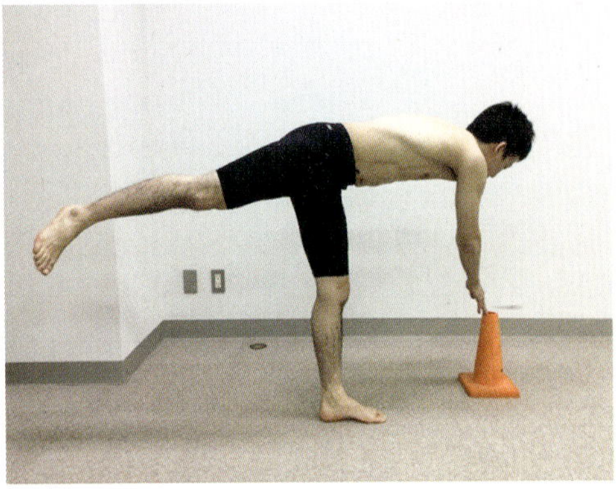

그림 4-4-28 고관절 외회전근군
단계 4. 볼링 스쿼트

8) 전경골근(tibialis anterior muscle)

단계 1. 앉은 자세에서의 족관절 배굴(그림 4-4-29)

시작 자세 : 의자에 앉은 자세에서 무릎관절을 70도 정도 굴곡하고 발꿈치를 바닥에 붙인다.

방　　법 : 족관절을 배굴한다.
이때 발가락의 신근군을 사용하지 않도록 발가락으로 펜 등을 잡도록 하여 굴곡 자세를 유지한다.

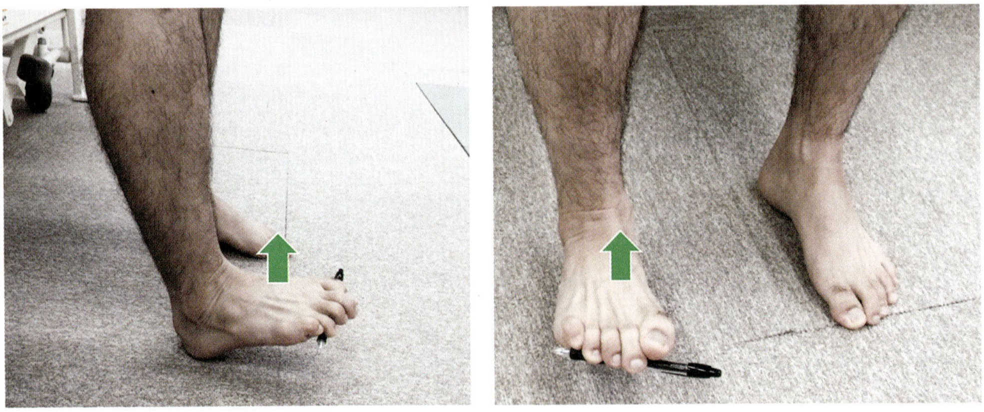

그림 4-4-29 전경골근
단계 1. 앉은 자세에서의 족관절 배굴

단계 2. 고무밴드를 이용한 앉은 자세에서의 족관절 배굴(그림 4-4-30)

시작 자세 : 의자에 앉은 자세에서 무릎관절을 70도 정도 굴곡하고 발꿈치를 바닥에 붙인다.

방 법 : 단계 1 운동에 대해 고무밴드로 저항을 가한다.

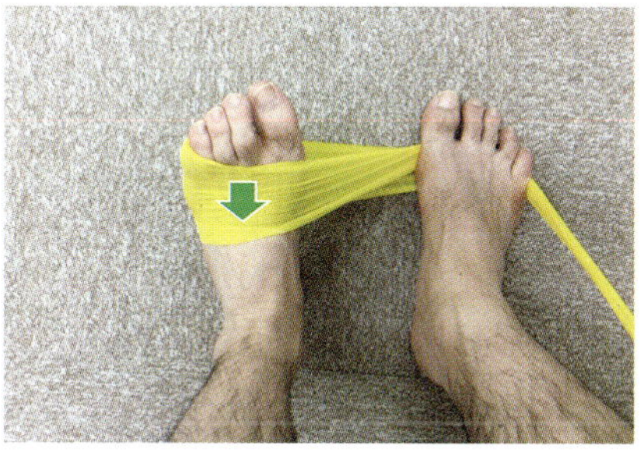

그림 4-4-30 전경골근
단계 2. 고무밴드를 이용한 저항운동

단계 3. 에어 스테빌라이저 시소(그림 4-4-31)

시작 자세 : 에어 스테빌라이저 위에서 선 자세를 취하고 무릎관절은 경도 굴곡 자세를 한다.

방 법 : 중심을 전후로 이동함으로써 족관절의 저배굴 운동을 천천히 실시한다.
발꿈치 하중으로 5-10초 유지한다.

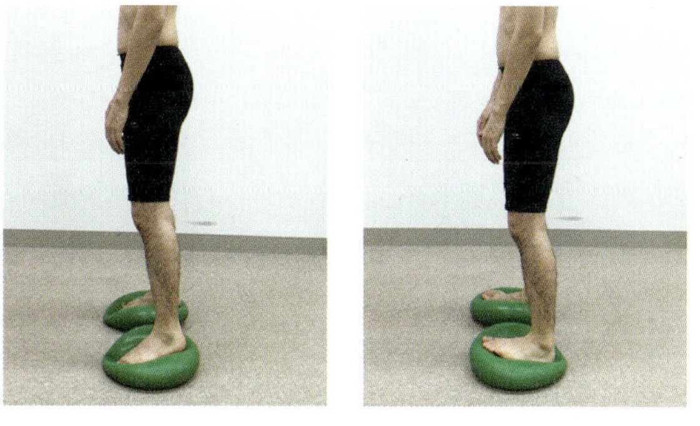

그림 4-4-31 전경골근
단계 3. 에어 스테빌라이저 시소

단계 4. 언덕길 스쿼트(그림 4-4-32)

시작 자세 : 10도 정도의 언덕길 또는 쐐기 블록 위에서 선 자세를 취하고 무릎관절은 경도 굴곡 자세로 한다.

방 법 : 발꿈치를 바닥에서 떨어지지 않도록 천천히 쭈그리고 앉는다.
뒤쪽으로 넘어지지 않도록 자세를 유지한다.

발가락은 신전되지 않도록 지면을 단단히 잡도록 한다.

척추는 중립 자세를 유지하고 고관절은 최대한 굴곡되어 골반을 전경(앞기울기)시킨다.

장요근, 햄스트링, 전경골근을 사용해 중심을 앞쪽으로 유지한다.

뒤쪽으로 중심이 가지 않도록 하퇴를 전경하기 위해 전경골근의 강한 수축이 필요하다.

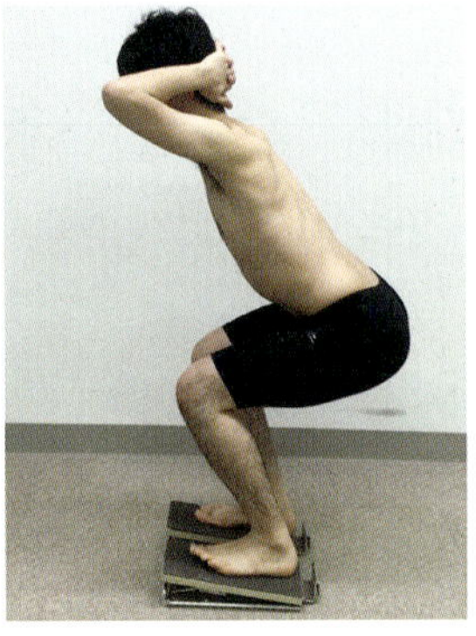

그림 4-4-32 전경골근
단계 4. 언덕길 스쿼트

제5장

운동 패턴 수정을 위한 운동

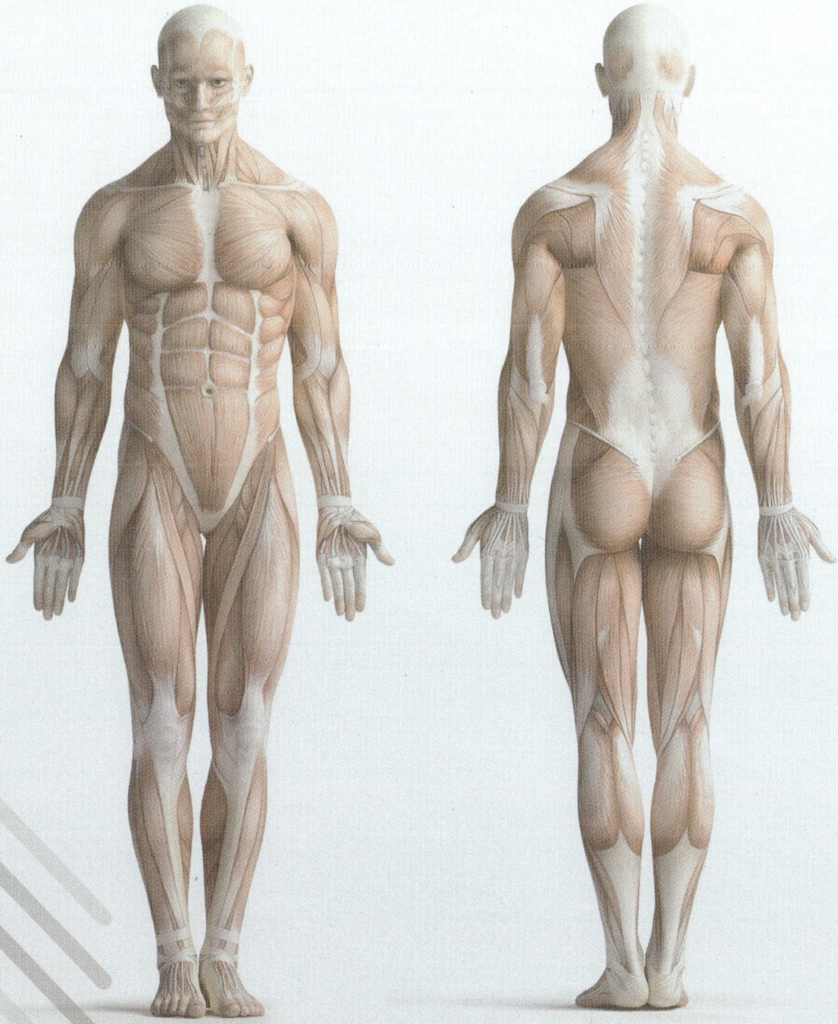

제5장. 운동 패턴 수정을 위한 운동[1), 2), 4), 5), 14), 18), 24)]

1. 이상 운동 패턴의 수정

이상 패턴을 수정하기 위해서는 과긴장근을 억제해 약화근을 활성화시킨다. 그리고 자세 정렬(postural alignment)을 수정한 후 습관화된 이상 운동 패턴의 수정을 위한 운동을 실시한다. 그러나 근육 불균형이 일시적으로 개선되더라도 그동안 버릇이 된 이상 운동 패턴이나 자세 이상 등의 생활 습관이 개선되지 않으면 또 다시 원래대로 돌아가고 만다.

근육 불균형으로 인해 발생하는 이상 운동 패턴은 관절 가동범위 운동이나 근력 강화운동만으로는 개선되지 않는다. 뇌 운동 프로그램의 수정을 목적으로 하는 운동요법이 필요하다. 이른바 근력 트레이닝이 아닌 뇌 트레이닝이 필요한 것이다.

평가에 의해 기본적인 운동 패턴에 이상이 확인된 경우는 그것을 수정하기 위한 운동을 지도한다. 운동량이 아닌 질이 중요하며 운동은 올바른 자세로 이루어져야 한다. 근력 강화가 아니라 운동 패턴 연습으로 반복할 필요가 있다. 바른 자세로 운동을 할 수 없다면 부하나 난이도를 높일 수 없다. 잘못된 운동 패턴을 반복해 연습하는 것은 역효과를 만들어 반대로 악영향을 미친다.

Frederic J Kottke[23)]의 운동학습 가이드라인(표 5-1)에 따르면 운동 기억으로 남으려면 간단한 운동 스킬의 경우로 수천 회의 반복이 필요하다. 이건 하루에 100회를 실시했더라도 수십일이 필요하다.

따라서 운동 패턴 수정과 생활습관 개선을 위해서는 환자의 동기 부여와 치료실 이외에서의 셀프 운동 지도가 필요하다.

표 5-1 Kottke(1980)의 운동학습 가이드라인[23)]

- 수십 회의 반복에 의해 과제를 의식할 수 있게 되지만 운동 기억에는 아무것도 남지 않는다.
- 수백 회의 반복에 의해 운동 기억은 조금 남지만 단기간에 잊어버린다.
- 수천 회의 반복에 의해 운동 기억은 확립되지만 고도의 기술 운동에는 충분하지 않다.
- 수만 회의 반복에 의해 유능하고 일관된 운동으로서 운동 기억에 남는다.
- 수백만 회의 반복에 의해 고도로 숙련된 운동 기능으로서 완벽하게 운동 기억에 남는다.

2. 이상 운동 패턴의 수정 운동 예

최근 스포츠 분야에서도 기능 운동(functional training)이나 교정 운동(corrective exercise)이라는 용어가 사용되고 있으며, 운동의 양보다 운동의 질이 더 중요시되고 있다.

이와 같이 근력보다는 퍼포먼스 향상이나 손상 예방을 목적으로 한 트레이닝이 많이 소개되고 있다. 단순히 무게를 이용한 근력 트레이닝이나 스트레칭으로는 퍼포먼스의 향상이나 손상의 예방으로 연결되지 않는다.

손상을 예방하기 위해서는 평가에 의해 개개인의 문제점에 맞춘 트레이닝 프로그램이 필요하며, 올바른 운동 패턴의 반복 연습이 실행되어야 한다.

Evan Osar[24)]는 약화근과 보상근의 조합을 분류하고 그에 따른 자세와 운동장애에 대해 표 5-2와 같이 기재하고 있다. 운동 중 보상운동을 막아 억제되고 있는 근육을 활성화시키고 올바른 운동 패턴을 재학습하기 위한 조합운동이 치료로 이용된다.

운동은 환자의 평가로 만들어지는 것으로 치료자의 유연한 아이디어와 코칭 능력이 필요하다. 따라서 정해진 운동이 있는 것은 아니며, 치료자의 아이디어로 발전시켜 나갈 수 있다.

이하에 임상에서 흔히 볼 수 있는 이상 운동 패턴과 그 수정 운동의 예를 제시한다.

표 5-2 약화근과 보상근으로 인한 자세 · 운동장애[24)]

부위	약화근	보상근	그에 따른 자세 · 운동장애
견관절	견갑하근	대원근 광배근	상완골두 전방 미끄러짐 견갑상완관절 분리 운동의 저하
	극상근	삼각근	상완골두 상방 미끄러짐
	전거근 승모근 상부 승모근 하부	능형근 견갑거근 대흉근	견갑골의 하방회전 약화근 쪽으로 경부의 측굴
고관절	대요근, 소요근	고관절에 대해 : 대퇴직근, 대퇴근막장근 몸통 · 척추에 대해 : 척주기립근, 복사근	고관절에 대해 : 대퇴골두 전방 미끄러짐 몸통 · 척추에 대해 : 전체적인 몸통의 경직, 흉요추 이행부의 과신전
	대둔근	햄스트링 이상근, 요부 척주기립근	대퇴골 전방 미끄러짐 요추의 과신전(척주기립근 우위의 경우) 또는 골반의 전경(햄스트링 우위의 경우)
	중둔근, 소둔근	대퇴근막장근 대퇴직근, 요방형근	골반의 기울기(트랜데렌부르크 양성 쪽이 높아짐) 척추 커브(트렌델렌버그 쪽으로 측굴)
호흡과 몸통의 안정성	횡격막	사각근, 흉쇄유돌근 소흉근	호흡의 증가, 폐첨부 호흡 호흡보조근 비대, 경부, 몸통, 척추 경직 경부 전방 자세
	복횡근	복사근, 척주기립근	몸통과 척추의 전체적인 경직
	골반저근군	이상근, 외폐쇄근, 대퇴사두근	엉덩이를 조이는 힘의 저하 대퇴-관골백 해리

1) 엎드린 자세의 고관절 신전 운동에서 근육 발화 순서의 수정

엎드린 자세에서의 고관절 신전 운동은 정상적으로는 햄스트링에서 시작해 대둔근, 고관절 신전의 반대쪽 척주기립근, 같은 쪽 척주기립근의 순서로 발화한다.

그러나 대둔근보다 척주기립근이 빨리 발화하는 경우는 운동 패턴의 이상이므로 발화 순서를 수정하는 운동이 필요하다.

적　　응 : 고관절 신전 검사에서 척주기립근의 과사용으로 인한 요추 전만이 발생하는 경우(그림 5-2-1a)
햄스트링의 과사용으로 무릎관절 굴곡이 발생하는 경우(그림 5-2-1b)
대둔근의 수축이 부족하다는 등의 소견이 보이는 경우
대둔근과 장요근의 근육 불균형이 있어 고관절 신전의 능동운동 가동범위가 제한되어 요추 전만으로 보상할 경우

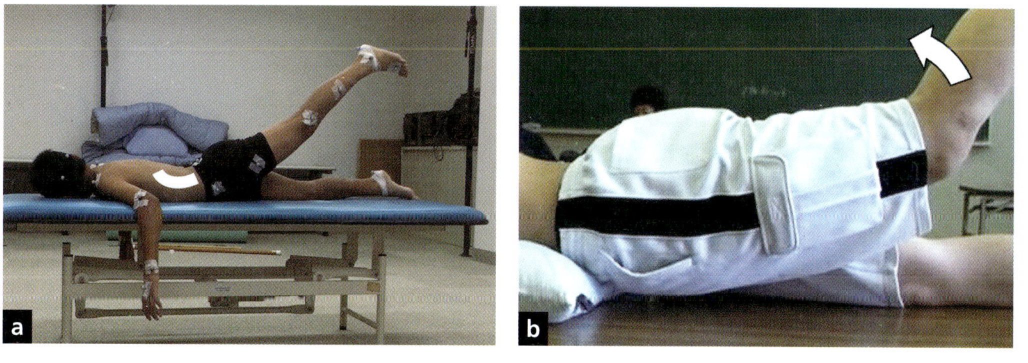

그림 5.2.1 엎드린 자세에서 고관절 신전 운동의 이상 패턴
a : 고관절 신전 검사에서 요추 전만이 발생하는 예
b : 햄스트링의 과사용으로 무릎관절 굴곡이 발생하는 예

시작 자세 : 엎드린 자세
고관절 신전 가동범위 제한이 있으면 복부 아래에 수건이나 베개를 두고 고관절의 각도를 조절한다.

방　　법 : 운동 전 환자에게 먼저 대둔근의 위치를 자각시키기 위해 치료자는 환자의 대둔근을 손가락으로 자극한다.
둔부를 딱딱하게 하는 연습으로 대둔근의 수축감을 가르쳐준다(그림 5-2-2a).
무릎관절을 경도 굴곡함으로써 햄스트링을 수축시킨다(그림 5-2-2b).

대둔근의 수축을 의식해 대퇴를 가볍게 들어 올려 고관절을 신전시킨다(그림 5-2-2c). 이때 요추 전만이 발생하지 않도록 복압을 높인다.

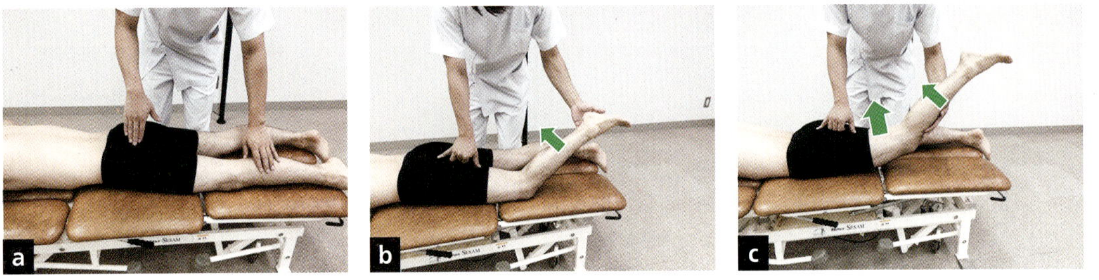

그림 5-2-2 엎드린 자세에서 고관절 신전 운동의 수정 운동

a : 대둔근을 수축시켜 딱딱하게 만든다.
b : 무릎관절을 가볍게 굴곡시켜 햄스트링을 수축시킨다.
c : 대둔근을 수축시키면서 고관절을 신전한다.

2) 척추와 고관절의 분리 운동

고관절의 움직임보다 척추의 움직임이 유연한 경우, 고관절의 움직임을 척추로 보상하기 때문에 요추에 대한 스트레스가 증가한다(그림 5-2-3). 척추를 안정화하고 고관절의 움직임을 연습함으로써 요추의 스트레스를 경감시킨다.

적　　응 : 스쿼트 검사로 골반에 과도한 후경 또는 전경이 발생하는 경우(그림 5-2-3a)
고관절 신전 검사로 요추 전만이 발생하는 경우(그림 5-2-3b)
고관절 외전 검사로 요추의 회전 또는 측굴이 발생하는 경우(그림 5-2-3c)

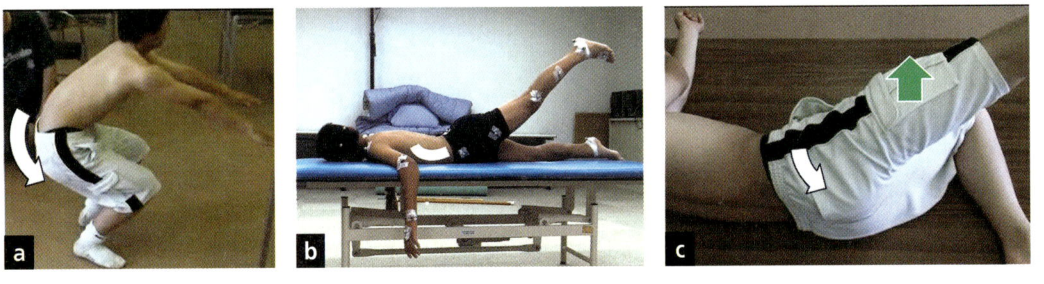

그림 5-2-3 척추와 고관절 분리 운동의 이상 패턴

a : 스쿼트 검사에서의 골반 후경을 동반하는 예
b : 고관절 신전 검사로 요추 전만이 발생하는 예
c : 고관절 외전 검사로 요추의 회전 또는 측굴이 발생하는 예

시작 자세 : 네발기기 자세, 선 자세

방　　법 : 정렬(alignment)의 피드백을 환자에게 주기 위해서는 막대(봉) 등을 이용한다. 머리, 흉추부, 천골부가 일직선이 되도록 막대를 이용하여 정렬을 수정한다(그림 5-2-4).

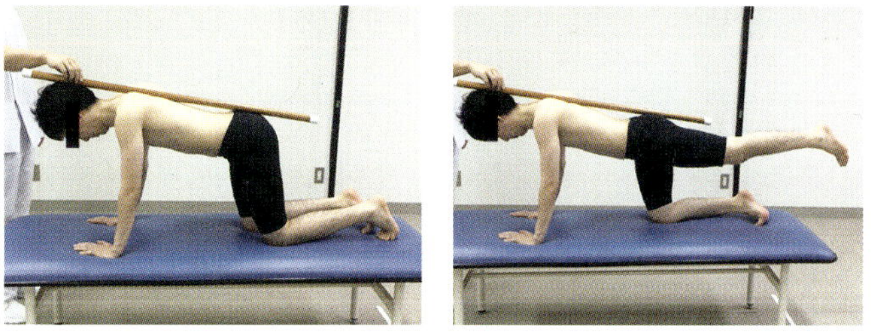

그림 5-2-4 척추와 고관절의 분리 운동(네발기기 자세)
머리, 흉추부, 천골부가 일직선이 되도록 막대기를 이용하여 정렬을 수정한다.

이 정렬을 무너뜨리지 않도록 의식하면서 고관절 운동이나 스쿼트, 런지 등의 자세 변환을 연습한다(그림 5-2-5).

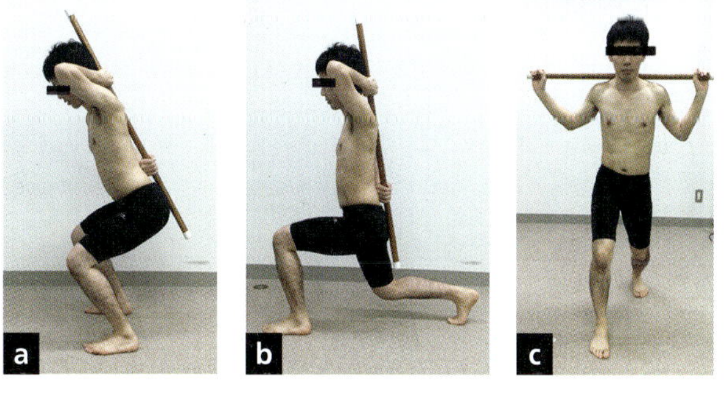

그림 5-2-5 척추와 고관절의 분리 운동(스쿼트와 런지)
정렬을 무너뜨리지 않도록 의식하면서 실시한다.
a : 스쿼트, b · c : 런지

튜브 등으로 부하를 가하거나 밸런스 보드, 에어 스테빌라이저를 이용하면 난이도를 올릴 수 있다(그림 5-2-6).

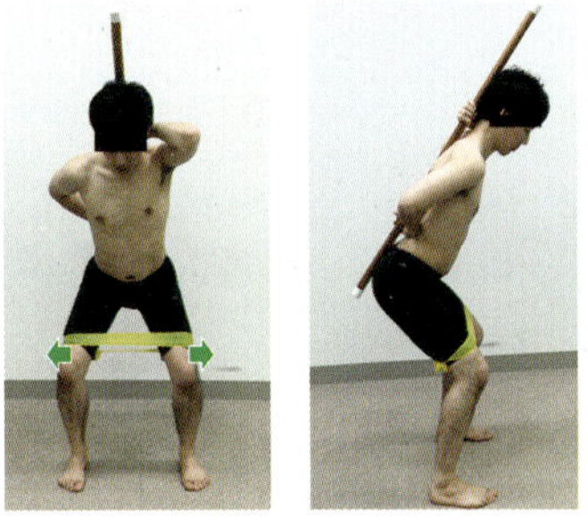

그림 5-2-6 척추와 고관절의 분리 운동(게걸음)

3) 스쿼트나 런지에서 Knee in Toe out의 수정

고관절의 내전·내회전근군이 우위에 있는 경우, 스쿼트 동작에서 이른바 Knee in Toe out 패턴을 볼 수 있다. 이 상태에서의 하중은 무릎관절, 족관절에 스트레스를 주는 원인이 된다.

적　　응 : 스쿼트 검사에서 Knee in Toe out이 발생하는 경우(그림 5-2-7a)
런지 동작에서 Knee in Toe out이 발생하는 경우(그림 5-2-7b)
의자에서 일어나는 동작, 보행, 계단을 오르내릴 때 Knee in Toe out이 발생하는 경우

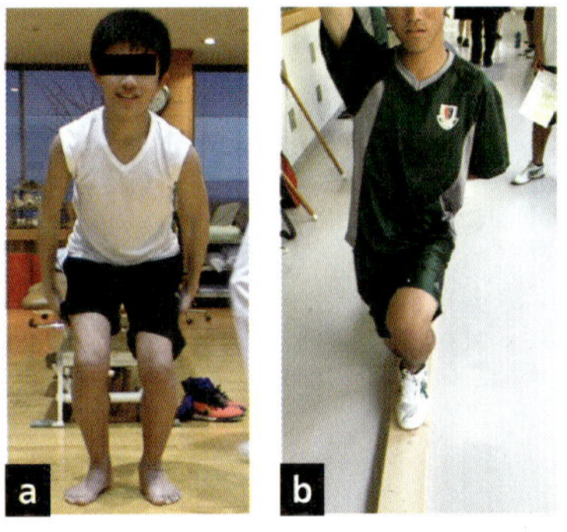

그림 5-2-7 스쿼트나 런지에서 Knee in Toe out을 동반하는 이상 패턴
a : 스쿼트 검사에서의 Knee in Toe out
b : 런지 동작에서의 Knee in Toe out

시작 자세 : 선 자세(브릿지 시에는 바로 누운 자세)

방　　법 : 고관절의 운동 방향을 피드백하기 위해서 고무밴드를 대퇴부에 감아 고관절 외전에 대해 저항이 가해지도록 한다.
이 동작에서 고관절을 외전하도록 힘을 주는 것을 의식한다(그림 5-2-8a).
고관절이 내전·내회전되지 않도록 의식하면서 런지 동작을 연습한다.
대퇴 장축의 중심이 발의 제2지 방향으로 향하도록 주의한다(그림 5-2-8b).
밸런스 보드나 에어 스테빌라이저를 이용하여 난이도를 높일 수 있다(그림 5-2-8c).
응용 운동으로서 브릿지에서 동일하게 연습한다(그림 5-2-8d).

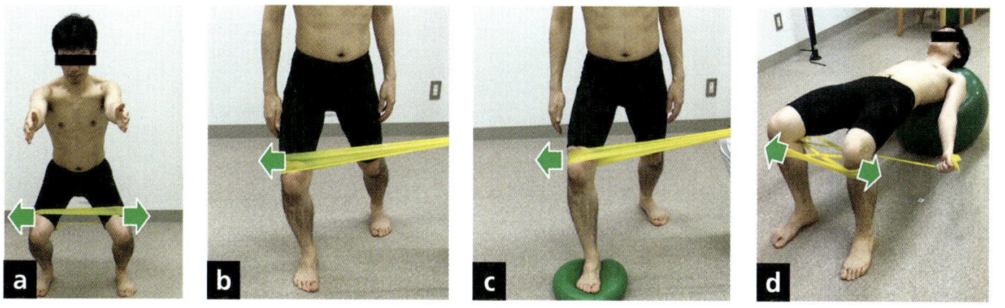

스쿼트 / 런지 / 에어 스테빌라이저를 이용한 런지 / 브릿지

그림 5-2-8 Knee in Toe out의 수정 운동

고관절이 내전·내회전하지 않도록 의식하면서 스쿼트·런지 동작을 연습한다.

4) 무릎관절 굴곡 시 하퇴의 외회전 수정

경골에 대해 대퇴골의 내회전·내전이 과도하거나 대퇴골에 대해 경골의 외회전이 과도한 경우, 무릎관절의 외반을 동반한 경골의 외회전이 발생한다. 이른바 외반슬(knock-knee)의 정렬을 나타내며 무릎관절의 과사용(overuse)에 의해 장경인대염과 슬개골 주변 통증의 원인이 된다. 대퇴근막장근의 과긴장이나 외측 및 내측 햄스트링의 불균형을 수정한다.

적 응: 스쿼트 검사에서 Knee in Toe out이 발생하는 경우
런지 동작에서 Knee in Toe out이 발생하는 경우
의자에서 일어나는 동작, 보행, 계단을 오르내릴때 Knee in Toe out이 발생하는 경우
내측, 외측 햄스트링의 근육 불균형이 있어 무릎관절 굴곡 시 하퇴가 과도하게 외회전한 경우(그림 5-2-9a, b)

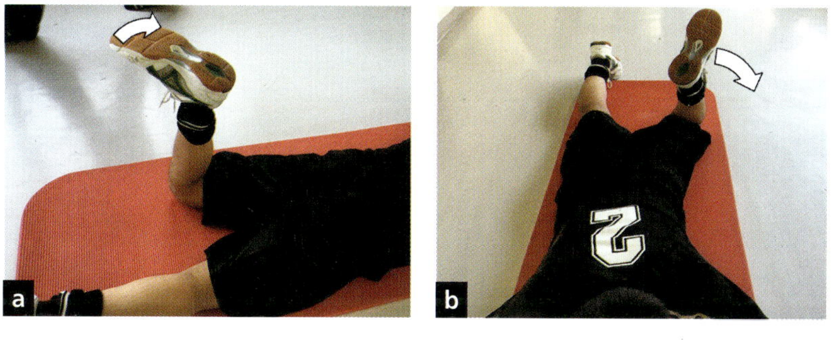

그림 5-2-9 무릎관절 굴곡 시 하퇴 외회전을 동반하는 이상 패턴

시작 자세 : 엎드린 자세

방　　법 : 양쪽 족부 내측을 맞추듯이 접촉시켜 하퇴의 외회전을 교정한다.
그 상태를 유지하면서 천천히 무릎관절의 굴곡 운동을 실시한다.
이때 양쪽 무릎이 벌어지지 않도록 조심해서 실시한다(그림 5-2-10).

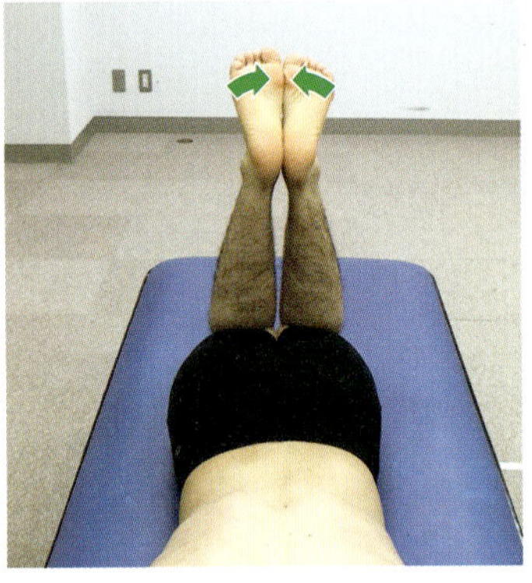

그림 5-2-10 무릎관절 굴곡 시 하퇴의 외회전 수정 운동
양쪽 족부 내측을 맞추고 하퇴의 외회전을 교정하면서 천천히 무릎관절의 굴곡 운동을 실시한다.

5) 견관절 굴곡에 따른 요추 전만에 의한 보상운동의 수정

중부 흉추 기능부전이나 견갑골 과외전 환자에게는 견관절 굴곡 가동범위 제한이 발생하는 경우가 많다. 이 때문에 견관절 굴곡의 최종 가동범위에서 요추 전만에 의해 보상하는 경우가 있다. 배구의 스파이크나 서브 등으로 견관절을 굴곡하는 동작이 많은 경우 요추에 전만 스트레스를 받아 추간관절증, 척추분리증, 미끄럼증의 위험이 높아진다.

적　　응 : 자세 평가에서 두부 전방 자세(거북목), 흉추 후만, 견갑골 과외전 등의 소견이 있어 견관절 굴곡 제한이 있는 경우
견관절 굴곡을 요추 전만으로 보상하는 경우(그림 5-2-11)
스쿼트 검사, 하지 신전 검사에서 척주기립근의 과사용 소견이 있는 경우

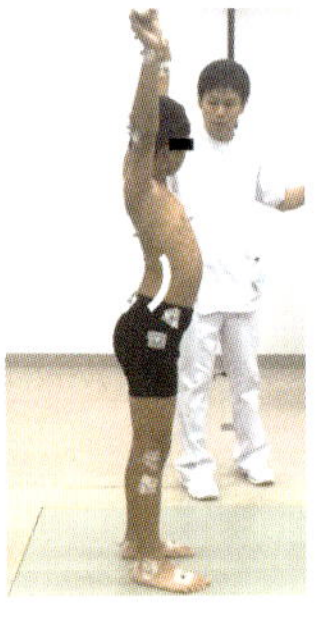

그림 5-2-11 견관절 굴곡 시 요추 전만을 동반하는 이상 패턴

시작 자세 : 바로 누운 자세, 선 자세

방　　법 : 처음에는 바로 누운 자세에서 실시하고(그림 5-2-12a), 익숙해지면 선 자세에서도 실시한다(그림 5-2-12b).

후두부, 흉추부, 천골부가 바닥 또는 벽에 일직선이 되도록 정렬을 수정한다.

요추부에 손을 넣어 요추의 움직임을 모니터 하는 것으로 견관절의 굴곡 시 요추의 움직임이 일어나지 않게 의식한다.

또한, 경추의 신전이 일어나지 않도록 하악 아래에 수건이나 작은 풍선 등을 넣어 턱을 당기는 자세를 유지하도록 의식한다.

복부의 근육을 움직일 수 있는 요부를 안정화시킨다.

견관절의 굴곡 시 요추의 움직임을 동반하지 못하도록 컨트롤하면서 서서히 가동범위를 넓혀간다. 양쪽으로 실시한다.

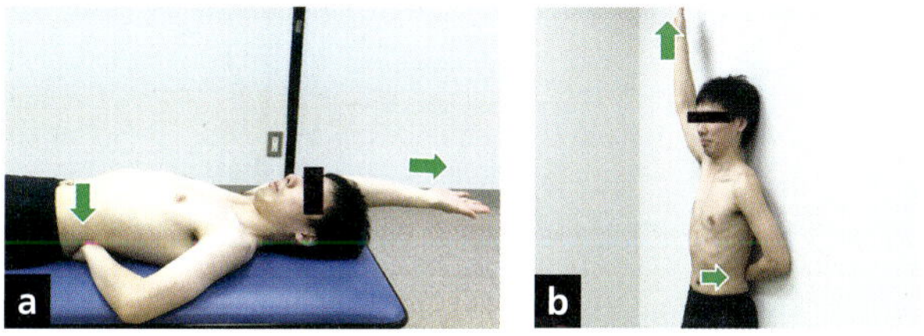

바로 누운 자세　　선 자세

그림 5-2-12 견관절 굴곡 시 요추 전만을 동반하는 수징 운동

6) 견관절 외전 · 외회전에 따른 두부 전방 자세의 수정

견관절 운동 시 하악이 전방으로 돌출되는 움직임과 연쇄되어 버리면 경추에 스트레스를 준다. 두부 전방 자세(거북목)는 후두하근뿐만 아니라 견갑거근과 승모근 상부섬유를 긴장시켜 견관절의 움직임을 방해한다. 또한, 견갑하근의 긴장은 견갑골의 상방회전을 방해하여 견관절장애의 원인이 된다.

적　　응 : 자세 평가에서 두부 전방 자세, 흉추 후만, 견갑골 과외전 등의 소견이 있는 경우

어깨 외전 검사에서 승모근 상부의 과사용 소견이 있는 경우

경부 굴곡 검사나 몸통 굴곡 검사에서의 하악 돌출 소견이 있는 경우

일상생활 중에서 견관절 외전, 외회전 동작을 실시하면 두부 전방 자세가 조장되는 경우(그림 5-2-13)

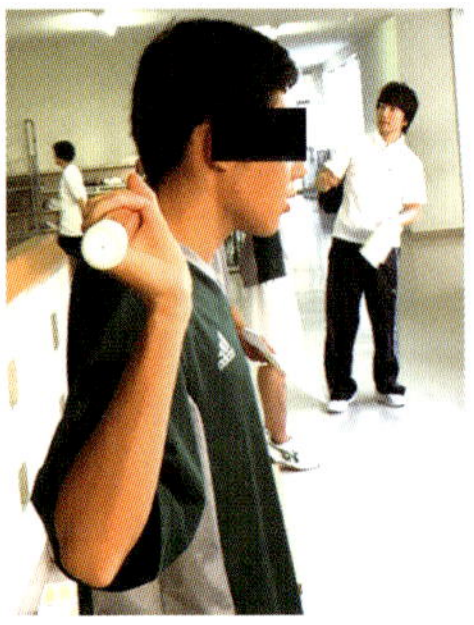

그림 5-2-13 견관절 외전 · 외회전 시 두부 전방 자세를 동반하는 이상 패턴

예를 들면, 휴대전화 사용 시 두부 전방 자세, 대흉근의 머신 트레이닝(버터플라이 머신 등) 동작에서 견관절 외전 · 외회전에 따른 두부 전방 자세, 야구에서 타자가 타격 자세를 취할 때 하악의 돌출 등이다.

시작 자세 : 바로 누운 자세, 선 자세

방　　법 : 하악 아래에 수건이나 작은 풍선 등을 넣어 턱을 당기는 자세를 유지하도록 의식한다(그림 5-2-14).

견관절 내전 자세에서 외전 · 외회전 자세로 팔을 벌린다.

이때 양쪽 견갑골을 가까이 가져가게 한다.

바로 누운 자세에서 컨트롤할 수 있게 되면 선 자세에서도 실시한다.

스트레칭 폴을 사용함으로써 견관절의 외전을 더욱 크게 할 수 있다.

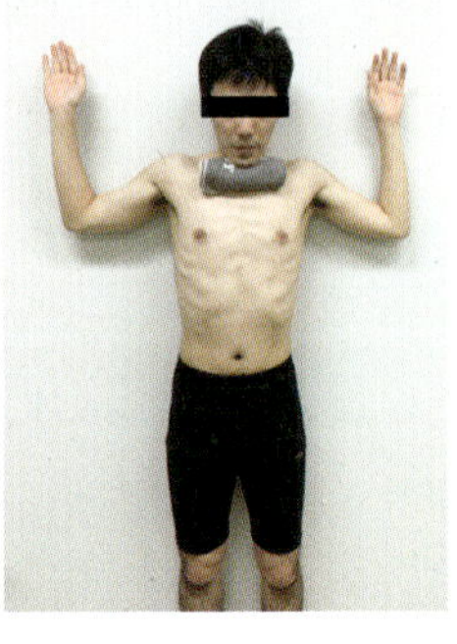

그림 5-2-14 견관절 외전 · 외회전에 따른 두부 전방 자세의 수정 운동
턱을 당기는 자세를 유지하면서 견관절 내전 자세에서 외전 · 외회전 자세로 팔을 벌린다.

7) 몸통 굴곡에 따른 두부 전방 자세의 수정

이른바 복근운동 등에서 나타나는 몸통 굴곡 시 하악이 전방으로 돌출되는 패턴이 습관이 되어 있다면 후두하근군이 과긴장되어 경추에 스트레스를 준다.

또한, 몸통을 굴곡하는 인사 동작 등에서도 하악이 전방으로 돌출된다.

적　　응 : 자세 평가에서 두부 전방 자세, 흉추 후만, 견갑골 과외전 등의 소견이 있다.
경부 굴곡 검사나 몸통 굴곡 검사에서의 경추 굴곡 부족의 소견이 있다(그림 5-2-15).

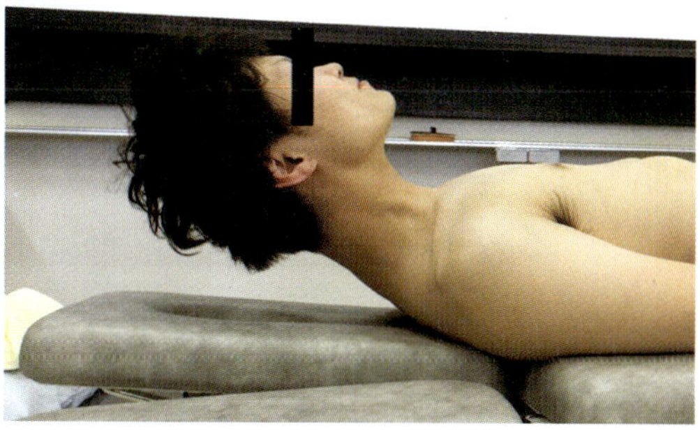

그림 5-2-15 경부 굴곡 검사 및 몸통 굴곡 검사에서의 하악이 돌출되는 이상 패턴

시작 자세 : 바로 누운 자세에서 고관절, 무릎관절 굴곡 자세
방　　법 : 양손을 무릎에 붙이고 상체를 일으킨다. 이때 하악이 전방으로 돌출되지 않도록 의식한다.
하악 아래에 수건이나 작은 풍선 등을 넣고 먼저 턱을 당겨 그 위치를 유지하면서 상체를 일으키도록 한다(그림 5-2-16a).
운동 중에는 치료대에 붙인 양쪽 다리의 발바닥이 뜨지 않도록 대둔근을 수축시킨다(그림 5-2-16b).

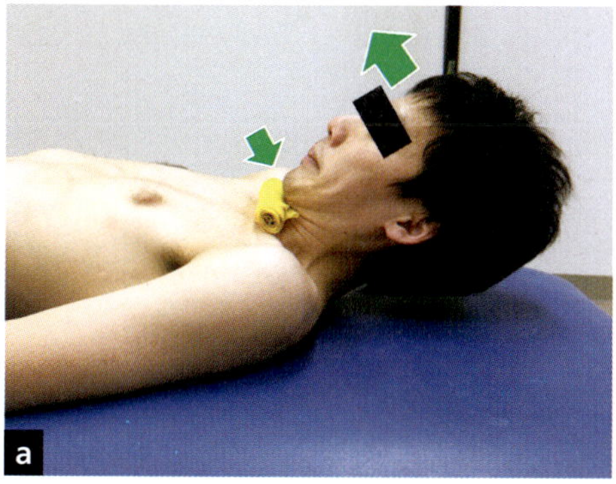

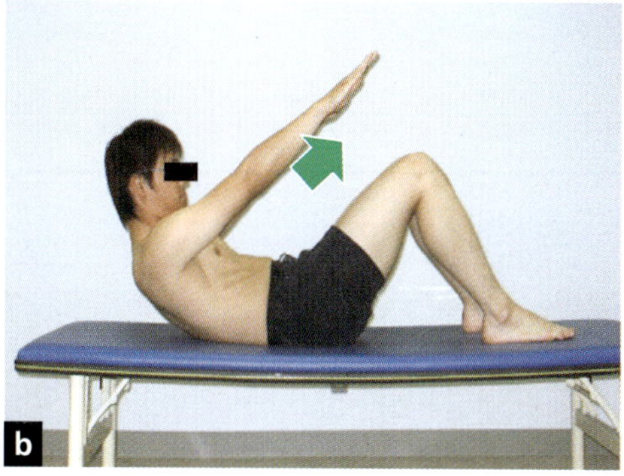

그림 5-2-16 몸통 굴곡에 따른 두부 전방 자세의 수정 운동(바로 누운 자세)
하악이 전방으로 돌출되지 않도록 의식하면서 양손을 무릎에 붙이고 상체를 일으킨다.
a : 하악의 당김을 의식한다. b : 몸통 굴곡

8) 보행 시 두부 전방 자세의 수정

두부 전방 자세나 새우등 자세로 보행하는 습관이 있으면 걸음걸이가 나쁠 뿐만 아니라 노화와 함께 불가역적인 척추의 변형을 일으키는 원인도 된다.

적 응 : 자세 평가에서 두부 전방 자세, 흉추 후만, 견갑골 과외전 등의 소견이 있는 경우 (그림 5-2-17)
경부 굴곡 검사나 몸통 굴곡 검사에서의 경추 굴곡이 부족한 소견이 있는 경우
정적인 자세에서는 두부 전방 자세의 교정이 가능하지만 보행 시 두부 전방 자세가 되어 버리는 경우

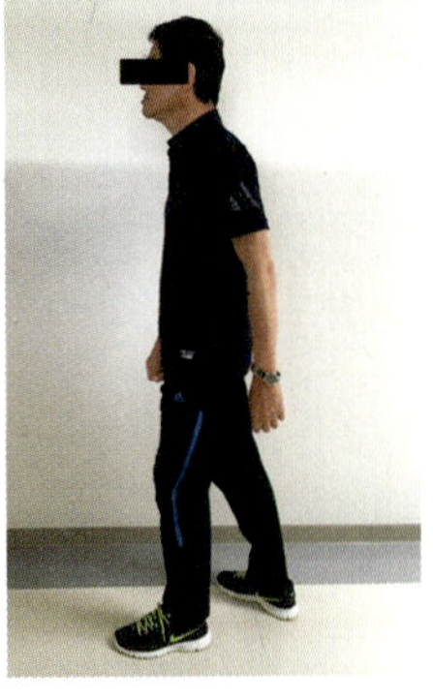

그림 5-2-17 보행 시 두부 전방 자세를 동반하는 이상 패턴

시작 자세 : 선 자세에서 봉을 머리 뒷쪽에서 잡고 견관절 외전·외회전 자세로 유지한다.
방 법 : 견관절을 외전·외회전 자세로 유지함으로써 가슴을 열고 척추를 신전시킨다.
후두부를 봉에 붙이도록 하여 두부 전방 자세를 수정한다.
이때 하악이 올라가지 않도록 턱을 당긴다(그림 5-2-18).
머리 위치를 유지한 채 보행한다.

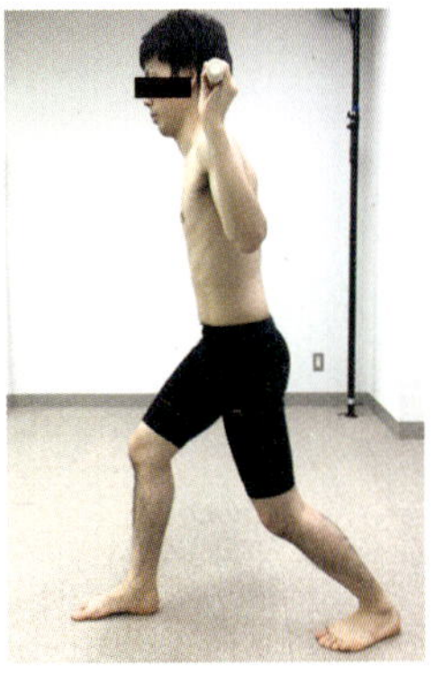

그림 5-2-18 보행 시 두부 전방 자세의 수정 운동
하악이 올라가지 않도록 턱을 당기면서 실시한다.

9) 다리의 신근 우위를 굴근으로 수정

점퍼 무릎(jumper's knee) 등의 환자는 다리의 신근군이 굴근군에 비해 우위인 경우가 많다. 이 때문에 지면을 발끝으로 차는 동작이 많고, 과도하게 다리의 신근군을 사용하는 경향이 있다. 신근 우위의 운동 패턴을 굴근 우위의 운동 패턴으로 한차례 교체할 필요가 있다. 따라서 슬개건에 가해지는 스트레스를 리셋하기 위해 굴근군을 사용하는 운동 패턴으로 전환하는 운동을 한다.

적 응: 스쿼트 검사에서 골반 후경 소견이 있어 대퇴직근의 과사용이 예상되는 경우(그림 5-2-19)
점프를 자주하는 스포츠나 러너 등에서 다리의 신근군을 과도하게 사용하는 경향이 있는 경우
장요근, 햄스트링, 족관절 배굴근군의 활동을 증가시키고 싶은 경우

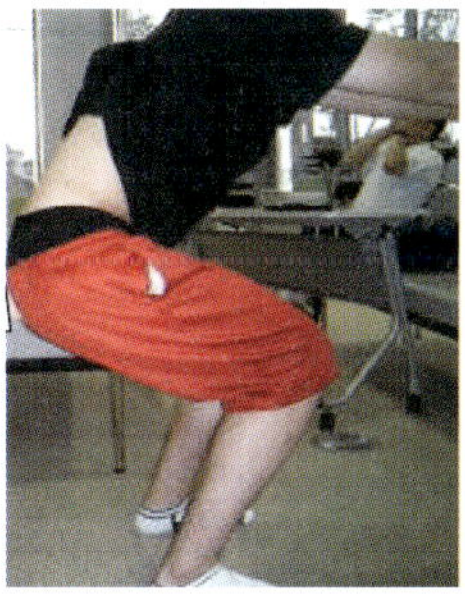

그림 5-2-19 점퍼 무릎의 선수들에게서 볼 수 있는 스쿼트 검사의 이상 패턴
스쿼트 검사에서 골반 후경, 족관절 배굴 부족의 소견.
대퇴직근, 하퇴삼두근 등의 신근군이 과도하게 작용한다.

① 골반 전경 에르고미터(ergometer)

시작 자세: 에르고미터에 골반 전경 자세로 앉는다.

방 법: 골반 후경 자세로 에르고미터를 움직이면 다리의 신근군을 사용하며 사두근과 하퇴삼두근을 주로 사용한다. 골반을 전경하여 움직이면 장요근, 햄스트링, 전경골근이 우위로 작용한다(그림 5-2-20a, b).

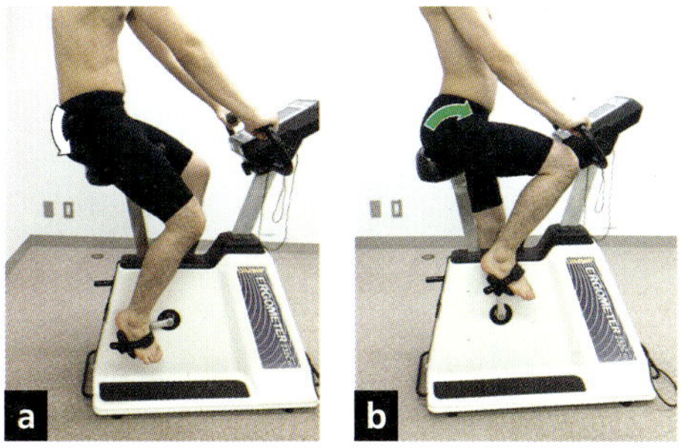

그림 5-2-20 신근 우위를 굴근으로 수정하는 운동(에르고미터)
a : 골반 후경 자세 : 대퇴직근, 하퇴삼두근(신근 우위의 운동 패턴).
b : 골반 전경 자세 : 장요근, 햄스트링, 전경골근(굴근 우위의 운동 패턴).

② 굴곡 점프

시작 자세 : 선 자세

방　　법 : 지면을 발끝으로 차고 점프하면 다리의 신근군이 우위로 작용한다.
한편, 무릎을 끌어당기듯이 고관절, 무릎관절 굴곡, 족관절 배굴하여 점프를 실시하면 굴근군이 우위로 작용한다(그림 5-2-21).

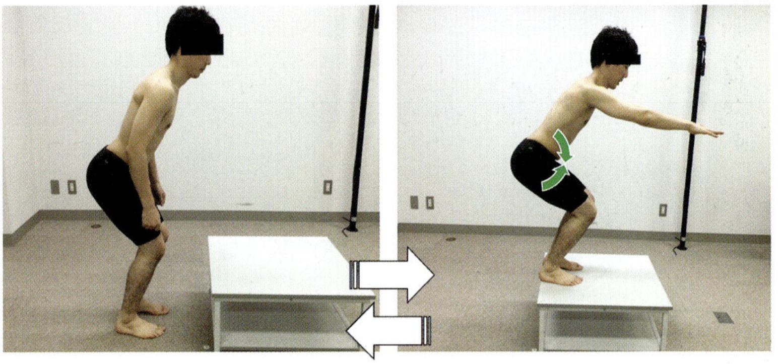

그림 5-2-21 신근 우위를 굴근으로 수정하는 운동(굴곡 점프)

제6장

척추의 안정화 운동

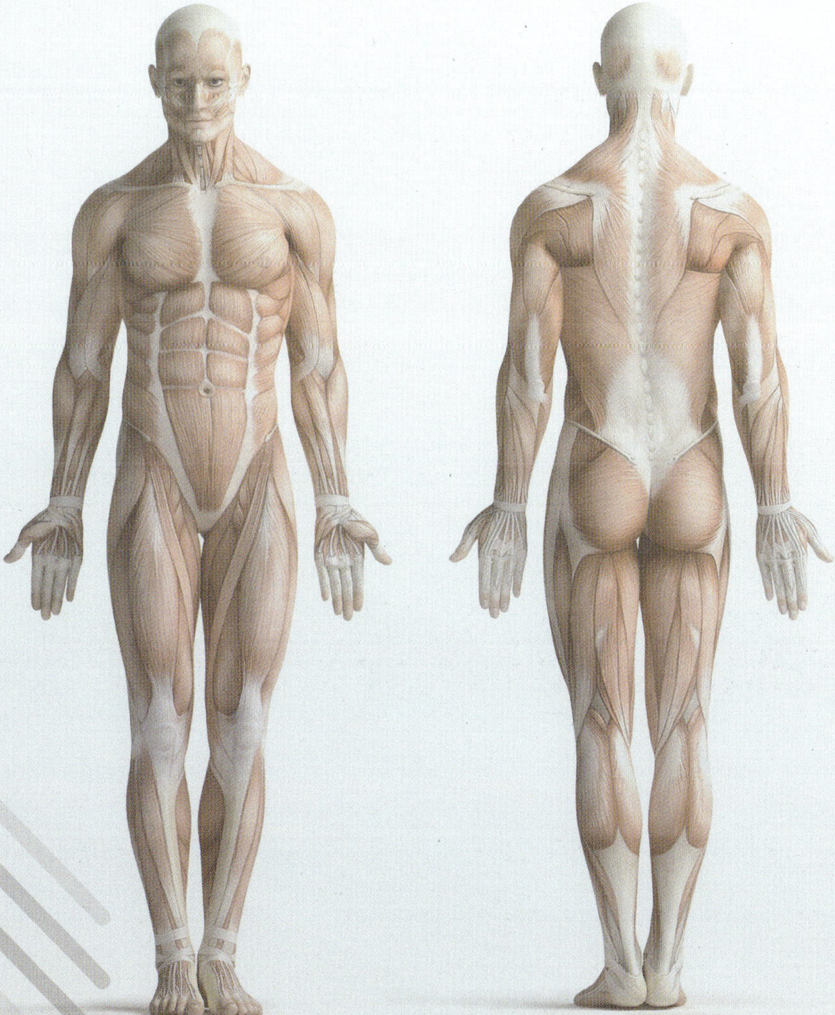

제6장. 척추의 안정화 운동[2), 3), 14), 21), 24), 28), 31), 32)]

1. 척추의 안정화

척추는 팔다리 움직임의 토대가 되기 때문에 유연성과 안정성이 필요하다. 또한, 움직임 속에서 항상 안정이 요구되는 동적 안정성을 제어할 수 있는 능력이 필요하며 단순한 근력 강화가 아닌 신경계의 트레이닝이 필요하다.

척추를 안정시키기 위해서는 이른바 코어 트레이닝이나 속근육 트레이닝, 몸통 트레이닝이라고 알려져 있는 것 중 코어란 무엇인가를 환자에게 이해시키는 것이 중요하다. 또한, 운동은 제대로 실시하는 것이 중요하며 부하를 높이면 좋지 않다. 강한 부하를 가하면 효과가 있다는 것이 아니라 어디까지나 모터 컨트롤을 학습해 평소 움직임 속에서 무의식적으로 컨트롤할 수 있도록 해야 한다. 이러한 올바른 움직임을 반복해서 연습해야 한다.

이른바 코어 근육(속근육, inner muscle)은 그림 6-1-1에 나타낸 근육으로 구성되어 내장을 포함한 복부 캡슐의 압력을 높임으로써 척추를 안정시키는 역할이 있다. 예를 들어, 자전거의 타이어는 공기압이 떨어지면 움직임이 나빠져 고장의 원인이 된다. 사람의 복부도 타이어의 공기압을 높이듯이 몸통 코어의 캡슐 압력을 높임으로써 요추에 걸리는 물리적 스트레스를 분산시킨다(그림 6-1-2). 흉추나 고관절의 가동범위 제한이 있으면 요추로 그 움직임을 보상하게 되기 때문에 요추의 안정성이 망가져 버린다. 흉추 및 고관절의 가동범위 제한을 개선함과 동시에 요추의 안정화를 위한 운동을 하며, 복부의 압력을 올려 요추를 안정시킨 상태에서 팔다리의 움직임을 재학습하는 것이 중요하다.

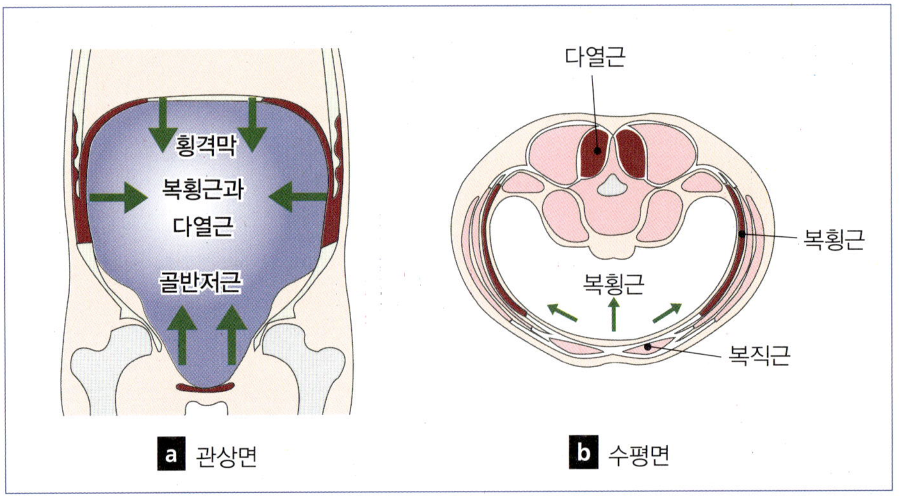

그림 6-1-1 속근육

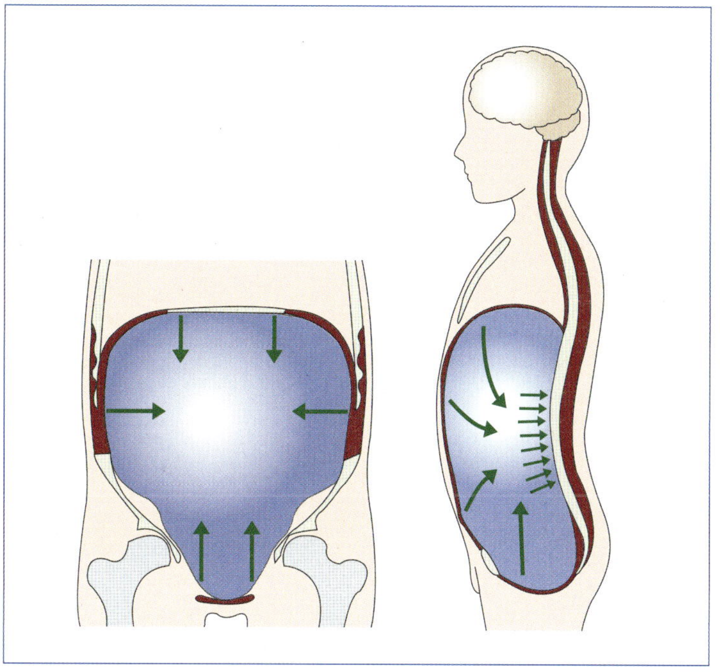

그림 6-1-2 속근육에 의한 복압 상승

2. 척추 안정화 운동의 적응

척추의 안정화 운동은 많은 환자에게 유효하지만 특히, 아래와 같은 경우 그 적응이 높다.

- 관절 또는 연부조직에 대한 도수치료나 자세에 관한 조언이 통증의 감소나 활동성, 지구력 향상에 그다지 효과가 없는 경우
- 근육 불균형이나 부적절한 운동 패턴이 관절의 기능장애나 트리거 포인트를 만성화시키는 요인으로 생각되는 경우
- 업무, 스포츠 혹은 라이프 스타일에서 높은 활동성이 필요한 경우
- 질환의 중증도 또는 과거의 병력에서 만성화가 예상되는 경우
- 운동요법을 적절히 실시할 의욕과 이해력이 있는 경우

3. 요부 및 골반의 기능적 가동범위 확인

기능적 가동범위(functional range)는 생체역학적으로 정확하고, 통증이 없는 범위의 가동범위를 말한다. 자신의 요추 움직임과 가동범위를 아는 것이 첫 걸음이며, 통증이 발생한다면 그 위치

를 확인하고 통증이 없는 가동범위를 기억한다. 만약에 전혀 통증이 없는 가동범위가 없다면 이 운동의 적응이 아니다. 운동요법을 안전하게 실시하려면 이 기능적 가동범위 내에서 운동을 실시해야 한다.

요추는 전만·후만 또는 회전의 가동범위 최종으로 부하가 걸리면 손상을 일으키는 원인이 된다. 기능적 가동범위는 우선 이 최종 가동범위에서의 물리적 스트레스를 피하도록 컨트롤하는 것을 의식적으로 연습하고, 다음으로 앉은 자세나 들어올리는 동작 등 일상생활에서도 무의식적으로 컨트롤할 수 있도록 연습한다.

요부·골반의 기능적 가동범위를 학습하려면 바로 누운 자세부터 단계적으로 진행한다. 올바른 자세를 학습하면 그 자세에서 횡격막 호흡에 의한 호흡 컨트롤을 연습한다.

1) 바로 누운 자세에서의 확인

시작 자세 : 바로 누운 자세로 고관절 및 무릎관절 굴곡 자세(그림 6-3-1a).
팔은 몸 쪽에 두고 손바닥을 바닥에 붙인다.

방　　법 : 치료자는 환자의 복부에 손을 얹고 이 손을 누르듯이 복부를 들어 올리게 해서 골반 전경과 요추 전만을 촉진한다(그림 6-3-1b).
다음으로 치료자는 손을 환자의 허리 아래에 넣고 피드백을 주면서 그 손을 짓누르듯이 골반 후경과 요추 전만 감소를 촉진한다(그림 6-3-1c).
치료자는 환자의 요추에 전만·후만의 능동 보조운동을 시켜 그 움직임을 돕

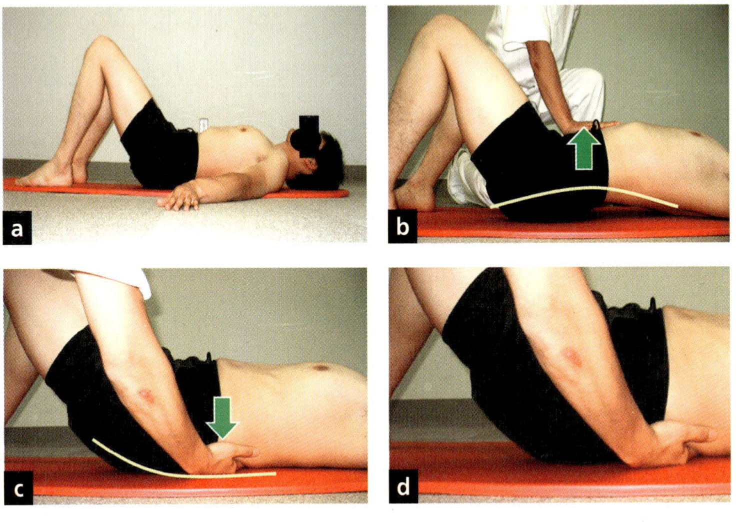

그림 6-3-1 바로 누운 자세에서의 확인
a : 시작 자세, b : 요추 전만 가동범위의 확인, c : 요추 후만 가동범위의 확인, d : 중립 자세에서의 유지

는다.

점차적으로 환자에게 기능적 가동범위의 중립 자세에서 위치를 유지하게 한다.

중립 자세에서의 위치에서 복횡근을 수축시켜 요추의 움직임을 멈추게 하는 것을 기억시킨다(그림 6-3-1d).

2) 네발기기 자세에서의 확인

시작 자세 : 양손을 어깨너비만큼 벌리고 양 어깨 바로 아래에 둔다. 무릎관절의 위치는 고관절 바로 아래이며 양 무릎의 너비를 넓혀 네발기기 자세를 취하게 한다(그림 6-3-2a).

방 법 : 환자에게 요추 전만, 골반 전경 자세를 요구한다. 요추의 전만으로 골반은 자동적으로 전경되며 눈부를 조금 내미는 모습이 된다(그림 6-3-2b).

다음으로 요추 후만, 골반 후경 자세를 요구한다(그림 6-3-2c).

이 움직임으로 지연되는 통증과는 다른 불쾌감이 있으면 통증이 없는 부분적인 범위 내에서만 가능하다.

요추 전만 동작으로 통증이 있다면 중립 자세에서 후만 자세까지로 한정한다.

요추 후만 동작으로 통증이 있다면 최대 전만 자세까지 내려서 중립 자세까지로 한정한다.

마지막으로 환자는 통증이 없는 기능적 가동범위 내 중립 자세를 복횡근의 등척성 수축(복부의 조임)에 의해 유지한다.

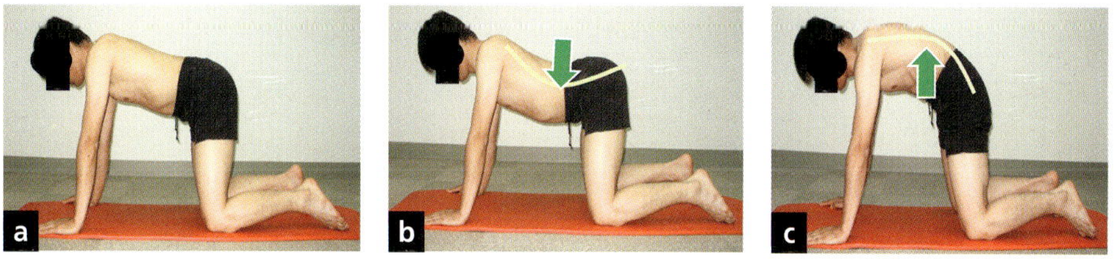

그림 6-3-2 네발기기 자세에서의 확인

a : 시작 자세, b : 요추 전만 가동범위의 확인, c : 요추 후만 가동범위의 확인

3) 앉은 자세에서의 확인

시작 자세 : 의자 끝에 앉는다(그림 6-3-3a).

양쪽 발을 조금 떨어뜨리고, 다리를 외전하여 약간 외회전 자세로 만든다.

팔은 몸 쪽, 전완은 회외시켜 손바닥을 전방으로 향한다.

방　　법 : 환자는 의자 끝에서 골반을 세우듯이 전방으로 움직여 요추 전만 상태를 만든다.

이때 그림 6-3-3b, c, d의 자세로 치료자는 환자의 양 어깨에 가볍게 수직 방향으로 오버 프레스를 가함으로써 요부에 걸리는 압력의 차이를 자각시킨다. 이것은 하중에 의한 스트레스가 적은 중립 자세의 감각을 파악하기 쉬워진다.

흉부는 흉골을 전방으로 내미는 이미지로, 골반과 흉곽의 사이를 넓히듯이 중력에 대항하고 머리를 가능한 한 높은 위치에 둔다(앉은 높이를 되도록이면 높게 한다).

견갑골을 내전시켜 가슴을 편다.

머리, 흉부, 복부, 골반의 위치가 직렬로 정렬(alignment)되도록 각 위치 관계를 조절한다.

이공(acoustic pore)으로부터 내린 수직선이 몸통의 중심을 지나 좌골결절에 떨어지는 이미지로 자세를 정돈한다.

복횡근의 수축으로 복부를 안정시키고 횡격막 호흡을 연습한다.

* 이 자세는 브루거 포지션(Brugger's position)이라고 불린다. 일상생활 중에서 자주 도입함으로써 두부 전방 자세, 흉추 후만, 골반 후경 등의 불량 자세를 리셋하고 조직에 가해지는 물리적 스트레스를 경감한다.[2), 14), 18)]

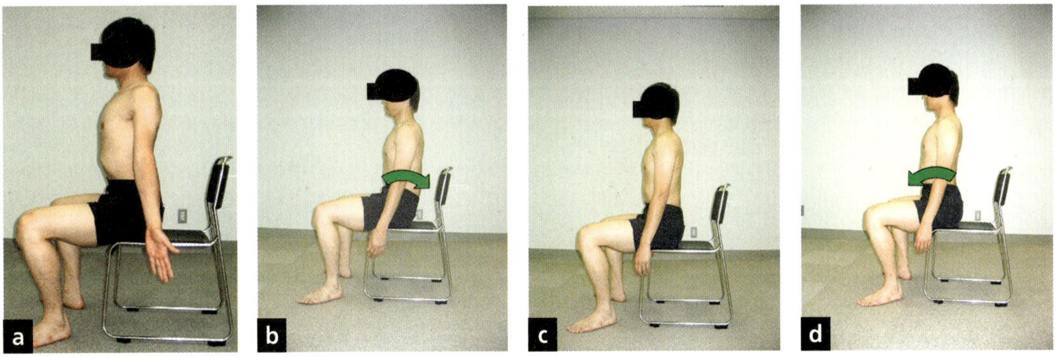

그림 6-3-3 앉은 자세에서의 확인

a : 시작 자세, b : 골반 후경 자세, c : 골반 중립 자세, d : 골반 전경 자세

4) 선 자세에서의 확인

시작 자세 : 선 자세에서 자연스러운 호흡을 시킨다(그림 6-3-4a).

방　　법 : 둔부를 돌출시켜 척주를 활처럼 만들어서 최대한 요추를 전만하도록 지시한다(그림 6-3-4b)

다음으로 둔부를 아래로 밀어 놓고 최대한 요추를 후만하도록 지시한다(그림 6-3-4c).

만약 통증이 있다면 통증이 없고 편안한 범위까지 가동범위를 한정한다.

중립 자세까지 오면 거기서 멈추고 복횡근을 수축시켜 복부의 압력을 올린다.

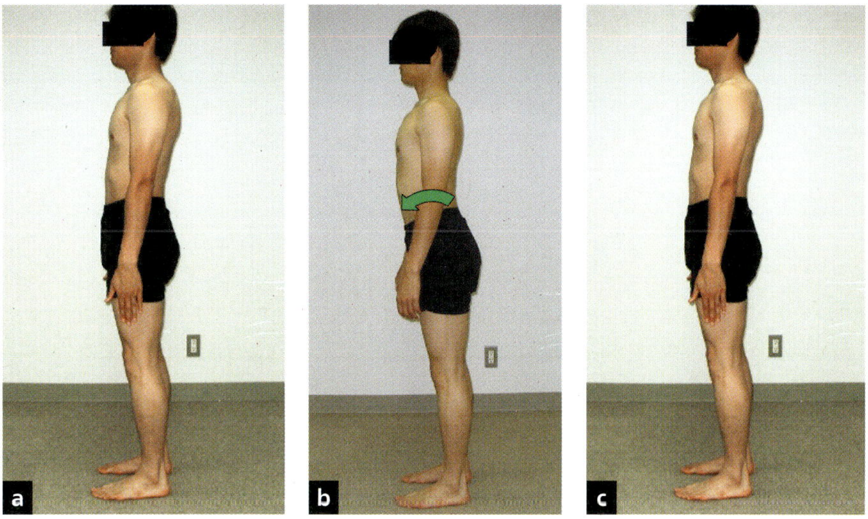

그림 6-3-4 선 자세에서의 확인

a : 시작 자세, b : 요추 전만 가동범위의 확인, c : 요추 후만 가동범위의 확인

4. 운동요법 프로그램의 진행 방법

운동요법의 프로그램은 아래의 순서로 진행시킨다.

- 처음에는 부하가 작은 자세로 간단한 동작부터 시작해 안정된 면을 사용하여 실시한다.
- 간단한 동작을 할 수 있다면 보다 복잡하고 강도가 높은 운동으로 프로그램을 진행시켜 나간다.
  누운 자세, 네발기기 자세, 앉은 자세, 선 자세와 서서히 항중력 자세로 실시한다.
  처음은 눈을 뜨고 실시하고, 다음은 눈을 감고 실시한다.
  보다 불안정한 면에서의 운동 또는 운동 패턴의 조합을 복잡하게 한다.
  강도가 높은 운동으로 진행한다. 또한, 부하를 올릴 경우, 운동의 질이 손상되지 않도록 주의한다.
- 운동은 1회에 최대 10초 정도 걸리도록 천천히 실시한다.
  10회가 가능하다면 조금 더 어려운 운동으로 진행한다.

5. 척추 안정화 운동의 실제[3)]

1) 운동 프로그램

실제 운동은 다음과 같다.

보통은 감각운동부터 시작한다.

환자가 간단하게 즐길 수 있는 운동은 도입하기 쉽다.

또한, 무의식적인 컨트롤을 학습하는 중에 요추의 기능적 가동범위 내에서의 운동에 익숙해져야 한다.

2) 감각운동계 운동[3)]

적 응: 한다리서기 검사에서 양성의 경우
스쿼트, 런지, 보행 검사에서의 균형에 문제가 있는 경우
환자가 단조로운 운동에 대한 동기 부여가 낮은 경우
움직임의 협조성에 문제가 있는 경우
다른 치료에서의 반응이 나쁜 경우

목 적: 능동운동 제어의 개선이다.
고유감각 자극에 의한 근활동은 반사적이며 중추신경이 관여하고 있다.
단독의 관절운동에 의한 근력 강화와는 달리 심층근의 근활동을 높일 수 있다.
표층근은 수의적으로 컨트롤할 수 있지만 심층근은 수의적 컨트롤이 어렵다.
근육 불균형은 중추신경이 관여하고 있기 때문에 감각운동계의 트레이닝을 통해 근육의 기능적 컨트롤을 학습할 필요가 있다.
운동은 정적 단계, 동적 단계, 기능적 단계로 진행되며 수의적 컨트롤에서 반사적인 불수의적 컨트롤로 통합된다.
이와 같이 능동운동 제어의 획득을 목표로 하여 근육 불균형에 의한 운동 패턴 이상을 복구한다.

① 불안정 소도구를 이용한 운동(정적 단계)

불안정 소도구는 여러 종류가 시판되고 있으며 락커 보드, 워블 보드, 에어 스테빌라이저, 각종 밸런스 보드, 쿠션, 풍선 등을 이용할 수 있다.

다양한 불안정 소도구 : (그림 6-5-1, 그림 6-5-2)

불안정 소도구 위에서 자세를 컨트롤한다.

눈을 뜬 상태에서 기능하다면 다음에는 눈을 감고 실시한다.

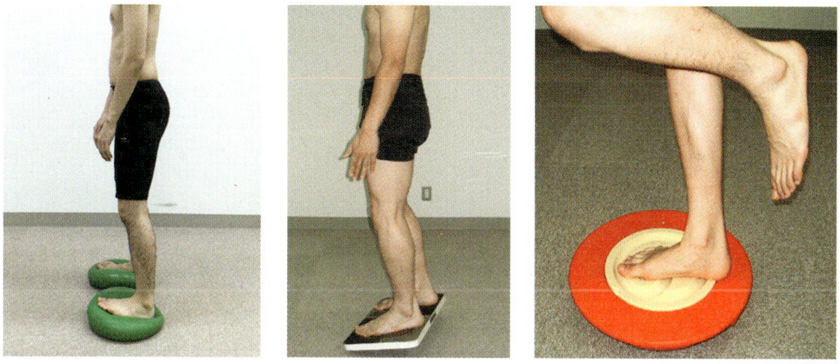

그림 6-5-1 불안정 소도구를 이용한 감각운동(정적 단계)

② 풍선을 이용한 운동(정적 단계)

쿠션, 풍선 등을 이용하여 실시할 수도 있다(그림 6-5-2).

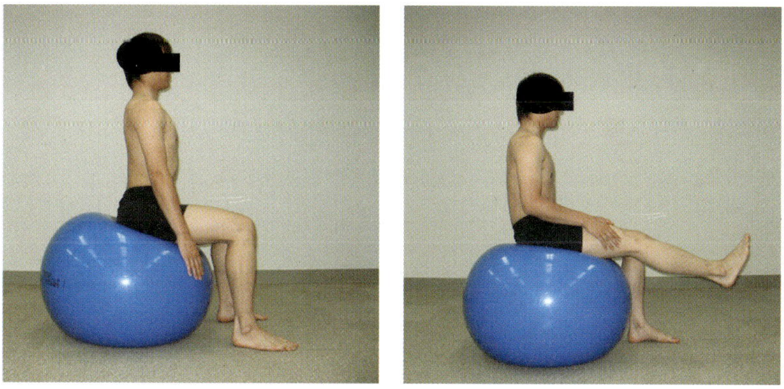

그림 6-5-2 짐볼을 이용한 앉은 자세에서의 감각운동(정적 단계)

③ 밸런스 보드를 이용한 운동(동적 단계) : (그림 6-5-3)

치료자는 교란을 주고 그에 대하여 균형을 유지하도록 한다.

눈을 뜬 상태에서 가능하다면 다음에는 눈을 감고 실시한다.

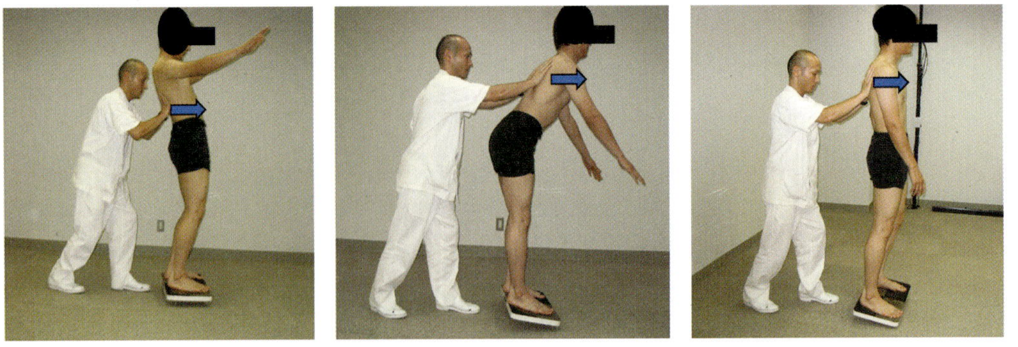

그림 6-5-3 밸런스 보드를 이용한 감각운동(동적 단계)
치료자는 자세에 교란을 주고 그에 대항해 자세를 유지한다.

④ 에어 스테빌라이저를 이용한 운동(기능적 단계) : (그림 6-5-4)

런지나 스쿼트 등의 기능적 동작을 에어 스테빌라이저를 이용해 실시한다.
치료자가 교란을 주는 대신에 고무밴드를 사용할 수도 있다.
눈을 뜬 상태에서 기능하다면 다음에는 눈을 감고 실시한다.

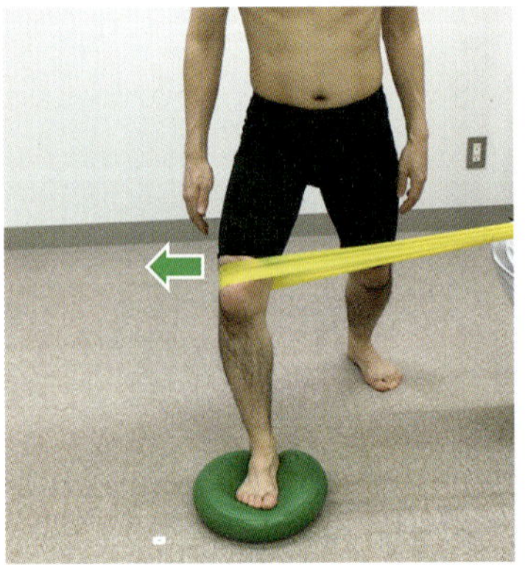

그림 6-5-4 에어 스테빌라이저를 이용한 감각운동(기능적 단계)
에어 스테빌라이저를 이용한 런지 예

3) 복근(abdominal muscle) 운동

적　　응 : 자세, 보행분석에서 요추 전만의 증대가 보이는 경우
척추신근군의 과긴장, 복근 약화의 근육 불균형을 보이는 경우
체간굴근군의 협조성이 불충분한 경우
목　　적 : 복근의 협조성과 지구력 및 근력 강화
리프팅(들어올리는 동작)이나 스포츠 동작 시 몸통 안정성의 개선

① 짐볼을 이용한 정적 트레이닝(그림 6-5-5)

시작 자세 : 바로 누운 자세에서 양쪽 다리를 첫 번째 볼 위에 고관절, 무릎관절이 90도 정도 굴곡 자세가 되도록 위치한다.
또한, 두 번째 볼은 환자의 복부에 두고, 양쪽 팔을 뻗어 깍지를 낀 상태에서 볼을 누른다.

방　　법 : 자세가 갖추어지면 환자에게 복근을 긴장시켜 복압을 올리고 요추를 바닥에 대해 평평하게 하도록 지시한다. 호흡은 멈추지 않도록 주의한다.

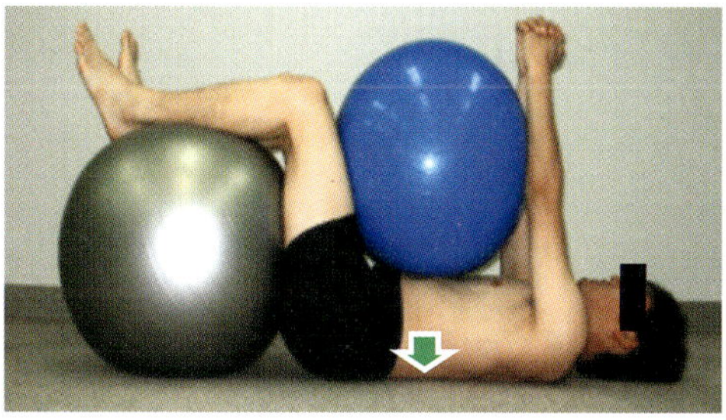

그림 6-5-5 짐볼을 이용한 정적 트레이닝

② 짐볼을 이용한 동적 트레이닝(그림 6-5-6)

시작 자세 : ①과 같다.

방　　법 : ①의 운동이 가능해지면 다음으로 치료자는 짐볼에 회전하는 움직임을 천천히 가한다.
환자는 짐볼이 이동하지 않게 복근을 움직여 처음 자세가 무너지지 않도록 몇 초간 유지한다. 그리고 휴식을 한다.
그 다음에 치료자는 짐볼을 반대 방향으로 돌려 저항을 걸고 같은 방법으로 실시한다.

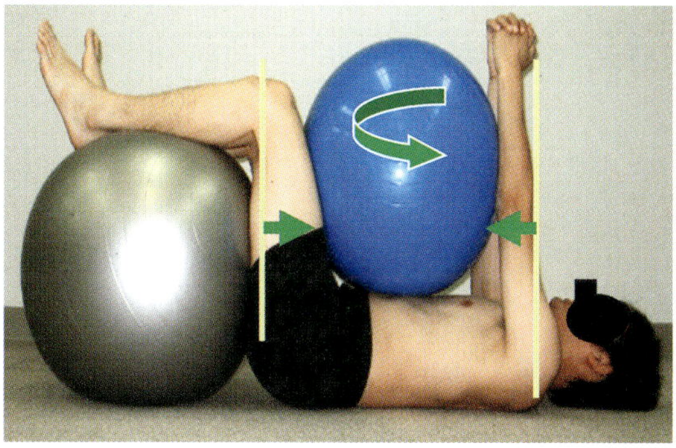

그림 6-5-6 짐볼을 이용한 동적 트레이닝

③ 척추를 안정시킨 상태에서의 팔 운동(그림 6-5-7)

시작 자세 : 바닥 또는 매트 위에서 바로 누운 자세(그림 6-5-7a).
환자에게 복근을 긴장시켜 복압을 올리고 요추를 바닥에 대해 평평하게 하도록 지시한다. 호흡은 멈추지 않도록 주의한다.
운동 중에는 이 자세를 가능한 한 유지하도록 지시한다.

방 법 : 양쪽 팔을 거상시킨다.
이 때 환자의 요추가 전만하지 않도록 주의를 촉구한다(그림 6-5-7b)
요추의 고정이 불충분하면 치료자는 손을 요추 아래에 넣고 치료자의 손끝에 허리를 평평하게 하도록 지시하여 촉진한다.
팔을 최대 굴곡까지 움직이는 것이 어려운 경우, 치료자는 자신의 팔을 기준으로 두고 환자가 요추를 안정시키며 팔을 편안하게 들어 올릴 수 있는 범위에서 시행하도록 한다(그림 6-5-7c).

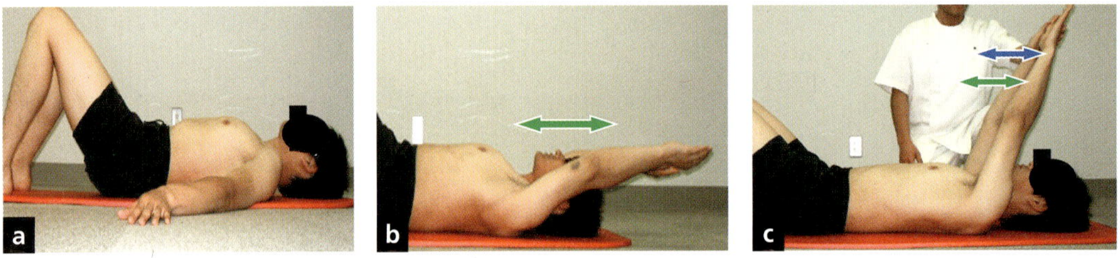

그림 6-5-7 척추를 안정시킨 상태에서의 팔 운동

a: 시작 자세
b: 요추의 움직임이 일어나지 않도록 팔을 거상
c: 요추를 제어할 수 없는 경우, 치료자의 팔을 기준점으로 삼아 견관절의 움직임을 제한하여 실시한다.

④ 척추를 안정시킨 상태에서의 다리 운동 1(그림 6-5-8)

시작 자세 : 바닥 또는 매트 위에서 바로 누운 자세
환자에게 복근을 긴장시켜 복압을 올리고 요추를 바닥에 대해 평평하게 하도록 지시한다.
호흡은 멈추지 않도록 주의한다.
운동 중에는 이 자세를 가능한 한 유지하도록 지시한다.

방 법 : 요추 전만을 일으키지 않고 한쪽 다리를 천천히 고관절 · 무릎관절 굴곡시켜 원래 위치로 되돌린다.
반대쪽 다리도 같은 방법으로 굴곡시키고 다시 원래대로 되돌린다.

일련의 동작으로 요추의 전만을 동반하지 않고 실시할 수 있는지를 확인한다.

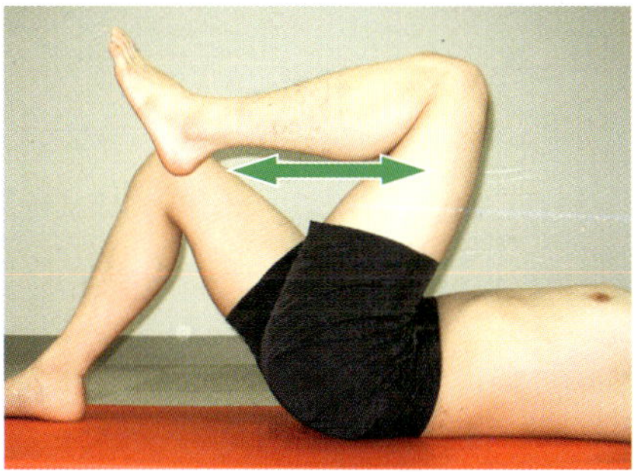

그림 6-5-8 척추를 안정시킨 상태에서의 다리 운동 1

⑤ 척추를 안정시킨 상태에서의 다리 운동 2(그림 6-5-9)

시작 자세 : 바닥 또는 매트 위에서 바로 누운 자세(그림 6-5-9a)
환자에게 복근을 긴장시켜 복압을 올리고 요추를 바닥에 대해 평평하게 하도록 지시한다. 호흡은 멈추지 않도록 주의한다.
운동 중에는 이 자세를 가능한 한 유지하도록 지시한다.

방 법 : 요추의 전만을 일으키지 않고 다리를 교차하여 굴곡·신전시킨다.
다리를 되돌릴 때 바닥에 대지 않고 굴곡한다.
다리가 신전 자세로 향할 때 요추의 제어가 불가능하다면 가동범위를 감소시켜 안선한 범위에서 실시한다(그림 6-5-9b).

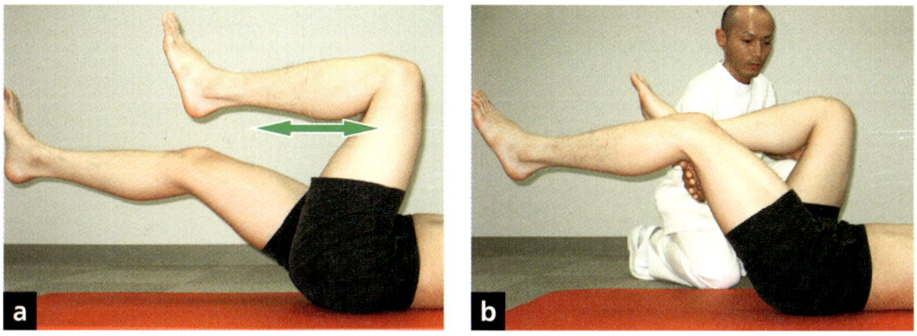

그림 6-5-9 척추를 안정시킨 상태에서의 다리 운동 2
a : 시작 자세, b : 가동범위를 감소시켜 안전한 범위에서 실시한다.

⑥ 척추를 안정시킨 상태에서의 팔다리 운동(그림 6-5-10)

시작 자세 : 바닥 또는 매트 위에서 바로 누운 자세.

6 척추의 안정화 운동

환자에게 복근을 긴장시켜 복압을 올리고 요추를 바닥에 대해 평평하게 하도록 지시한다.

호흡은 멈추지 않도록 주의한다.

운동 중에는 이 자세를 가능한 한 유지하도록 지시한다.

방 법 : 요추 전만을 일으키지 않고 팔다리의 조합운동을 실시한다(그림 6-5-10a).

골반의 회전이나 요추 전만이 발생할 경우 치료자의 손으로 가동범위를 제한해 환자가 제어할 수 있는 가동범위 내에서 실시하도록 한다(그림 6-5-10b).

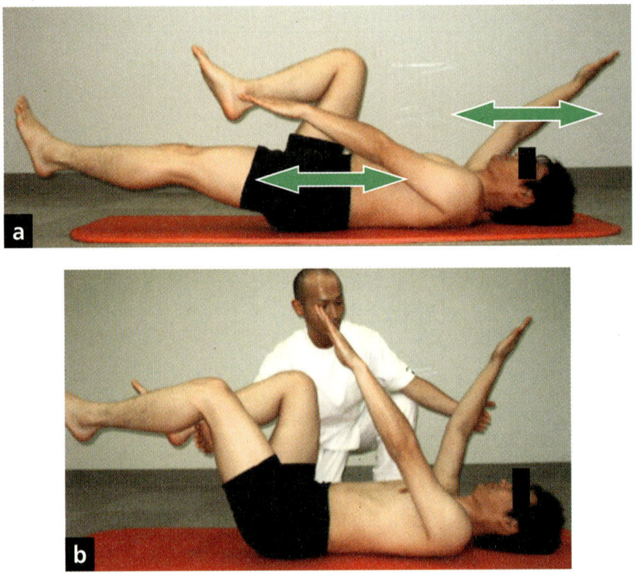

그림 6-5-10 척추를 안정시킨 상태에서의 팔다리 운동

a : 팔다리의 조합운동

b : 실행이 어려운 경우 가동범위를 좁혀 실시한다.

⑦ 윗몸일으키기 1(그림 6-5-11)

시작 자세 : 바닥 또는 매트 위에서 고관절 · 무릎관절을 굴곡한 바로 누운 자세(그림 6-5-11a).

팔을 몸 쪽에 둔다.

방 법 : 팔을 들어 올리도록 지시한다.

견갑골을 매트로부터 멀어지는 높이까지 들어 올리고 되돌리는 동작을 반복해 실시한다.

이때 환자는 턱을 당기는 것에 주의하고 경부나 흉부 상방에 과도한 스트레스를 주지 않도록 주의한다.

6 척추의 안정화 운동

또한, 환자는 요추에 대해 안전한 자세를 유지할 수 있도록 운동을 통해 골반의 기울기를 제어한다.

발꿈치를 바닥에 강하게 붙이도록 지시하고 장요근의 과활동으로 발바닥이 바닥에서 떨어지는 현상이 일어나지 않도록 주의한다(그림 6-5-11b).

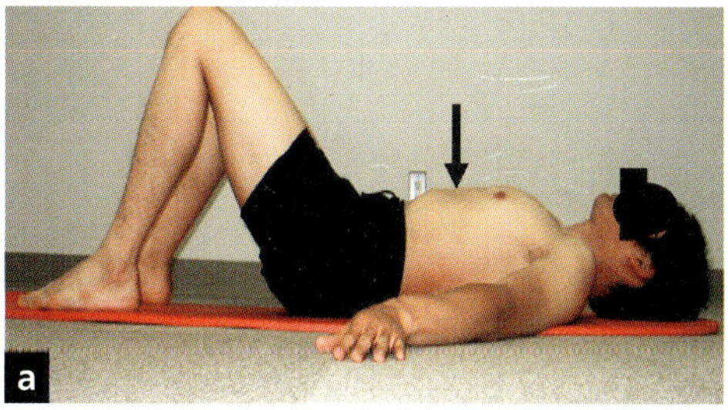

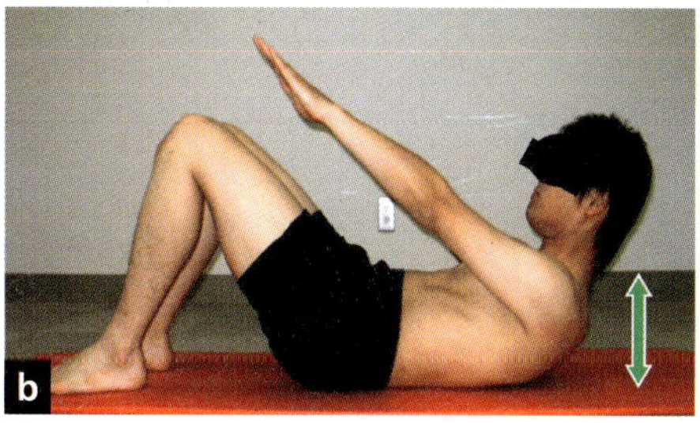

그림 6-5-11 윗몸일으키기 1

a : 시작 자세, b : 어깨를 바닥에서 올린다.

⑧ 윗몸일으키기 2(그림 6-5-12)

시작 자세 : 바닥 또는 매트 위에서 바로 누운 자세로 고관절·무릎관절을 굴곡시킨다. 팔을 머리 뒤에서 깍지 낀다.

방 법 : 윗몸일으키기 1과 같지만 팔을 머리 뒤에서 깍지 끼는 것은 난이도가 올라간다.

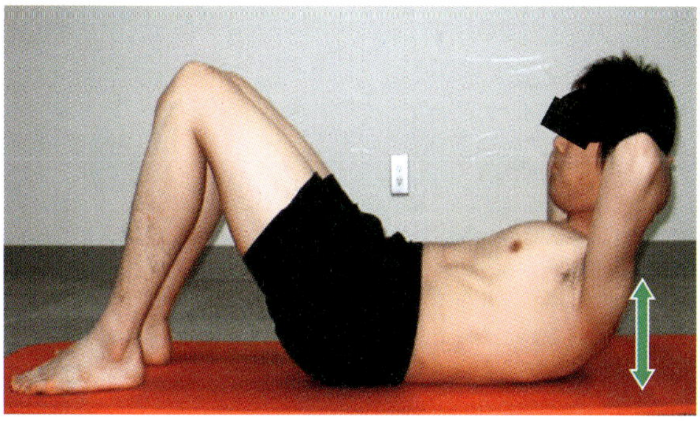

그림 6-5-12 윗몸일으키기 2

⑨ 윗몸일으키기 + 회전(복사근)(그림 6-5-13)

윗몸일으키기에 회전을 가함으로써 복사근의 근력을 강화할 수 있다.

시작 자세 : 바닥 또는 매트 위에서 바로 누운 자세로 고관절·무릎관절을 굴곡시킨다.

방 법 : ⑦ 윗몸일으키기를 먼저 실시한다.

그 자세를 유지하면서 한쪽으로 몸을 회전하고 중앙으로 돌아와 등을 내린다. 다시 일어나 이번에는 반대 방향으로 몸을 회전하고, 다시 중앙으로 돌아와 등을 내린다. ⑦, ⑧과 같이 팔의 위치에 따라 부하를 바꾼다.

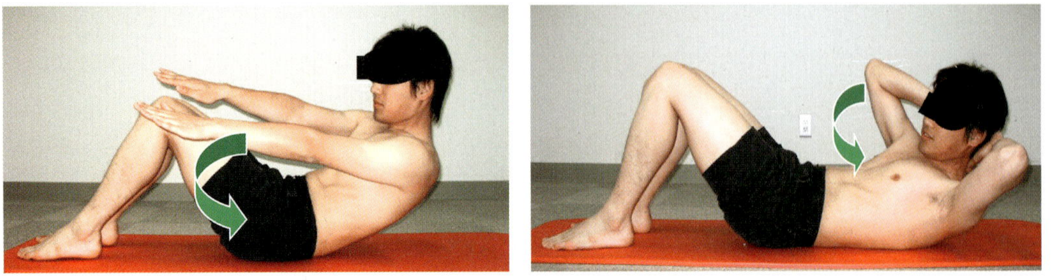

그림 6-5-13 윗몸일으키기 + 회전(복사근)

⑩ 짐볼을 이용한 윗몸일으키기(그림 6-5-14)

시작 자세 : 짐볼과 같은 불안정한 소도구에 환자를 앉힌다(그림 6-5-14a).
환자를 짐볼 위에 앉히고 복근과 둔근을 동시에 수축시킨다.

방 법 : 앉은 자세가 안정되면 볼 위에 기대는 자세를 취하도록 한다(그림 6-5-14b).
그 위치에서 윗몸일으키기를 반복하도록 지시한다.
볼 위에서 견갑골이 떨어질 때까지 상체를 들게 한다(그림 6-5-14c).
발꿈치를 바닥에 강하게 붙이도록 지시하고 장요근의 과활동으로 발바닥이 바닥에서 떨어지는 현상이 일어나지 않도록 주의한다.

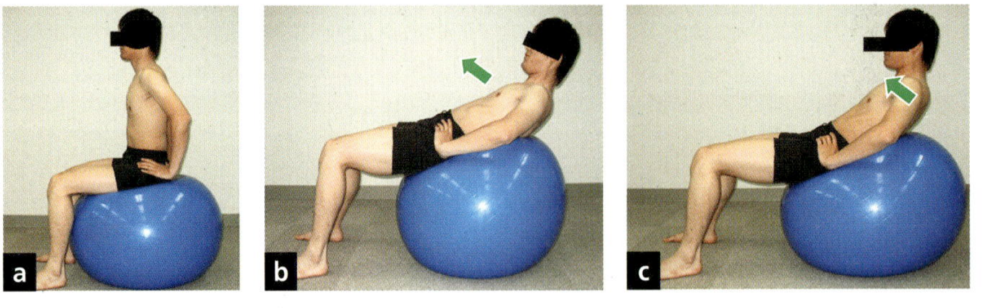

그림 6-5-14 짐볼을 이용한 윗몸일으키기

⑪ 봉을 이용한 복근의 등척성 수축(그림 6-5-15)

시작 자세 : 짐볼과 같은 불안정한 소도구에 환자를 앉힌다(그림 6-5-15a).

환자를 짐볼 위에 앉히고 복근과 둔근을 동시에 수축시킨다.
양손에 봉을 쥔 상태를 유지한다.

방　　법 : 앉은 자세가 안정되면 볼 위에 반 정도 걸터 앉은 자세를 취한다(그림 6-5-15b).
환자의 양손에 봉을 쥐게 하고, 치료자도 그 봉을 잡는다.
환자에게 봉을 단단히 잡게 하고 움직이지 않도록 복근을 등척성 수축시킨다.
호흡을 멈추지 않도록 주의한다.
치료자의 봉에 대한 교란의 힘에 저항하여 환자는 봉의 위치가 움직이지 않도록 유지한다.

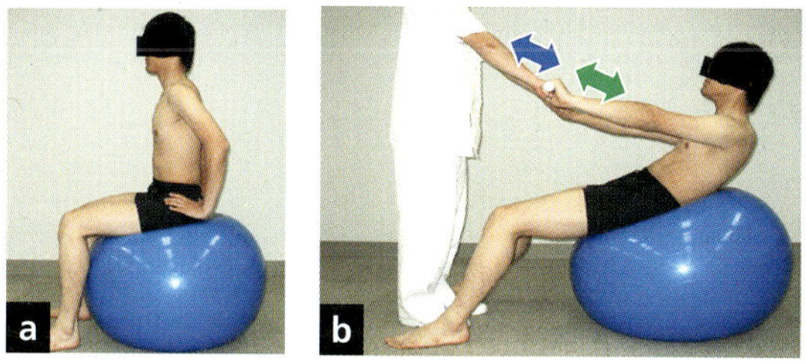

그림 6-5-15 봉을 이용한 복근의 등척성 수축

⑫ 봉을 이용한 복근의 구심성-원심성 수축(그림 6-5-16)

시작 자세 : 짐볼과 같은 불안정한 소도구에 환자를 앉힌다(그림 6-5-16a).
환자를 짐볼 위에 앉히고 복근과 둔근을 동시에 수축시킨다.
양손에 봉을 쥔 상태를 유지한다.

방　　법 : 구심성 수축 - 환자에게 봉을 발 쪽을 향해 아래로 내리게 한다(그림 6-5-16b).
등척성 수축 - 환자가 봉을 움직이지 않도록 유지 및 정지시켜 잠시 등척성 수축을 시행한다.
원심성 수축 - 치료자는 환자의 힘에 저항하여 봉을 위로 똑바로 올려 원심성 수축을 시행한다.

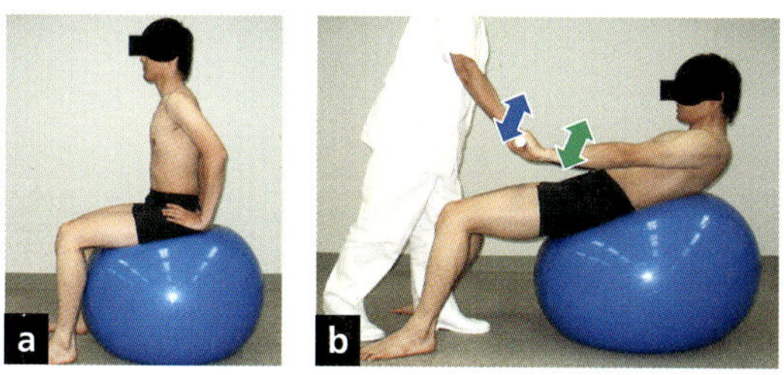

그림 6-5-16 봉을 이용한 복근의 구심성-등척성-원심성 수축

4) 둔부 · 다리 운동

적　　응 : 고관절 신전근군의 컨트롤 저하가 있는 경우
고관절 외전근군의 컨트롤 저하가 있는 경우
스쿼트, 한다리서기 등에서 나타나는 골반의 불안정

목　　적 : 골반-하지 운동 연쇄 기능의 촉진, 특히 고관절의 협조성 · 근지구력 · 근력의 개선
운동의 실제 - 간단한 것부터 시작해 서서히 레벨업해 나간다.

① 브릿지(bridge)(그림 6-5-17)

시작 자세 : 바닥 또는 매트 위에서 고관절 · 무릎관절을 굴곡한 바로 누운 자세

방　　법 : 이 자세가 유지되면 매트에서 골반을 들어 올린다.
이것을 브릿지라고 한다.
브릿지 자세 중 요추에서 지나친 전만을 일으키지 않도록 골반 후경을 유지하는 것이 중요하다.
이 운동을 하는 동안 환자는 편안하게 있는다.
사각근 등 호흡보조근의 과활동이 발생하거나 긴장하지 않도록 편안하게 호흡을 시킨다.
요추의 기능적 가동범위 내에서 실시한다.
무리하지 않는 범위 내에서 올리고 천천히 내린다.
환자가 컨트롤할 수 있는 요추의 기능적 가동범위가 증가함에 따라 브릿지의 높이를 올려 간다.

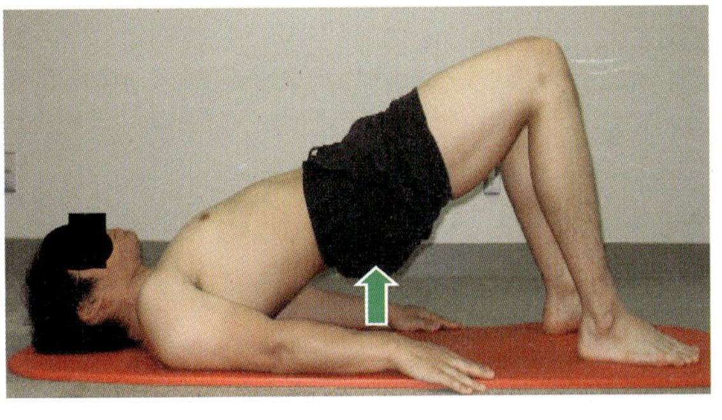

그림 6-5-17 브릿지(bridge)

② 발꿈치 올림 브릿지(그림 6-5-18)

시작 자세 : 바닥 또는 매트 위에서 고관절 · 무릎관절을 굴곡한 바로 누운 자세

방　　법 : 환자에게 한쪽 발에서 다른 한쪽 발로의 체중 이동을 가르친다.
바로 누운 자세에서 골반을 후경시키고 복근을 안으로 당기며(드로인) 허리를 들어 올려 정적인 브릿지를 유지시킨다.
그리고 브릿지 자세에서 한쪽씩 발꿈치를 들어 올릴 것을 지시한다.
한쪽 발꿈치가 매트에서 떨어질 때 골반은 안정되어 있어야 한다.

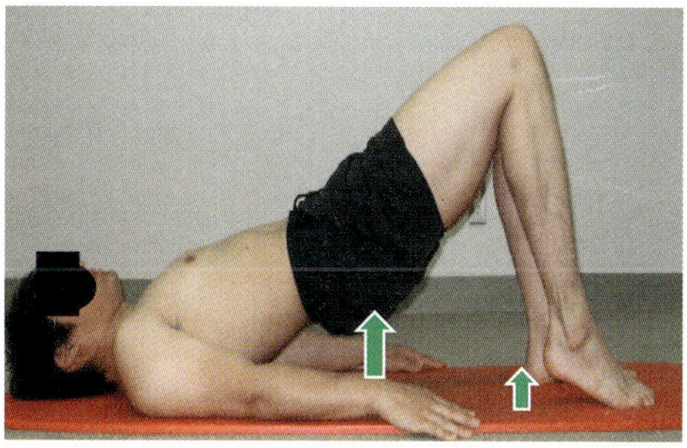

그림 6-5-18 발꿈치 올림 브릿지

③ 마칭(marching) 브릿지(그림 6-5-19)

시작 자세 : 바닥 또는 매트 위에서 고관절 · 무릎관절을 굴곡한 바로 누운 자세
방　　법 : 골반을 들어 올려 브릿지 자세를 취하고(그림 6-5-19a), 한쪽 발을 바닥에서 천천히 들어 올린다(그림 6-5-19b).
이때 골반과 몸통이 움직이지 않고 안정되도록 주의하며 실시한다.

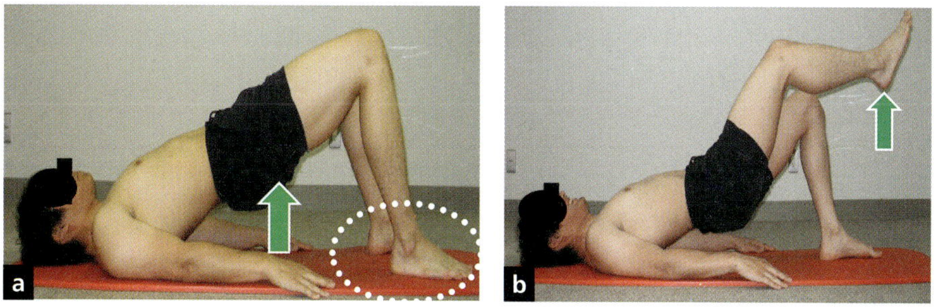

그림 6-5-19 마칭 브릿지

④ 한다리 브릿지(그림 6-5-20)

시작 자세 : 바닥 또는 매트 위에서 고관절 · 무릎관절을 굴곡한 바로 누운 자세
방　　법 : 한쪽 다리를 들어 올린다.

6 척추의 안정화 운동

체중을 지지하는 다리로 브릿지를 실시한다. 양발 브릿지와 마찬가지로 둔부를 들어 올린다(그림 6-5-20a).

골반을 컨트롤하여 움직이지 않고 안정된 상태로 유지시킨다(그림 6-5-20b).

다리를 교체하여 실시한다.

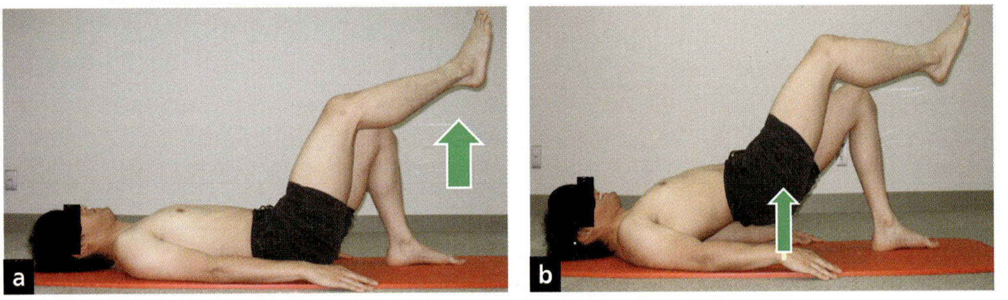

그림 6-5-20 한다리 브릿지

⑤ 짐볼을 이용한 브릿지(그림 6-5-21)

시작 자세 : 짐볼 위에 앉아서 발을 앞으로 향하게 하여 무릎관절 굴곡 상태에서 바로 누운 자세(그림 6-5-21a).

방 법 : 이 자세에서 브릿지를 실시한다. 골반을 내리고 그 다음에는 골반을 들어 올린다. 들어 올릴 때는 요추의 기능적 가동범위 내에서 컨트롤한다(그림 6-5-21b).

촉진이 필요하면 둔부를 가볍게 꼬집거나 문질러 양쪽 둔부가 똑같이 활동하는지 확인한다.

이 동작이 가능하다면 다음으로 발꿈치 올림 브릿지, 마칭 브릿지, 한다리 브릿지로 발전시킨다.

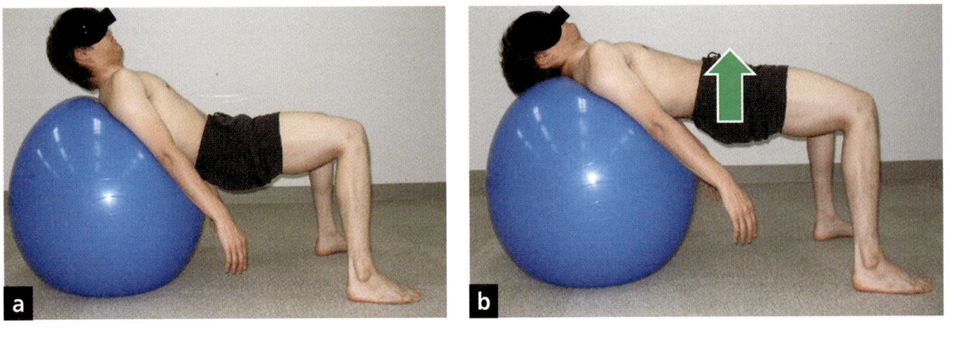

그림 6-5-21 짐볼을 이용한 브릿지

⑥ 벽과 짐볼을 이용한 중둔근 운동(그림 6-5-22)

시작 자세 : 대전자 높이에서 벽과의 사이에 볼을 두고 선 자세를 취한다(그림 6-5-22a).

방 법 : 환자는 벽 쪽의 다리를 들어 올려 볼에 기대고, 벽 쪽의 고관절 부분에서 벽에 대해 횡방향의 압력을 볼에 지속적으로 가한다(그림 6-5-22b).

벽 쪽의 골반을 아래로 떨어뜨린다(하중 쪽 고관절 내전)(그림 6-5-22c).

골반을 수평까지 천천히 올려 원래 위치로 되돌린다(하중 쪽 고관절 외전)(그림 6-5-22d).

그렇게 함으로써 하중 쪽 다리로 중둔근의 활동을 촉진한다. 이때 무릎을 굽히거나 펴지 말고 하중 쪽의 무릎을 편안한 상태로 유지하는 것이 중요하다.

또한, 골반을 수평으로 되돌릴 때 요방형근의 과활동이 발생하지 않도록 주의하고, 힙하이크(hip hike)가 일어나지 않게 수평 이상으로 너무 되돌아가지 않도록 한다.

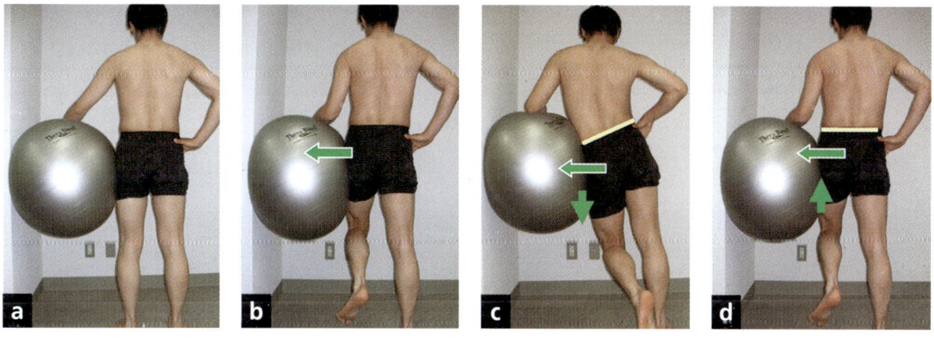

그림 6-5-22 벽과 짐볼을 이용한 중둔근 운동

⑦ 전방 런지(그림 6-5-23)

시작 자세 : 복압을 가볍게 올려 선 자세를 취한다(그림 6-5-23a).

방 법 : (그림 6-5-23b)

전방으로 한쪽 다리를 내디디며 런지를 실시한다.

얕은 단계부터 연습하여 환자의 지구력·강도·협조성 향상으로 약 90도의 고관절·무릎관절 굴곡까지 실시한다.

양손을 허리에 두면 양 어깨가 후방으로 유지되어 머리와 목을 적절하게 일직선상으로 유지할 수 있다.

브루거 운동(Brugger's exercise)과 같은 자세가 된다.

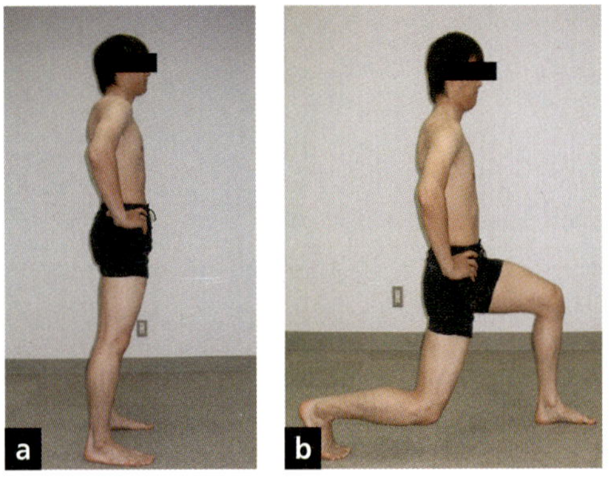

그림 6-5-23 전방 런지

⑧ 측방 런지(그림 6-5-24)

시작 자세 : 복압을 가볍게 올려 선 자세를 취한다(그림 6-5-24a).

방　　법 : (그림 6-5-24b)

한쪽 다리를 횡방향으로 뻗어 런지를 실시한다.

이때 요추를 기능적 가동범위 내에서 컨트롤하도록 한다.

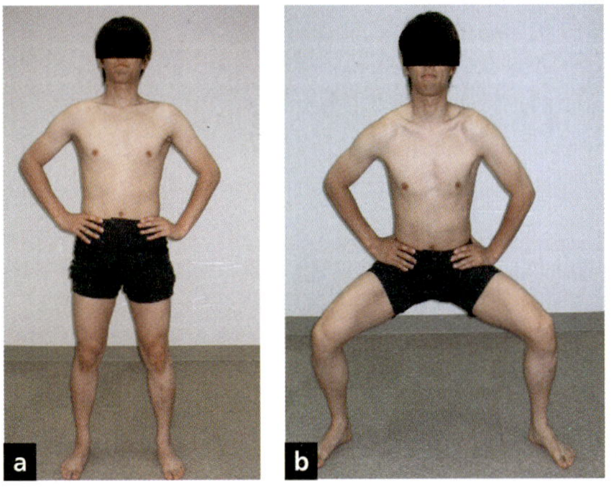

그림 6-5-24 측방 런지

⑨ 짐볼을 이용한 스쿼트(그림 6-5-25)

시작 자세 : 벽과 골반 · 허리 사이에 볼을 두고 기대듯이 선 자세를 취한다.

양쪽 발은 약간 앞쪽으로 내민다(그림 6-5-25a).

방　　법 : 발을 적당히 앞쪽으로 내딛고 볼이 몸에서 떨어지지 않도록 스쿼트를 실시한다(그림 6-5-25b).

이 동작을 반복하도록 한다. 이는 복근의 동시 수축과 대퇴사두근 및 둔근의 활동을 촉진시킨다.

볼을 둔부로 조금 누르고, 스쿼트 중에는 요추의 기능적 가동범위를 유지한다. 만약 고관절 굴곡 90도까지 스쿼트가 곤란한 환자의 경우 10도, 20도, 30도와 같이 얕은 스쿼트에서 시작한다.

다리의 근육이 강해지고 무릎관절에 위화감 없이 동작을 컨트롤할 수 있으면 굴곡이 90도가 될 때까지 트레이닝 단계를 늘려 나갈 수 있다. 스쿼트는 고관절 굴곡 90도 이상 깊게 하지 않는다.

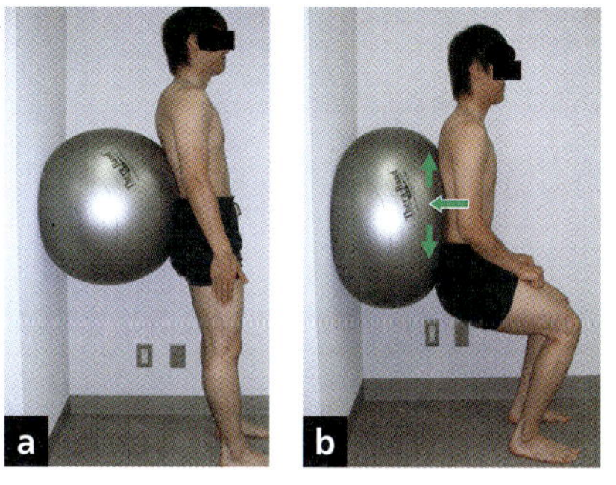

그림 6-5-25 짐볼을 이용한 스쿼트

⑩ 햄스트링 운동 1(그림 6-5-26)

시작 자세 : 바로 누운 자세에서 짐볼 위에 양쪽 하퇴를 올려 놓는다.

보다 큰 안정성을 얻기 위해 팔은 어깨 높이에서 외측으로 벌리고 손바닥은 바닥에 놓는다(그림 6-5-26a).

방　　법 : 복근을 수축하고, 골반을 약간 후경한 다음 둔부를 바닥에서 들어 올린다(그림 6-5-26b).

환자는 브릿지의 상하 운동을 반복해 안정을 유지하면서 하퇴와 발부위로 볼을 아래로 밀어낸다. 햄스트링의 활동뿐만 아니라 복근과 둔근의 동시 수축도 활동시킨다.

브릿지 자세를 만들어 정적인 브릿지를 유지하면서 볼을 엉덩이 쪽으로 끌어당긴다. 그리고 허리를 아래로 떨어뜨린다.

이 방법으로 운동을 반복한다. 하퇴의 볼에 대한 하방 압력에 의해 햄스트링을 자극한다.

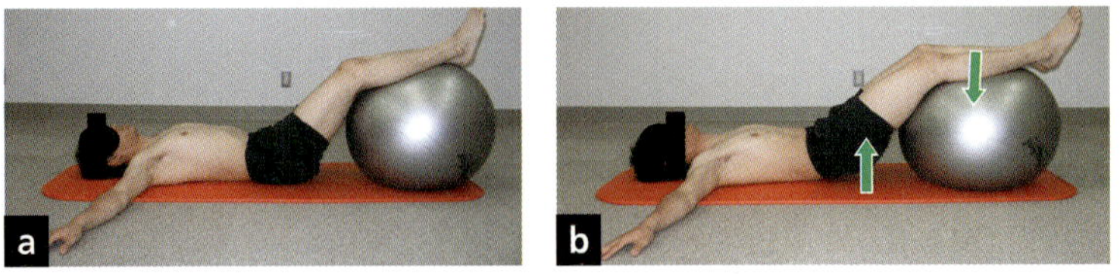

그림 6-5-26 햄스트링 운동 1

⑪ 햄스트링 운동 2(그림 6-5-27)

시작 자세 : 바로 누운 자세로 볼을 약간 떨어뜨려 볼 위에 발꿈치만 올리도록 한다(그림 6-5-27a).

방 법 : 복근을 수축하고, 골반을 약간 후경한 다음 발꿈치로 볼을 누르듯 밀어 둔부를 바닥에서 들어 올린다(그림 6-5-27b).
몸통과 다리가 일직선이 되도록 브릿지를 실시한다.
햄스트링에 보다 큰 부하가 걸린다.

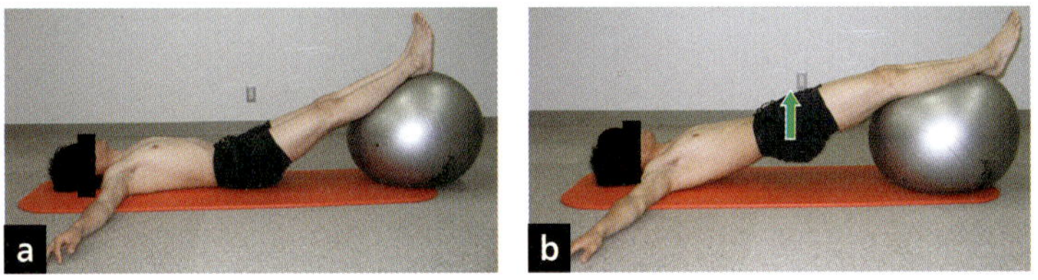

그림 6-5-27 햄스트링 운동 2

⑫ 햄스트링 운동 3(그림 6-5-28)

시작 자세 : 바로 누운 자세로 볼 위에 발꿈치를 올려 놓는다(그림 6-5-28a).
팔을 몸 쪽으로 가까이 가져감으로써 지지 가저면을 좁게 한다.

방 법 : 브릿지 자세를 유지하고 발꿈치로 볼에 압력을 가해 둔부 방향으로 볼을 끌어당긴다(그림 6-5-28b).
복근의 동시 수축을 실시하고 동시에 약간의 골반 후경을 유지한다.
호흡을 멈추지 않도록 해야 한다.

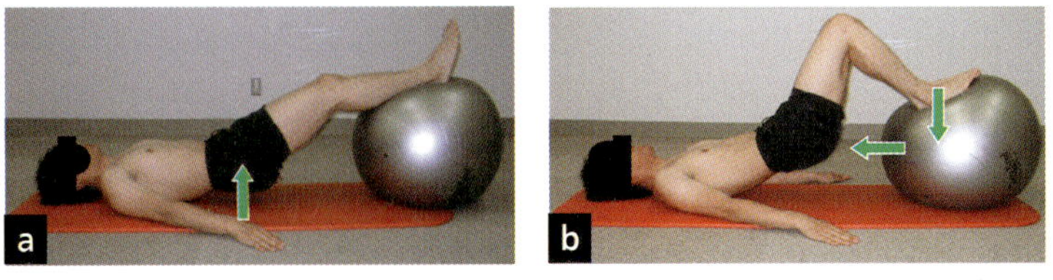

그림 6-5-28 햄스트링 운동 3

5) 체간신근군 운동

적 응 : 체간신근군 지구력 테스트(Sorenson test)가 양성인 경우
스쿼트 시 요추·골반 컨트롤이 충분하지 않은 경우

목 적 : 다열근과 척추기립근의 협조성·근지구력·강도(strength)의 향상
물건을 들어 올리고, 몸을 굽히거나 비틀 때 몸통의 안정성 향상

① 엎드린 자세에서의 다리 신전(그림 6-5-29)

시작 자세 : 엎드린 자세에서 요추의 과도한 전만을 막기 위해 베개를 복부 아래에 넣는다(그림 6-5-29a).
다리는 외회전 자세로 한다.

방 법 : 우선 운동에서 중요한 근육이 되는 대둔근의 활동을 촉진한다.
둔부를 수축시키고 복근을 동시 수축시켜 요추의 과도한 전만을 막는다(그림 6-5-29b).
다리를 곧게 들어 올리고 올린 쪽 대둔근이 적절하게 수축되었는지를 확인한다.
반대쪽 다리를 올려 한번 더 수축을 확인한다.
동작이 주로 고관절에서 발생하고 요추에서는 발생하지 않는 것을 확인한다.

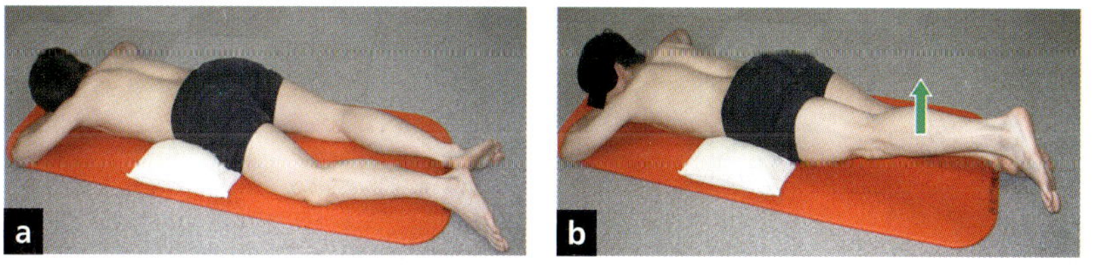

그림 6-5-29 엎드린 자세에서의 다리 신전

② 네발기기 자세 운동 1(그림 6-5-30)

시작 자세 : 네발기기 자세(그림 6-5-30a)
양손의 간격은 어깨너비로 벌려 양 어깨의 바로 아래에 오게하고, 무릎은 고관절 바로 아래에 오도록 양 무릎의 폭을 넓힌다.
자세가 갖추어지면 요부가 안정되어 있는지 확인한다.
다리의 움직임으로 요추에 과도한 부하가 걸리지 않는 것을 확인한다.
또한, 두경부의 포지션도 중요하다. 보통 턱을 당겨 등과 일직선이 되도록 한다.
환자가 이 자세에 익숙해지면 다음 지시를 한다.

방 법 : 오른쪽 팔에 체중을 이동시키고, 천천히 왼쪽 팔을 매트에서 들어 올려 내린다. 다음으로 왼쪽 팔에 체중을 이동시키고, 오른쪽 팔을 매트에서 들어 올린다(그림 6-5-30b).

팔에서의 체중 이동이 익숙해지면 이번에는 다리로 실시한다.

오른쪽 다리에 체중을 이동시키고, 왼쪽 다리를 약간 후방으로 신전시켜 들어 올린다(그림 6-5-30c).

이 운동을 통해 몸통의 안정성을 유지한다.

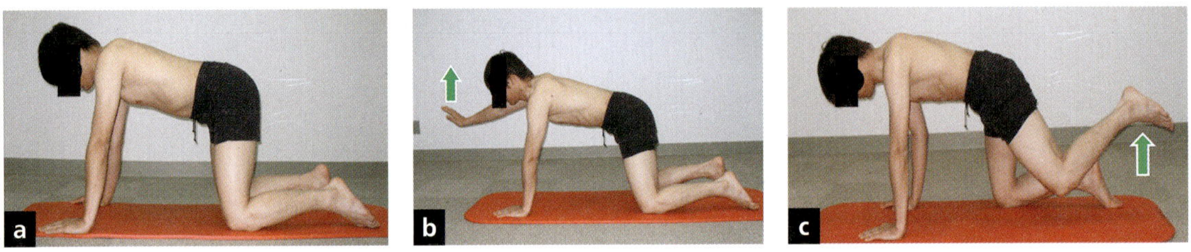

그림 6-5-30 네발기기 자세 운동 1

③ 네발기기 자세 운동 2(그림 6-5-31)

시작 자세 : 운동 1과 동일하다(그림 6-5-31a).

방 법 : 다리를 들어 올릴 수 없는 경우, 복근과 골반의 동시 수축을 유지하면서 무릎을 매트에 붙인 채 하퇴를 약간 후방으로 미끄러뜨린다(그림 6-5-31b, c).

그 후 네발기기 자세로 되돌린다.

다음으로 반대쪽 다리에 체중을 이동시킨다. 이번에는 왼쪽 다리로 안정시키고, 천천히 오른쪽 다리를 뻗는다. 다리를 들어 올리지 않고 신전시킨다.

이 운동을 통해 몸통의 안정성이 유지된다. 척추의 전만 또는 후만, 회전이 발생하는 경우엔 보다 부하가 작은 운동으로 돌아간다.

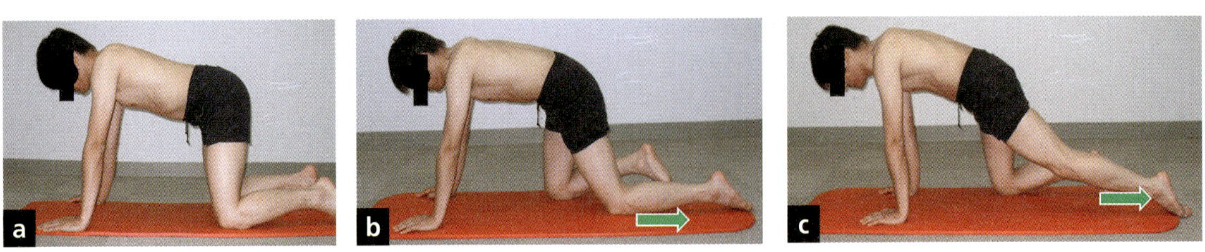

그림 6-5-31 네발기기 자세 운동 2

④ 네발기기 자세 운동 3(그림 6-5-32)

시작 자세 : 운동 1과 동일하다.

방　　법 : 운동 2가 가능하면 팔과 다리의 동작을 조합한다.

팔다리가 움직이는 동안 근위인 몸통의 안정성을 유지하기 위해 노력한다.

난이도를 높이려면 반대쪽 팔다리의 거상(올림) → 같은 쪽 팔다리의 올림으로 진행한다(그림 6-5-32a).

팔다리 올림의 유지 시간을 조금씩 길게 한다.

치료자에 따라 다양한 방향에서 교란을 준다.

그림 6-5-32b와 같이 다양한 변화를 추가할 수도 있다.

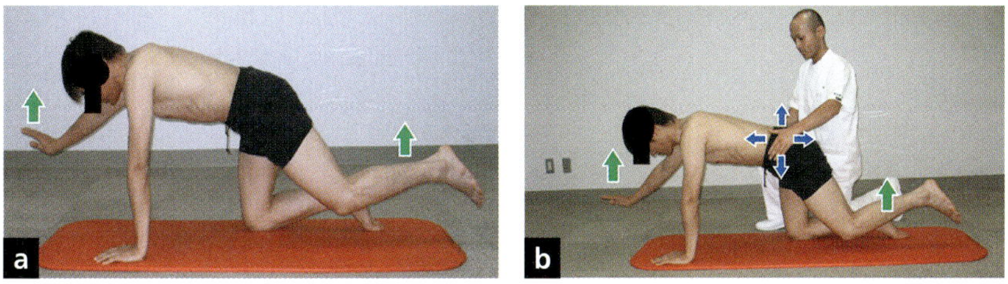

그림 6-5-32 네발기기 자세 운동 3

⑤ 슈퍼맨 운동 1(그림 6-5-33)

시작 자세 : 짐볼을 앞에 두고 발을 벽에 대고 앉는다(그림 6-5-33a).

방　　법 : 볼 위에 엎드린 자세로 올라타며, 골반과 복부가 편안하게 볼 위에 올라와 있는 것을 확인한다(그림 6-5-33b).

양발은 안정과 대둔근 촉진을 위해 약간 외회전시킨다.

이 자세로 복압을 가볍게 올린다. 과도한 요추 전만이 발생하지 않도록 복부를 조인다.

환자는 팔을 몸 쪽으로 유지하고 곧은 자세를 몇 초간 유지한다(그림 6-5-33c).

등은 일직선으로 너무 들어 올리지 않도록 과도한 스트레스를 경추에 주지 않기 위해 턱을 당겨 둔다.

기본적으로 등척성 수축 운동으로 실시하며 1회당 몇 초간 유지한다.

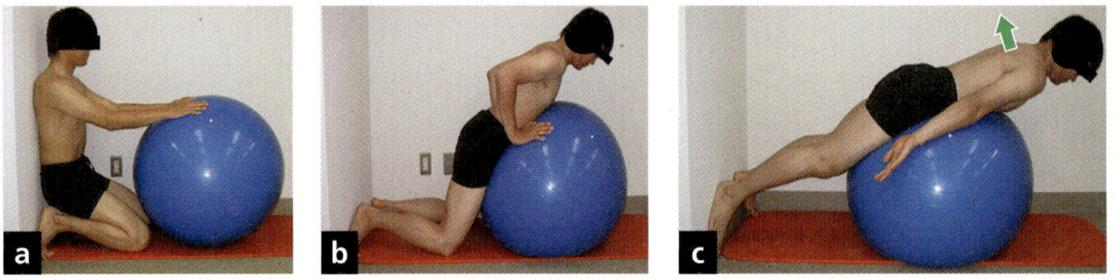

그림 6-5-33 슈퍼맨 운동 1

⑥ 슈퍼맨 운동 2(그림 6-5-34)

시작 자세 : 슈퍼맨 운동 1과 마찬가지로 볼 위로 올라간다(그림 6-5-34a).
운동의 난이도를 올리기 위해 견관절을 30-45도 외전 자세로 한다.

방 법 : 슈퍼맨 운동 1과 같은 방법으로 척추의 신전 자세를 유지한다(그림 6-5-34b).
이때 견갑골은 내리고 승모근 상부를 과활동시키지 않도록 유지한다(그림 6-5-34c).

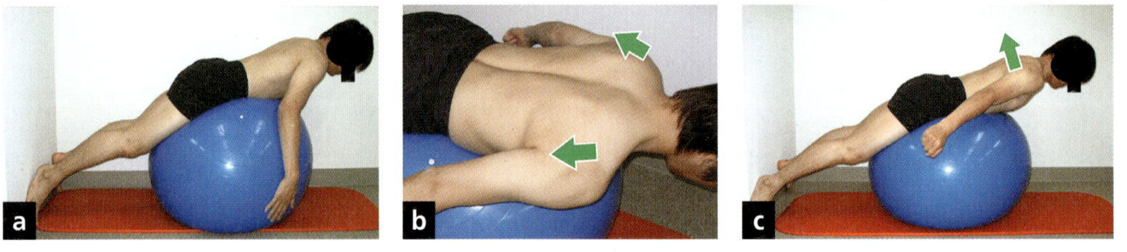

그림 6-5-34 슈퍼맨 운동 2

⑦ 짐볼에서의 팔굽혀펴기(그림 6-5-35)

시작 자세 : 볼 위에 엎드린 자세로 올라타고 양손을 바닥에 짚는다(그림 6-5-35a).
볼을 굴리듯이 전방으로 나아가며 대퇴·무릎관절 부분에서 체중을 지지한다.

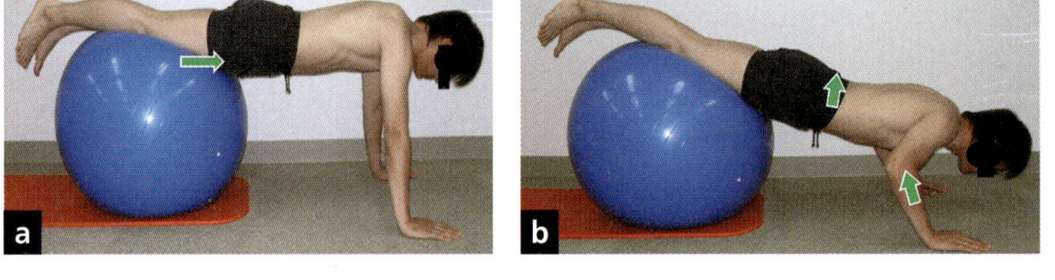

그림 6-5-35 짐볼에서의 팔굽혀펴기

이때 몸통을 안정시키기 위해 둔근과 복근을 동시에 수축하는 것을 확인한다.

방 법 : 시작 자세에서 팔꿈치를 굽혀 천천히 몸을 아래로 내린다(그림 6-5-35b).
올바른 자세를 유지할 수 있는 것이 중요하며 자세가 무너질 때는 그 이상 계속해서 실시하면 안된다.
경추가 과신전되지 않도록 하악을 당긴 자세로 실시하며 경부와 흉부에 과도한 스트레스가 없는지 확인한다.

⑧ 짐볼 위에서의 체간신근군 등장성 운동(그림 6-5-36)

시작 자세 : 양발을 벽에 고정하고 볼을 골반과 복부 아래에 넣은 엎드린 자세를 한다(그림 6-5-36a).
양쪽 다리는 외회전한다.

방 법 : 팔을 가슴 앞에서 팔짱을 낀 상태로 천천히 상체를 위아래로 움직이는 반복 운동을 한다(그림 6-5-36b).
양쪽 다리는 외회전 자세로 유지하고 척추에 과도한 전만이 일어나지 않도록 복부를 조인다.
어디까지나 통증이 없는 기능적 가동범위 내에서 운동을 실시한다.

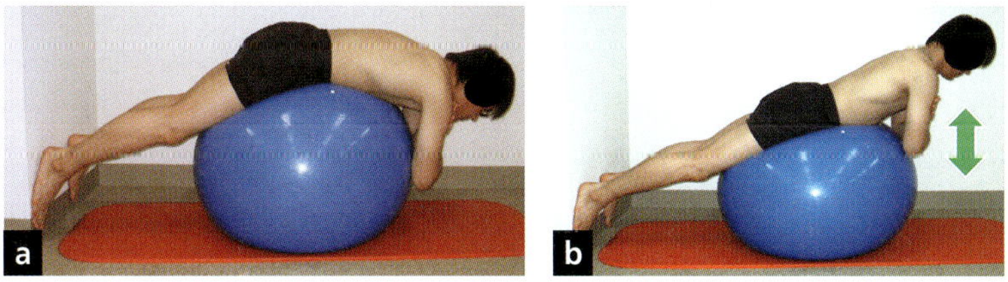

그림 6-5-36 짐볼 위에서의 체간신근군 등장성 운동

6. 홈 운동 지도의 유의점

홈 운동 지도 시 아래와 같은 점에 유의할 필요가 있다.

- 환자가 올바른 패턴으로 운동을 할 수 있게 되면 점차적으로 자택이나 피트니스 클럽에서의 트레이닝으로 바꾸어 나간다.
- 비교적 저렴하고 즐겁게 운동할 수 있는 것으로는 짐볼이 추천된다.
- 홈 운동을 지도하는 경우, 시간관리가 중요한 문제이다. 처음에는 집에서 2-3분이면 할 수 있는

간단한 운동을 가르친다.

- 운동은 모든 환자에게 해당되는 것은 아니므로 각 개인의 능력과 동기 부여를 고려해 지도한다.
- 올바른 운동 패턴으로 수행할 수 있는 수준의 운동을 가르치고 운동의 양보다 질이 더 중요함을 설명한다.

제7장

근육 불균형에 의한 기능장애의 치료 전략

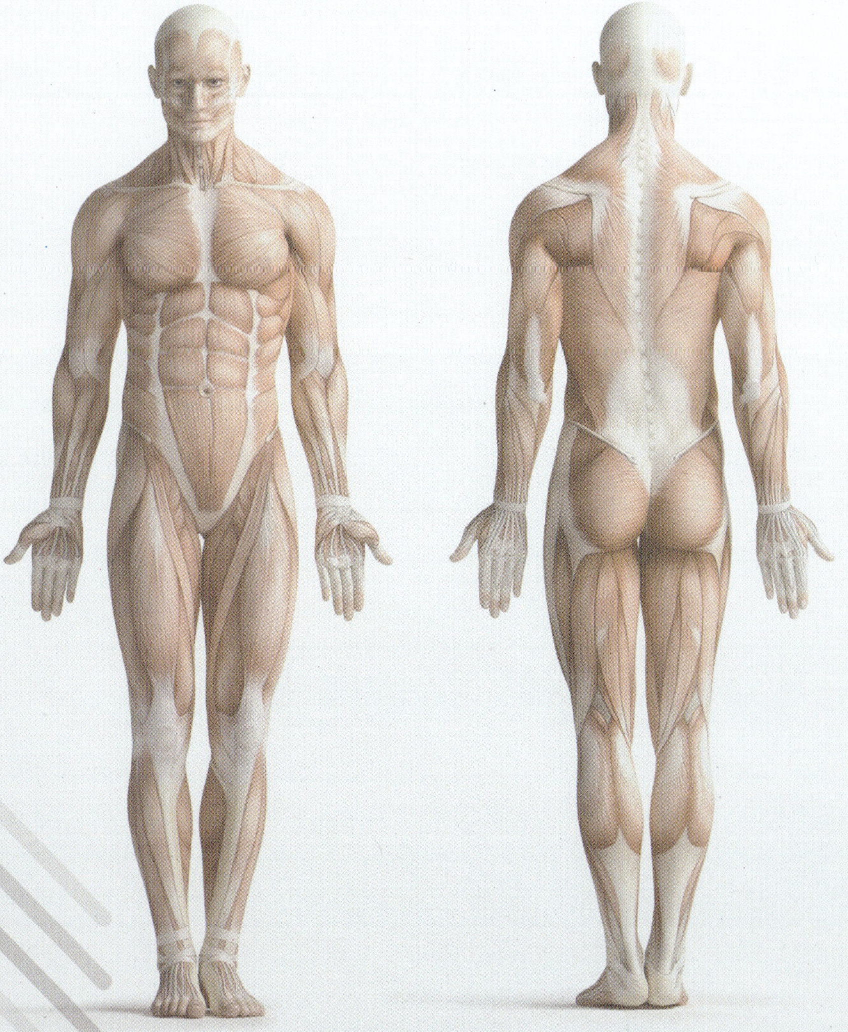

제7장. 근육 불균형에 의한 기능장애의 치료 전략

1. 근육 불균형과 기능장애

본 장에서는 근육 불균형에 의한 기능장애에 대해 경부·요부·무릎관절·고관절 등의 대표적인 부위에서 임상 치료 프로그램을 수립하는 데 도움이 되도록 정리한다.

제2장에서 설명한 자세 평가, 운동 패턴 검사, 근육 길이 검사, 촉진 등의 평가 소견을 바탕으로 문제가 되는 약화근과 과긴장근을 특정한다. 다음으로 그것들이 운동 패턴의 이상을 일으켜 특정 조직에 기능장애를 발생시킨다는 가설을 세우고, 치료를 실시하여 그 가설을 검증한다. 통증이 있는 부위에 대해 도수치료나 물리치료 등을 실시하는 경우가 많아 이로 인해 일시적으로 증상이 개선될지도 모른다.

그러나 통증의 원인이 되는 인자를 치료하지 않으면 재발을 일으킬 가능성이 있다. 통증이 있는 부위만을 치료하는 것이 아닌 통증의 원인이 된다고 생각되는 소견에 대해서도 치료할 필요가 있는 것이다. 근골격계 통증증후군은 근육 불균형만으로 설명할 수 있는 것은 아니지만 국소적인 증상이라도 전신의 정렬이나 운동 패턴을 평가하는 것은 매우 중요하다.

근육은 다양한 방향에서 하나의 관절에 균형을 맞추어 작용하고 있다. 마치 다양한 방향에서 오는 와이어로 움직이는 기계와 같이 하나의 와이어가 느슨해지거나 혹은 당기는 힘이 강해지면 관절의 움직임에 무리한 장력이 걸린다. 이 와이어의 장력 상태를 조절하기 위해서는 어느 와이어가 문제인지를 조사하여 비정상적인 와이어를 수리 및 조정해야 한다.

과긴장이 되기 쉬운 근육은 복수의 근육이 작용하는 길이가 긴 다관절 근육에 많고, 약화되기 쉬운 근육은 길이가 짧은 단관절 근육이 많다. 따라서 파워를 내는 다관절 근육은 과긴장되기 쉽고, 관절을 안정화시키는 단관절 근육은 약화되기 쉽다. 또한, 관절에 대해서는 Cook의 Joint by Joint Approach[5]에서 기술하고 있듯이 가동성이 필요한 관절에 가동범위 제한이 발생하면 인접하는 안정성이 필요한 관절에 물리적 스트레스가 가해진다.

2. 근육 불균형에 의한 경부 기능장애

경부 기능장애는 그 원인이 다양하고 생활 습관과 밀접하게 관련되어 있기 때문에 더욱 복잡하다. 경부 기능장애는 경부통뿐만 아니라 두통이나 팔 증상의 원인이 된다. 머리 부위의 컨트롤을 위해서 몸통의 안정성을 기초로 두개(skull)나 경추에 붙는 근육이 미묘하게 균형을 이루고 있다. 또한, 견갑대를 통해 팔의 움직임과 밀접하게 관련되어 기능장애가 발생하기 쉬운 부위이다. 상부 경추 및 흉추는 가동성이 필요하지만 자세 근육의 과긴장에 의한 가동범위 제한이 발생하기 쉽고, 하부 경추나 견갑골의 안정성을 방해한다.

1) 경부 기능장애의 임상 패턴[33]

① 두부 전방 자세와 중부 흉추 기능부전이 경추에 스트레스를 주는 경우(그림 7-2-1)

이 이상 자세를 얀다(Janda)는 상부교차증후군(upper crossed syndrome)[3] 이라고 부르고 있다.

키(Key)는 어깨교차증후군(shoulder crossed syndrome)[9] 이라 부르며, 제1장에서 설명한 바와 같이 두경부나 견갑대, 팔에 많은 문제를 일으키는 원인이 된다.

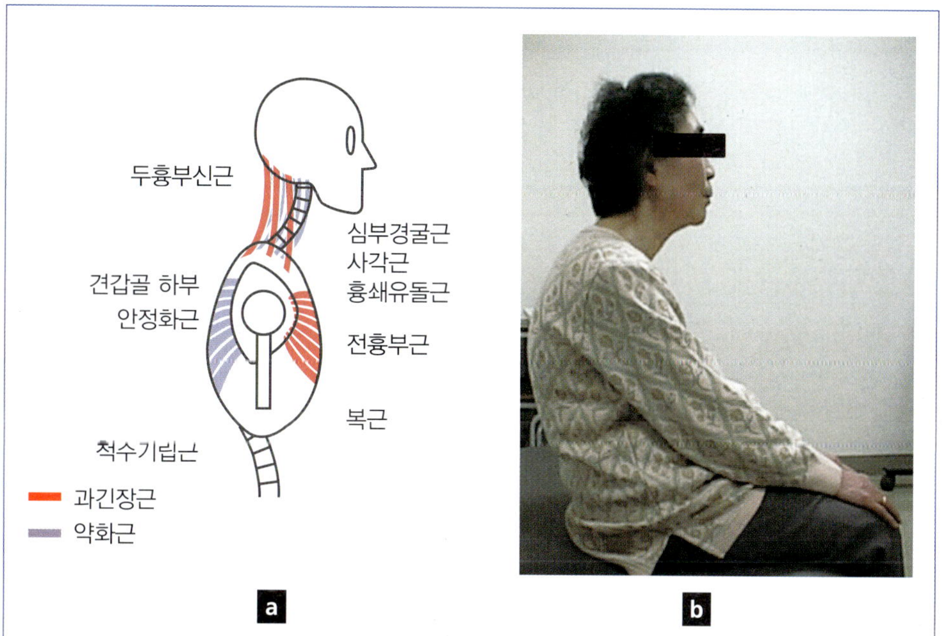

그림 7-2-1 두부 전방 자세와 중부 흉추 기능부전이 경추에 스트레스를 주는 경우
a : 두부 전방 자세와 중부 흉추 기능부전의 정렬
b : 두부 전방 자세와 중부 흉추 기능부전의 환자

문제점

- 후두하근군의 단축이나 과긴장은 대·소후두신경의 압박을 일으켜 두통의 원인이 된다. 또한, 경부심부굴근군은 상호 억제에 의해 약화되는 경향이 나타난다.
- 후두하관절은 신전 자세로 고정되어 굴곡이 어려워진다. 하부 경추는 굴곡한다.

- 중부 경추는 가동범위 과잉(hypermobility)을 일으키기 쉽다.
- 하부 경추는 추간관절의 압박을 일으켜 가동범위 제한(hypomobility)을 일으키기 쉽다.
- 턱관절은 벌어지는 경향이 있기 때문에 구강 호흡의 패턴이 된다. 교근, 측두근의 긴장을 유발하고, 이갈이나 턱관절증의 원인이 된다. 또한, 삼킴을 방해하는 경우도 있다.
- 흉추는 후만, 견갑골은 외전하고 전흉부는 단축되는 경향이 있다. 이로 인해 횡격막 호흡을 저해하고, 호흡보조근의 활동이 과도해진다.
- 또한, 제1늑골은 거상하여 흉곽출구증후군(thoracic outlet syndrome)의 원인이 된다.
- 견갑골은 대흉근, 소흉근이 과긴장하며 견갑골 과외전이 되어 견관절 가동범위 제한의 원인이 된다.

과긴장근과 약화근

과긴장근 : 후두하근군, 측두근, 교근, 사각근, 흉쇄유돌근, 견갑거근, 승모근 상부, 대흉근, 소흉근

약 화 근 : 승모근 중부 · 하부, 대 · 소능형근, 척주기립근, 횡격막

② 견갑골의 하방회전이 경추에 스트레스를 주는 경우(그림 7-2-2, 그림 7-2-3)

견갑골이 하강(내림) · 하방회전하고 견갑거근의 위치가 외측으로 편위하면 견갑거근의 과긴장이 발생해 경추에 걸리는 스트레스가 증가한다. 몸의 중심에서 벗어난 팔의 사용은 경추에 걸리는 모멘트가 커진다. 이로 인해 견갑거근의 부착부인 견갑골 상각 및 제1경추-제4경추 횡돌기에 스트레스를 받아 경부통이나 견갑골 상각 주위 통증의 원인이 된다. Rene Cailliet[34]는 이를 자세피로증후군이라 부른다. 승모근 상부의 연장된 이른바 '처진 어깨'의 여성이나 보디빌더 중 팔의 근육량이 많고, 무거운 팔에 대해 승모근 상부가 상대적으로 약한 경우 발생한다. 또한, 투구 쪽 어깨가 내려와 좌우 비대칭을 보이는 야구선수도 견관절뿐만 아니라 경부 손상의 위험이 있다.

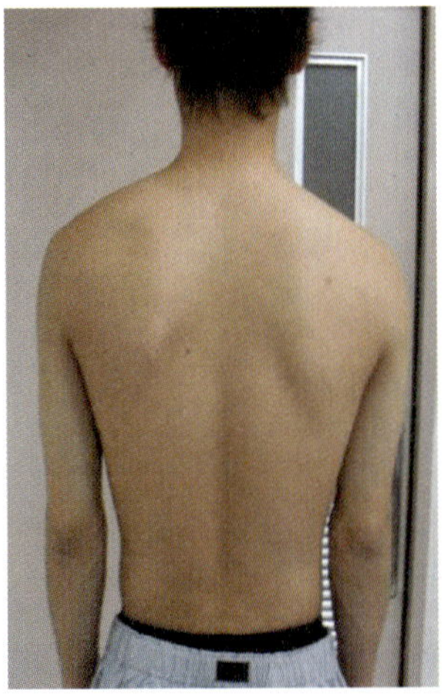

그림 7-2-2 견갑골의 하강(내림)

견갑상완관절은 상대적으로 외전 위치에 있으며, 삼각근 · 극상근이 단축 위치가 된다. 승모근 상부섬유가 길다(우투의 내야수).

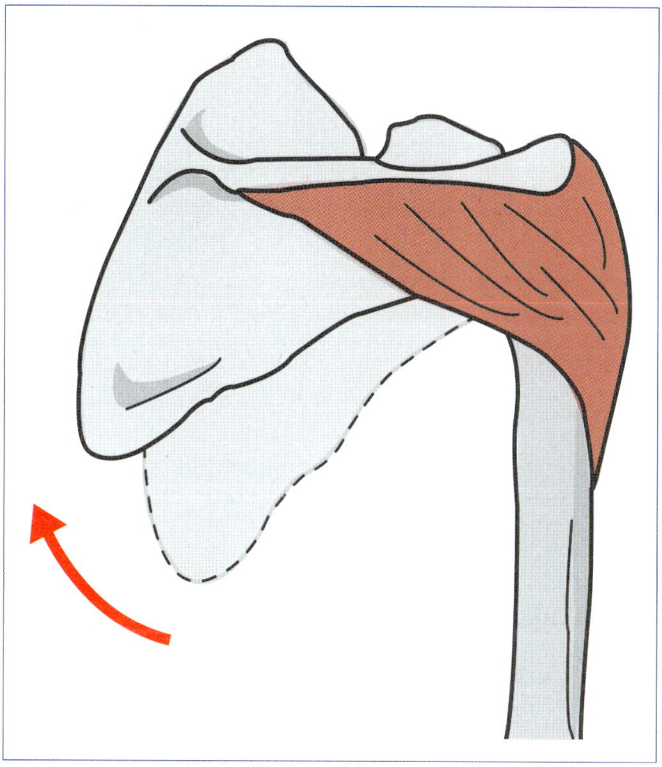

그림 7-2-3 삼각근의 과긴장에 의한 견갑골의 하방회전[16)]

문제점

- 승모근 상부에 대해 상대적으로 삼각근이 너무 강한 경우, 견갑골이 하방으로 당겨져 견갑골을 하방회전시킨다. 이 때문에 견갑거근이 외측으로 끌려가 견갑골 상각이나 경추에 이상 장력이 걸린다.
- 쇄골이 수평에 가까워지면 흉곽출구증후군의 위험이 높아진다.
- 견관절의 굴곡이나 외전 시 견갑골의 상방회전이 부족하면 견관절 충돌(impingement)의 원인이 된다.

과긴장근과 약화근

과긴장근 : 견갑거근, 광배근 , 대흉근 , 삼각근, 상완이두근
약 화 근 : 승모근 상부

③ 견갑골의 상방회전이 경부에 스트레스를 주는 경우(그림 7-2-4, 그림 7-2-5)

견갑골이 과도하게 거상(올림) · 상방회전하면 호흡이나 목, 어깨의 장애를 일으킨다. 장시간의 컴퓨터 조작이나 사무 작업은 두부 전방 자세와 함께 경부 · 견갑골의 근육에 지속적인 스트레스를 가한다. 특히, 앉은 키에 비해 책상이 너무 높거나 중량물을 조작하는 작업 등은 위험이 높아진다.

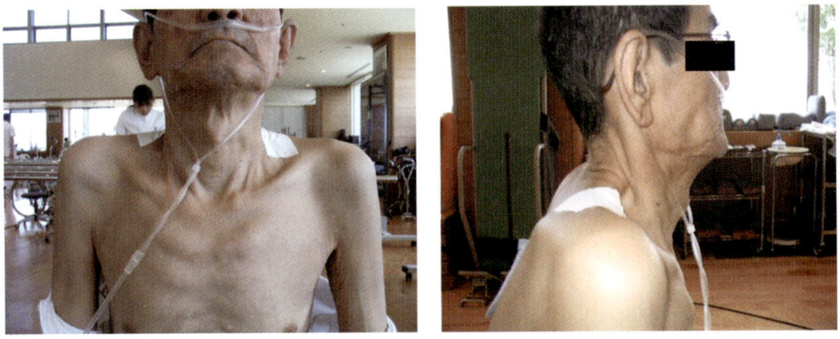

그림 7-2-4 견갑골의 과도한 상방회전

COPD 환자 : 승모근 상부, 흉쇄유돌근, 사각근, 견갑거근 등의 과긴장이 있다.

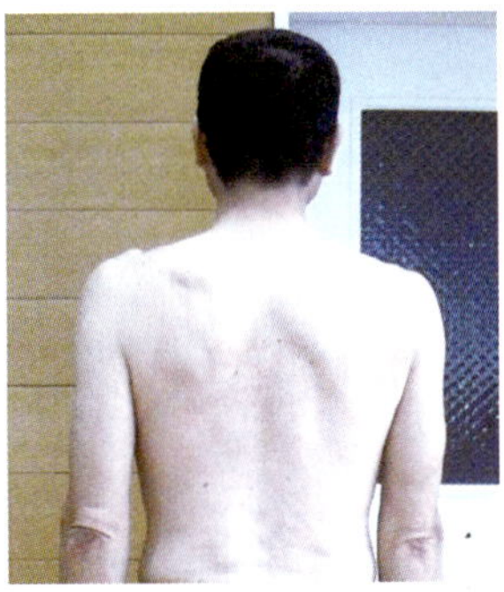

그림 7-2-5 견갑골의 과도한 거상(올림)

오른쪽 경부통 환자 : 승모근 상부, 견갑거근, 대·소능형근 등의 과긴장이 있다.

문제점

- 승모근 상부·흉쇄유돌근·사각근·견갑거근 등의 과긴장은 트리거포인트의 원인이 되어 두통이나 눈 안쪽의 통증, 경부통, 어깨결림 등의 증상을 일으킨다.
- 이들 근육의 과긴장은 흉곽을 거상, 늑골을 흡기 자세의 상태로 고정하고 호기를 제한하기 때문에 호흡 문제의 원인이 된다.
- 사각근의 과긴장은 사각근증후군(scalenus syndrome)의 원인이 된다.

과긴장근과 약화근

과긴장근 : 승모근 상부, 사각근, 흉쇄유돌근, 견갑거근, 대흉근, 소흉근

약 화 근 : 승모근 중부·하부, 전거근

④ 흉추·늑골의 가동범위 제한(Stiff back)이 경추에 스트레스를 주는 경우(그림 7-2-6)

등뼈·늑골의 가동성 감소는 경추에 보상운동을 일으키고 경추의 안정성을 저해하여 경부통의 원

인이 된다. 또한, 흉추의 가동범위 제한은 견갑골의 움직임을 제한해 견관절의 가동범위에 영향을 준다. 더불어 팔을 사용할 때 경추에 대한 스트레스도 증가시킨다.

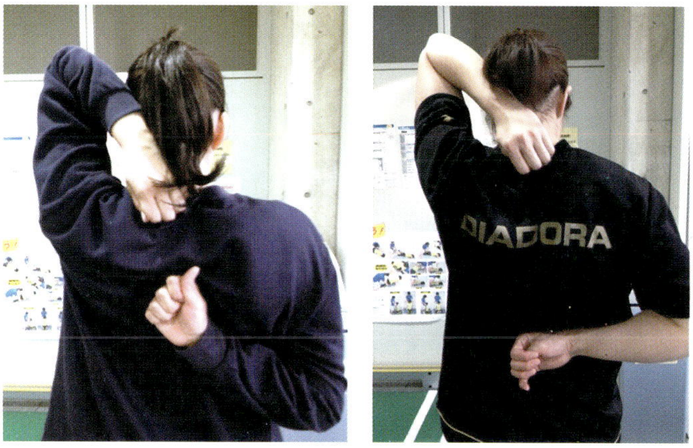

그림 7-2-6 굳은 등(Stiff back)

오른쪽과 왼쪽은 견갑골의 전경과 후경의 움직임에 뚜렷한 차이가 있다. 흉추와 배부의 연부조직이 굳으면 견갑상완관절에 영향을 준다.

문제점

- 배부 근육의 과긴장은 흉추 · 늑골 · 견갑골의 움직임을 제한한다.
- 또한, 배부의 피부 · 피하조직 · 근막 등 연부조직의 가동범위 제한은 팔의 움직임에 제동을 걸어 경부 및 견관절에 가해지는 스트레스를 증가시킨다. 그리고 장시간 운동에 대해 지구력을 감소시킨다.
- 흉추의 회전은 뒤척임 동작을 비롯해 다른 자세로의 변환이 필요한 동작에 중요하며 일상생활에서 자주 이루어진다. 흉추의 회전 제한이 있으면 경추 또는 요추로 보상받게 된다. 또한, 골프나 테니스 등 흉추의 회전을 필요로 하는 많은 스포츠에서 경추나 요추 장애의 원인이 됨과 동시에 퍼포먼스를 저하시킨다.
- 흉추 · 늑골의 가동성 제한은 호흡에도 영향을 준다.

과긴장근과 약화근

과긴장근 : 흉부 척주기립근, 대 · 소능형근, 광배근, 견갑거근

약 화 근 : 전거근, 복근

3. 근육 불균형에 의한 요부 기능장애[21), 22)]

요부는 안정성이 필요하지만 골반·고관절과 흉추 사이에서 양쪽의 영향을 받아 보상운동이 일어나기 쉽다. 몸통·고관절의 근육 불균형이 운동 패턴의 이상을 일으켜 일상생활 동작이나 스포츠 등에서 반복되는 비정상적인 움직임이 요추에 물리적 스트레스를 준다. 그리고 언젠가는 관절·인대·근육·근막 등 특정 조직에 손상을 일으킨다. 추간판 탈출이나 분리증, 미끄럼증, 추간관절증 등은 결과이며 그 원인에 대한 대응책을 생각해 보는 것이 치료와 예방으로 이어진다.

1) 요부 기능장애의 임상 패턴

① 골반 전경이 요추에 전만 스트레스를 가하는 경우(그림 7-3-1, 그림 7-3-2)

이 이상 자세를 Janda는 하부교차증후군(lower crossed syndrome),[3)] Key는 전방골반교차증후군(anterior pelvic crossed syndrome)[9)]이라고 부르며, 요추·고관절에 장애를 일으킬 위험이 높다. 장요근과 대둔근, 복근과 척주기립근의 불균형이 골반을 과도하게 전경시켜 요추에 과도한 전만을 일으킨다. 무게중심이 추골의 후방으로 이동함에 따라 추간관절에 과도한 스트레스가 가해진다.

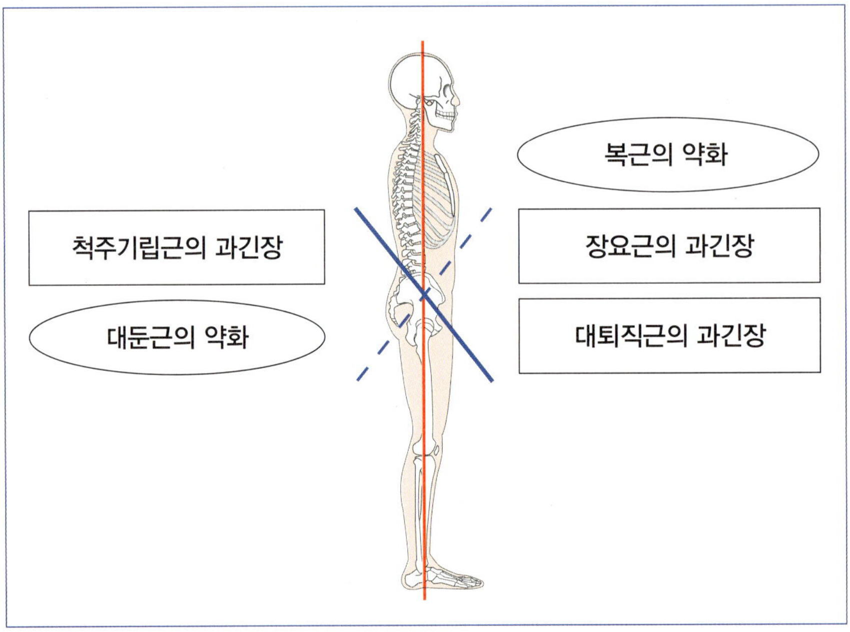

그림 7-3-1 요추 전만 스트레스가 예상되는 경우(전방골반교차증후군)
추간관절증·척추 미끄럼증·분리증 등의 위험이 높다.

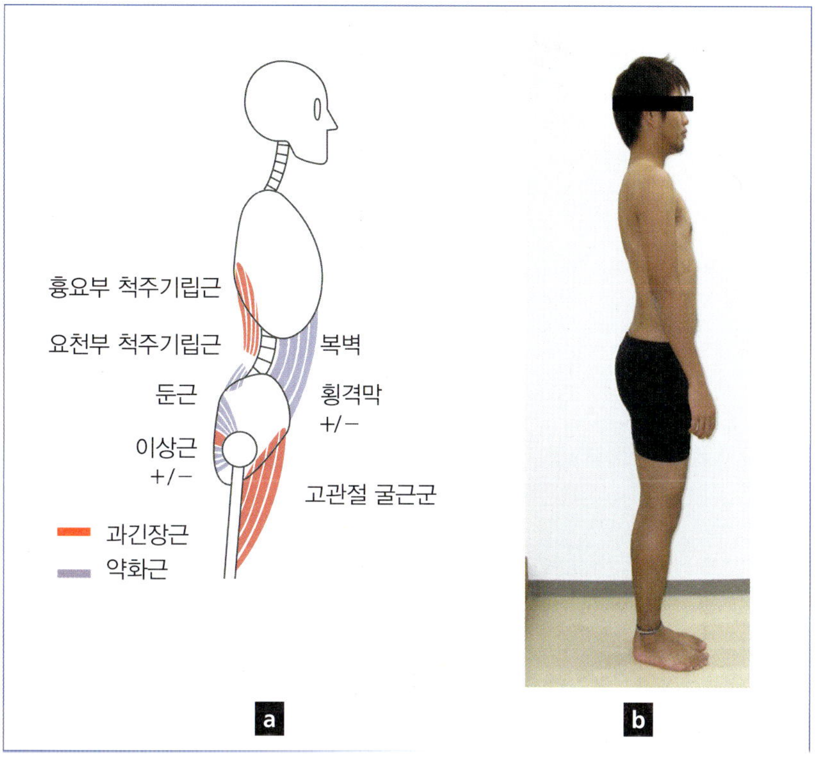

그림 7-3-2 전방골반교차증후군

a : 전방골반교차증후군의 정렬, b : 전방골반교차증후군의 환자

문제점

- 장요근과 척주기립근이 과긴장은 요추 전만을 증가시켜 골반의 과도한 전경을 일으킨다.
- 상호 억제의 결과, 하부 복근이나 대둔근은 약화된다.
- 요추에 신전 스트레스가 가해지면 추간관절증, 척추분리증, 미끄럼증의 원인이 된다.
- 척주기립근의 지속적인 과긴장은 흉요근막이나 장골릉의 건부착부에 스트레스를 주어 근 근막성 요통의 원인이 된다.

과긴장근과 약화근

과긴장근 : 흉요부 척주기립근, 장요근, 이상근 , 대퇴직근 , 햄스트링

약 화 근 : 복근, 요천부 척주기립근, 대둔근

② 골반 후경이 요추에 후만 스트레스를 주는 경우(그림 7-3-3, 그림 7-3-4)

이 이상 자세를 Key는 후방골반교차증후군(posterior pelvic crossed syndrome)[9]이라고 부르고 있다. 이는 전방골반교차증후군의 반대 패턴 이상 자세이다.

몸통 안정성에 문제가 있어 앉은 자세나 선 자세에서 골반이 후경되어 요추 전만 감소가 일어난다.

요추의 추간판이나 요추 후면의 인대 및 근육에 스트레스를 준다.

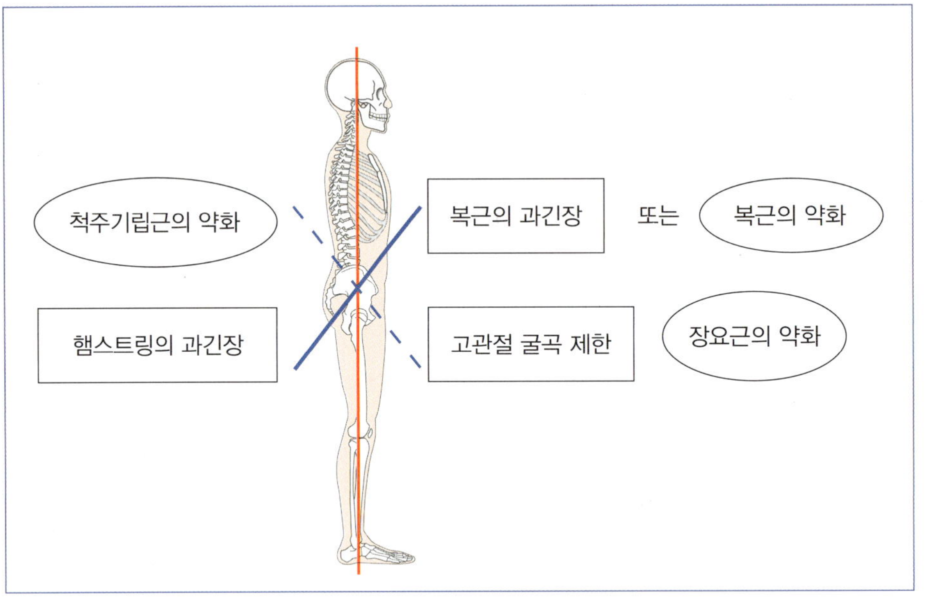

그림 7-3-3 요추의 후만 스트레스가 예상되는 경우(후방골반교차증후군)

추간판장애 등의 위험이 높다.

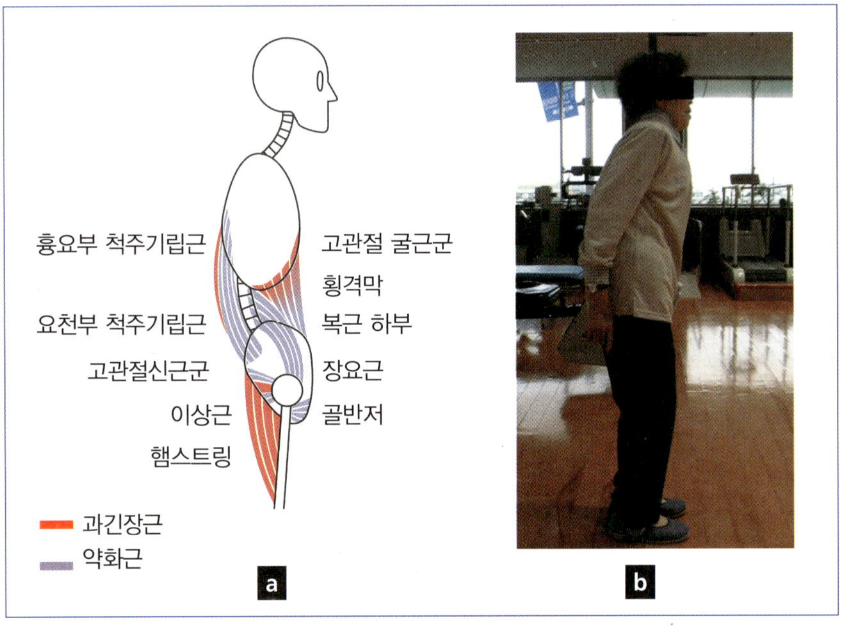

그림 7-3-4 후방골반교차증후군[9]

a : 후방골반교차증후군의 정렬, b : 후방골반교차증후군의 환자

문제점

- 장요근이나 요천부 척주기립근의 약화로 인해 요추 전만 감소와 골반 후경을 일으킨다.
- 복근은 과긴장 또는 약화된다. 또한, 햄스트링은 단축 위치가 되어 골반의 전경에 저항한다.
- 골반의 후경은 요추에 굴곡 스트레스가 가해져 추간판장애의 원인이 된다.

과긴장근과 약화근

과긴장근 : 흉요부 척주기립근, 상부 복근, 이상근, 대퇴근막장근, 햄스트링

약 화 근 : 하부 복근, 장요근, 요천부 척주기립근, 대둔근

③ 두부 전방 자세와 중부 흉추 기능부전이 요추에 스트레스를 주는 경우(그림 7-3-5, 그림 7-3-6, 그림 7-3-7)

경부 기능장애와 마찬가지로 상체의 근육 불균형에 의한 이상 자세가 요추에도 영향을 미치는 것으로, Alois Burgger는 이 흉추의 후만 자세를 중부 흉추 기능부전(mid thoracic dysfunction)[35]이라고 부른다. 일반적으로 두부 전방 자세를 동반하는 Janda의 상부교차증후군(upper crossed syndrome),[3] Key의 어깨교차증후군(shoulder crossed syndrome)[9]과 같은 이상 자세의 문제를 일으킨다. 흉추의 과도한 후만은 견갑골·견관절의 가동범위를 제한하여 요추에 보상운동을 일으킨다.

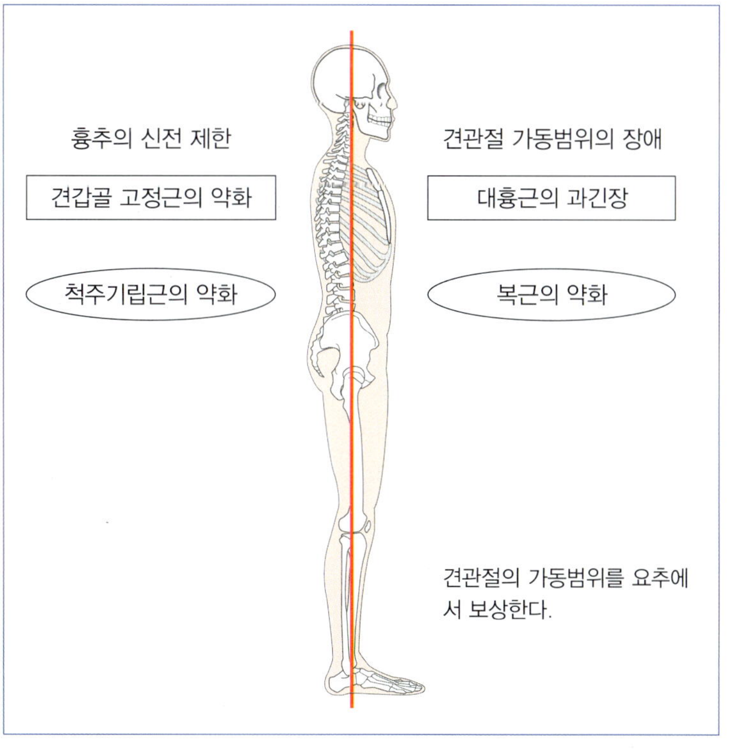

그림 7-3-5 중부 흉추 기능부전이 요추에 스트레스를 주는 경우

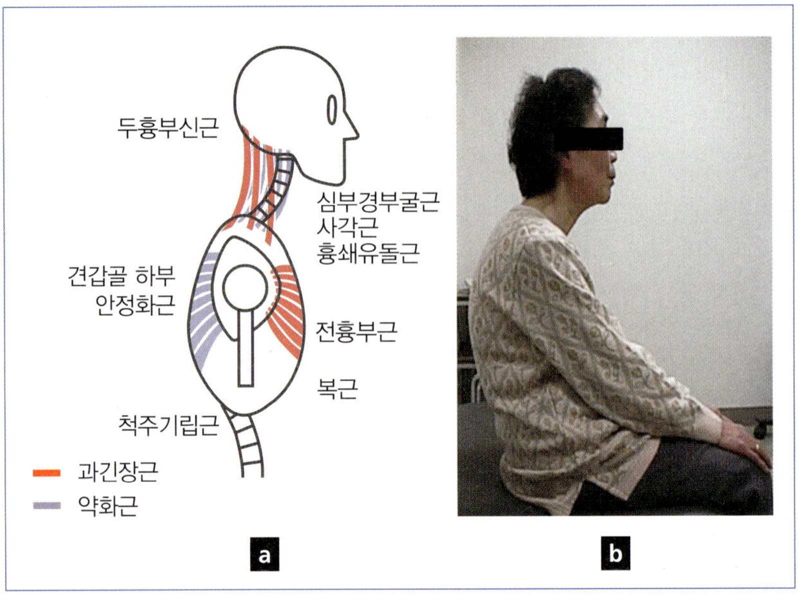

그림 7-3-6 두부 전방 자세와 중부 흉추 기능부전

a : 두부 전방 자세와 중부 흉추 기능부전의 정렬
b : 두부 전방 자세와 중부 흉추 기능부전의 환자

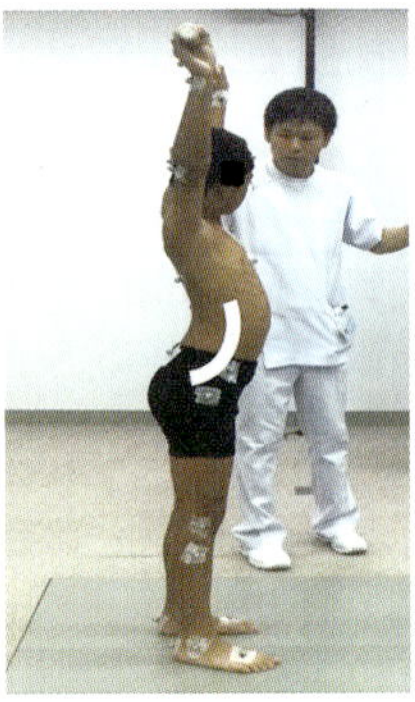

그림 7-3-7 흉추와 요추의 가동성 불균형

견관절 굴곡을 요추 전만으로 보상

문제점[36), 37)]

- 중부 흉추 기능부전은 Th4-Th8의 기능장애로 사무 작업 등 장기간의 앉은 자세 유지로 인해 흉추 후만이 발생한다. 일단 정렬이 무너지면 톱니바퀴가 돌아가듯이 서서히 중력에 의해 진행된다.
- 동시에 두부 전방 자세(거북목)를 일으킨다.
- 흉추 후만은 견갑골의 위치 이상을 일으켜 견관절의 굴곡 · 외전 · 외회전을 제한한다. 또한, 견갑상완리듬에 이상을 일으켜 견관절 충돌(impingement)의 원인이 된다.
- 앉은 자세나 정적인 선 자세에서는 요추 전만이 감소해 척주기립근의 활동을 억제한다. 그리

고 요추에 굴곡 스트레스가 발생해 추간판이나 요추 후부의 연부조직 손상 등의 원인이 된다. 그러나 배구의 스파이크나 테니스의 서브 등의 동작에서 보여지는 팔의 거상(올림) 동작에서 흉추 후만, 견갑골 과외전에 의한 견관절 굴곡 제한의 보상운동으로 요추 전만이 발생한다. 이 경우 요추에 신전 스트레스가 가해져 추간관절증, 분리증, 미끄럼증의 원인이 된다.

- 횡격막 호흡을 억제한다.

과긴장근과 약화근

과긴장근 : 후두하근군, 측두근, 교근, 사각근, 흉쇄유돌근, 견갑거근, 승모근 상부, 대흉근, 소흉근

약 화 근 : 승모근 중부·하부, 대·소능형근, 척주기립근, 횡격막, 장요근

④ 고관절 기능부전이 요추에 스트레스를 주는 경우(그림 7-3-8, 그림7-3-9)

고관절은 가동성이 필요한 관절이지만 가동범위 제한이 일어나면 요추 보상운동의 원인이 된다. 일이나 스포츠 등에서 다리의 특정 근육 과사용이 근육 불균형을 일으켜 고관절의 가동성을 제한한다. 상대적으로 요추보다 고관절 쪽 움직임의 저항이 커지면, 저항이 적은 요추에서 보상이 일어나 버린다. 예를 들어, 고관절 신전 제한을 요추 전만으로 보상해 버리는 이상 운동 패턴은 요추 추간관절에 스트레스를 준다. 또한, 척주기립근의 과사용을 일으켜 근근막 장애의 원인이 된다. 이와 같이 고관절의 가동범위 제한은 골반을 통한 요추의 움직임에 영향을 주기 때문에 요부의 안정성을 무너뜨린다. 그 결과 요통으로 발병할 가능성이 있다.

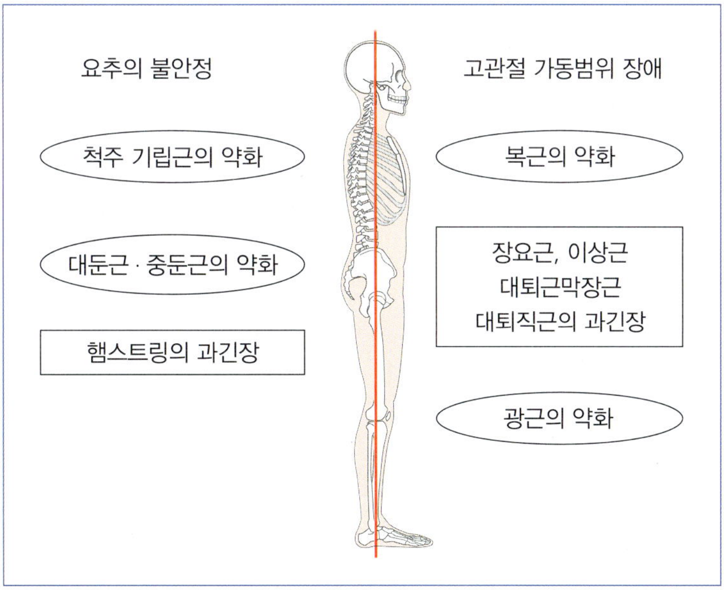

그림 7-3-8 고관절 기능부전이 요추에 스트레스를 주는 경우

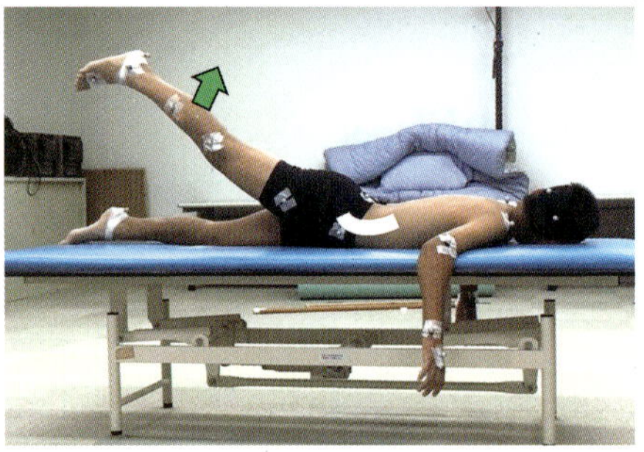

그림 7-3-9 고관절 신전의 가동범위 제한을 요추 전만으로 보상

문제점

- 고관절 가동범위 제한이 있으면 요추에서 아래와 같은 보상운동이 일어난다.
  고관절 굴곡 제한의 보상으로 요추 후만
  고관절 신전 제한의 보상으로 요추 전만
  고관절 내회전 및 외회전 제한의 보상으로 요추 회전
  고관절 내전 및 외전 제한의 보상으로 요추 측굴
- 고관절에 작용하는 근육과 몸통 근육에 불균형이 있고 요부에 대하여 고관절이 상대적으로 움직임 저항이 심한 경우, 고관절 움직임에 대해 요부를 고정할 수 없다. 이 때문에 요추에 불안정성이 발생해 스트레스를 받는다. 예를 들어 앉은 자세, 보행, 들어 올리는 동작 등 일상생활의 다양한 동작 중에서 요추가 과도하게 움직여 버린다.
- 장요근의 과긴장과 대둔근의 약화가 있으면 고관절 신전의 능동운동이 제한된다. 이를 척주기립근으로 보상하기 위해서 척주기립근이 과사용되고, 이는 근근막성 요통의 원인이 된다.

과긴장근과 약화근

과긴장근 : 장요근, 이상근, 내전근, 대퇴근막장근, 대퇴직근, 햄스트링
약 화 근 : 하부 복근, 요천부 척주기립근, 대둔근, 중둔근, 대퇴사두근의 광근

4. 근육 불균형에 의한 다리 기능장애

고관절·무릎관절·족관절은 몸통을 토대로 각각의 관절이 연동하여 협조해 움직인다. 다리 근육에 근육 불균형이 발생하면 이 운동의 배분이 변화하고 운동 패턴 이상이 된다. 다리의 관절은 하중관절이기 때문에 중심선의 편위는 관절 하중면의 치우침을 일으킨다. 장기간의 불량 정렬은 변형성(퇴행성) 관절증이나 변형의 원인이 된다. 또한, 근육 불균형으로 인해 특정 근육에 과도한 스트레스가 가해지면 근육 손상이나 근부착부에 염증이 발생한다.

고관절·족관절은 가동성이 필요한 관절이며 인접한 무릎관절·족부 관절은 안정성이 필요한 관절

이다. 고관절·족관절의 가동범위 제한은 무릎관절 또는 족부 관절의 안정성을 무너뜨리는 원인이 되어 통증이나 관절의 변형을 발생시킨다.

1) 다리 기능장애의 임상 패턴

① 다관절근육의 과긴장이 건부착부염을 일으키는 경우

무릎관절은 골반·대퇴에서 시작하는 근육에 의해 당겨져 있고, 그 근육의 장력에 의해 슬개골·하퇴의 움직임이 영향을 받는다(그림 7-4-1). 이들 근육은 다양한 각도로 슬개골과 하퇴골에 부착되어 있고, 과사용으로 인한 염증이 많아 건부착부염으로 각각 병명이 붙여지고 있다.

예를 들어, 대퇴직근의 과사용으로 인한 점퍼 무릎, 장경인대 정지부에 스트레스가 가해지는 러너 무릎, 내측 햄스트링·봉공근의 정지부에서 발생하는 거위발염 등 무릎관절 주변에는 기능장애가 발생하기 쉽다.

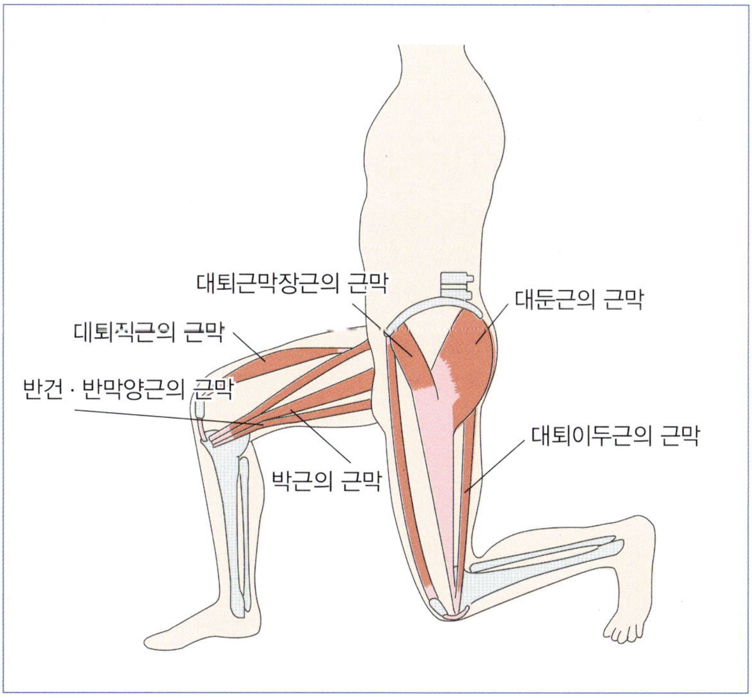

그림 7-4-1 하퇴를 위로 올리는 근육[20)]

문제점

- 단관절근육의 약화에 의한 다관절근육의 과사용은 건부착부에 과도한 스트레스를 준다. 또

한, 근육 손상의 원인이 된다.

- 다관절근육의 과사용은 근육의 과긴장이나 단축을 일으켜 다관절근육이 작용하는 여러 관절의 운동 패턴에 영향을 주어 비정상적인 보상운동을 일으킨다.

과긴장근과 약화근

● **서혜부 통증(그림 7-4-2)**

과긴장근 : 복직근, 복사근, 장요근, 대내전근, 장내전근, 치골근

약 화 근 : 복횡근, 대둔근, 중둔근

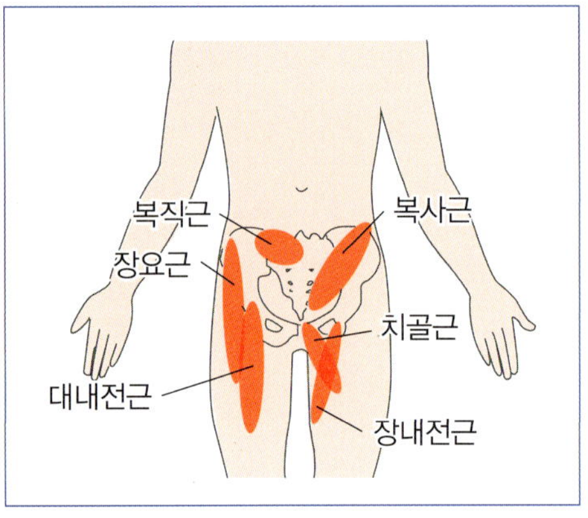

그림 7-4-2 서혜부 주위의 통증 패턴[15)]

● **장경인대 증후군(iliotibial band friction syndrome)(그림 7-4-3)**

과긴장근 : 대퇴근막장근, 외측광근, 외측 햄스트링, 고관절 내전근군

약 화 근 : 중둔근, 내측 햄스트링, 내측광근

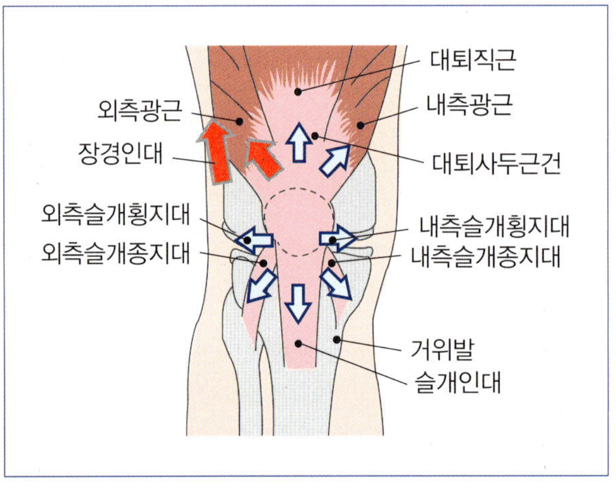

그림 7-4-3 장경인대의 과긴장[15)]

● 슬개건염(patellar tendonitis)(그림 7-4-4)

과긴장근 : 대퇴근막장근, 고관절 내전근군, 대퇴직근, 하퇴삼두근, 족지신근

약 화 근 : 약화근, 복횡근, 장요근, 대둔근, 중둔근, 고관절 외회전근군, 내측광근, 전경골근, 족지굴근

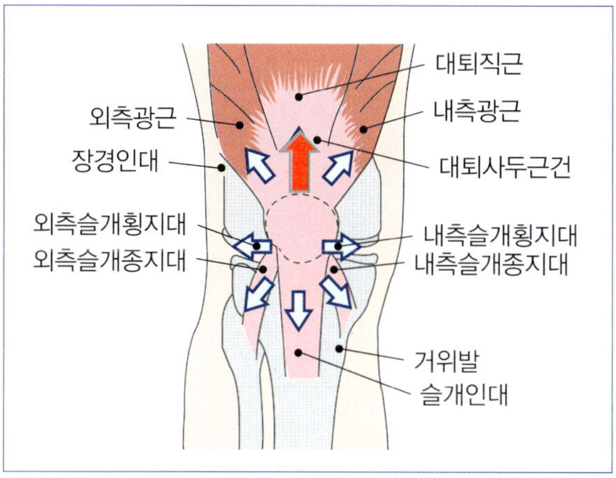

그림 7-4-4 대퇴직근의 과긴장[15)]

● 거위발염(pes anserine bursitis)(그림 7-4-5)

과긴장근 : 반건양근, 박근, 봉공근, 고관절 내전근군, 고관절 내회전근군

약 화 근 : 대둔근, 중둔근, 고관절 외회전근군

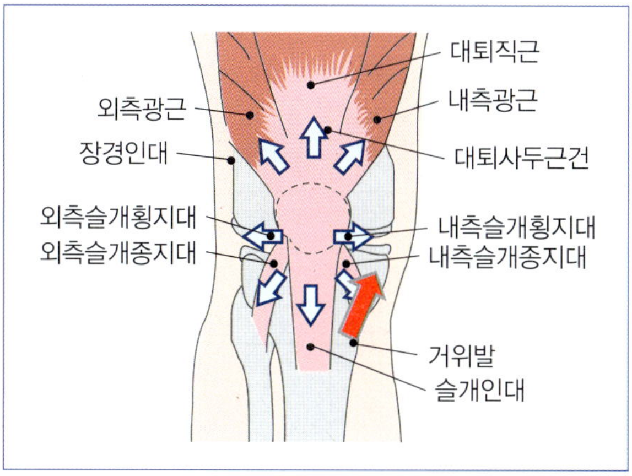

그림 7-4-5 반건양근, 박근, 봉공근의 과긴장[15)]

② 단관절근육과 다관절근육의 불균형이 관절운동 중심의 이상을 일으키는 경우

일반적으로 단관절근육은 약화되기 쉽고, 다관절근육은 과긴장되기 쉽다(그림 7-4-6).

①에서 설명한 바와 같이 다관절근육의 과긴장은 건부착부에 스트레스를 주는 것과 동시에 관절운동에서 단관절근육과의 근육 불균형을 일으킨다. 이 근육 불균형은 관절운동 중심의 편위를 일으켜 퇴행성 관절증이나 변형 등 관절 기능장애의 원인이 된다. 또한, 단관절근육의 약화는 더 많은 다관절근육의 과사용을 일으켜 악순환을 유발한다(그림 7-4-7).

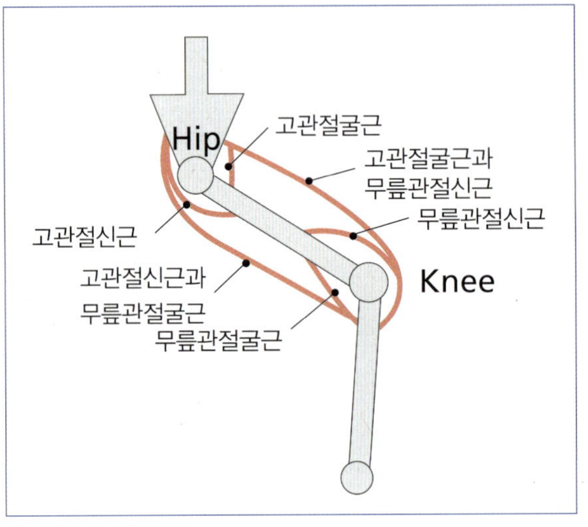

그림 7-4-6 대퇴부에서의 단관절근육과 다관절근육[9]

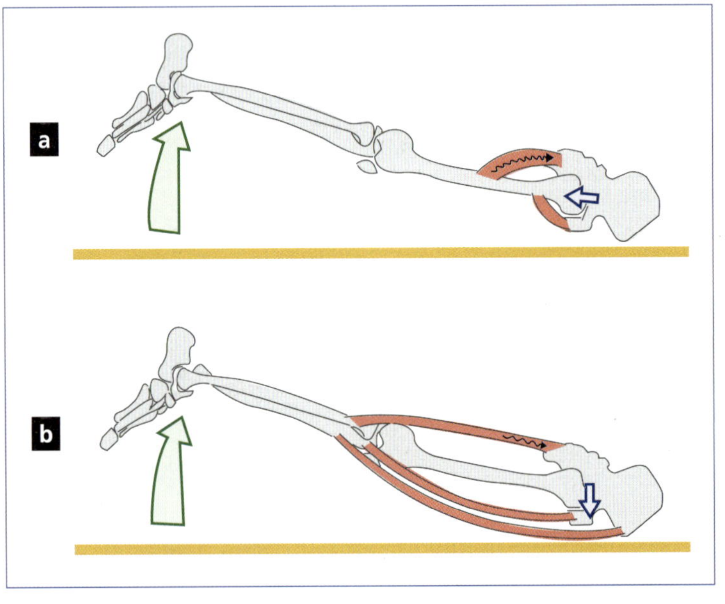

그림 7-4-7 고관절의 대둔근과 햄스트링의 불균형에 의한 관절운동 중심의 이상[1]

a : 정상적인 신전~대둔근이 우위, b : 비정상적인 신전~햄스트링이 우위

문제점

- 관절운동 중심의 이상으로 퇴행성 관절증의 위험이 높아진다.
- 과긴장근의 손상 위험이 높아진다.
- 관절의 안정성이 저하됨에 따라 퍼포먼스의 저하로 이어진다.
- 운동 시 과도한 에너지 소비를 조장한다.

과긴장근과 약화근

● 대퇴직근의 과긴장과 장요근의 약화

장요근의 상대적 약화와 대퇴직근의 과긴장은 고관절 굴곡 시 골반 후경을 일으켜 요추에 굴곡 스트레스를 주어 추간판장애의 위험이 된다. 또한, 대퇴직근에 과도한 장력이 가해져 슬개건에 스트레스를 주어 슬개건염의 원인이 된다. 고관절에서 고관절 굴곡 시 관절운동 중심의 편위를 일으킨다.

● 대퇴근막장근의 과긴장과 중둔근의 약화

중둔근의 상대적 약화와 대퇴근막장근의 과긴장은 고관절 외전 시 고관절의 굴곡 및 골반 회전이 일어나기 쉬워 요추에 회전 스트레스를 준다.

또한, 고관절의 내전 가동범위를 제한하기 때문에 골프나 야구 베팅 동작에 있어서 선 자세에서의 체중 측방 이동 시 요추에 측굴·회전 스트레스를 가하는 원인이 된다.

고관절에서는 고관절 외전 시 관절운동 중심의 편위를 일으킨다. 또한, 트렌델렌버그 징후 등 관절의 안정성을 저하시킨다.

무릎관절에서는 장경인대에 과도한 장력이 가해져 장경인대염의 원인이 된다.

또한, 슬개골에 대해 내측광근의 장력보다 대퇴근막장근의 장력이 강해지면 슬개골 외측 편위 및 내반슬의 원인이 되어 퇴행성 무릎관절증 등의 무릎관절 통증을 일으킨다.

● 햄스트링의 과긴장과 대둔근의 약화

대둔근의 상대적 약화와 햄스트링의 과긴장은 고관절 신전 시 요추 전만이 일어나기 쉬워져 요추에 신전 스트레스를 가한다. 또한, 햄스트링에 과도한 장력이 가해져 근파열 등의 손상이나 건염의 원인이 된다. 고관절에서는 고관절 신전 시 관절운동 중심의 편위를 일으킨다.

● 대퇴직근의 과긴장과 대퇴광근의 약화

대퇴사두근 광근의 상대적 약화와 대퇴직근의 과긴장은 무릎관절 신전 시 슬개건에 과도한 스트레스를 주어 슬개건염의 원인이 된다. 무릎관절 신전 시 관절운동 중심의 편위를 일으킨다.

③ 주동근과 길항근의 불균형이 운동 패턴의 이상을 일으키는 경우

특정 근육이 과긴장되면 그 근육에 대한 길항근은 상호 억제에 의해 상대적으로 약화되는 경향이 있다. 이 근육 불균형이 지속되면 자세 정렬을 바꿔버림과 동시에 운동 패턴 이상의 원인이 된다.

문제점

- 과긴장근의 손상 위험이 높아진다.

- 과긴장근이 약화근의 활동에 저항하는 브레이크가 되어 약화근의 근출력을 한층 더 저하시킨다.
- 관절의 정렬 이상을 일으켜 인대 손상이나 퇴행성 관절증의 원인이 된다.

과긴장근과 약화근

- 고관절굴근군의 과긴장과 신근군의 약화
  일반적인 대요근은 과긴장이 되기 쉽고, 대둔근은 약화되기 쉽다. 또한, 대퇴직근도 과긴장이 되기 쉽기 때문에 고관절에서는 굴근 우위를 보이며 고관절 신전 제한이 일어난다. 골반은 전경 자세가 되기 때문에 하부교차증후군이 되어 요추에 전만 스트레스를 준다. 대퇴골두 하중면이 전방으로 편위함으로써 퇴행성 고관절증의 원인이 된다. 골반 전경의 좌우차가 있는 경우에는 한쪽 햄스트링에 과도한 스트레스를 가해 근육 손상의 원인이 된다. .
- 고관절 내전근군의 과긴장과 고관절 외전근군의 약화
  내전근군이 과긴장되면 고관절 외전 가동범위를 제한해 고관절 외전 시 요추에 측굴 스트레스를 준다. 또한, 내회전근군과 마찬가지로 보행이나 일어서기 동작 등에서 이른바 Knee-in · toe-out을 일으켜 고관절이나 무릎관절에 스트레스를 준다.

5. 근육 불균형에 의한 기능장애의 치료 전략

근육 불균형이나 관절 불균형의 상호 관계를 고려하여 문제점을 찾아 치료 프로그램을 세운다. 대표적인 치료 테크닉에 대해서는 제3장부터 제6장에 기재하였으니 참고하기 바란다.

치료 프로그램은 다음 항목으로 구성하였다(그림 7-5-1).

① 트리거포인트가 있는 경우 등척성 수축 후 이완기법(PIR)

트리거포인트에 의한 통증이 있는 경우, 갑자기 스트레칭이나 관절 가동범위 운동(ROM)을 하는 것이 아니라 등척성 수축 후 이완기법(PIR)이나 연부조직 모빌리제이션, 근막 이완, 물리치료 등을 이용해 통증 완화와 근육의 이완을 목적으로 하는 치료를 한다.

② 관절의 가동범위 제한에 대해서는 관절 모빌리제이션

Cook의 Joint by Joint Approach[5)]에서 설명한 바와 같이 가동성이 필요한 관절에 가동범위 제한이 일어나면 인접한 안정성이 필요한 관절에 보상운동을 일으켜 그 조직에 스트레스를 가한다. 통증이 있는 부위를 치료하는 것이 아닌 인접하는 관절의 가동범위 제한에 대해서는 관절 모빌리제이션 테크닉을 응용할 수 있다.

예를 들어, 요추의 회전 스트레스를 줄이기 위해서는 흉추의 회전 가동범위 또는 고관절의 회전 가

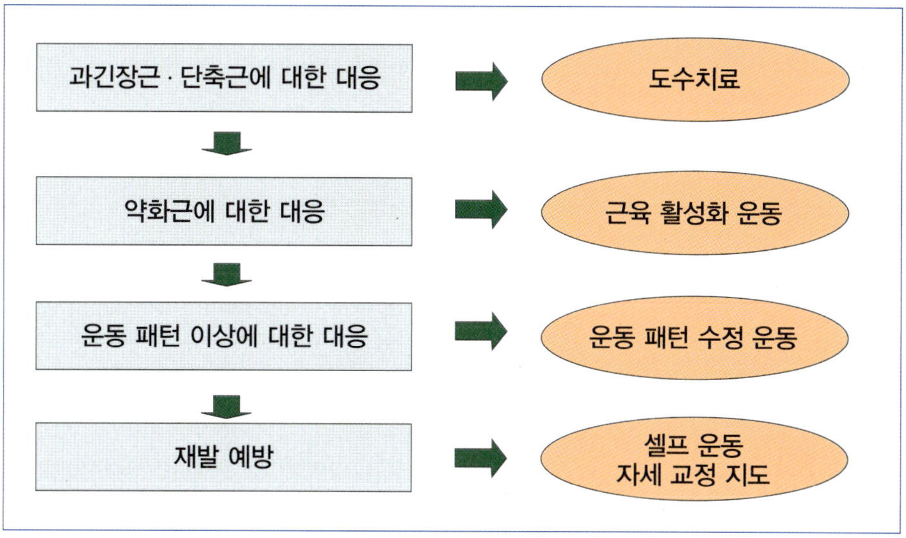

그림 7-5-1 기본적 치료 전략

동범위를 개선한다.

③ 과긴장근의 억제와 수동운동의 가동범위 개선을 목적으로 하는 연부조직 모빌리제이션과 억제를 위한 운동

과긴장근 또는 단축근이 관절의 가동범위를 제한하고 있는 경우에는 연부조직 모빌리제이션이나 근막 이완 테크닉으로 근육의 긴장을 억제하고 가동범위를 개선시킨다. 아울러 상호억제나 협동근 억제 등의 중추신경계 억제를 목적으로 한 운동을 실시한다. 약화근의 활성화 운동이나 운동 패턴의 수정 운동을 하기 전에 수동운동의 가동범위를 가능한 한 개선시킨다.

④ 약화근의 활성화와 능동운동 가동범위의 개선을 목적으로 하는 운동

수동운동의 가동범위가 개선되면 단관절의 능동운동 가동범위를 제어할 수 있도록 연습한다.

주로 단관절근육이 약화되기 쉽기 때문에 근육의 활성화 운동은 대상으로 하는 근육에 수축이 일어나도록 고민하여 보상운동이 일어나지 않도록 해야 한다. 환자의 이해가 필요하며 대상근의 위치를 이해하지 못하는 환자의 경우 이 운동은 어렵다. 부하가 너무 강하면 보상운동이 일어나기 쉽기 때문에 항중력 상태에서 어려운 경우 자세나 슬링 등의 도구를 검토한다.

처음에는 등척성 수축부터 시작해 대상근의 수축이 이해되면 등장성 수축 연습으로 진행한다. 다음으로 대상근의 수축을 의식해서 제어할 수 있는 능동운동 가동범위를 서서히 넓혀간다.

⑤ 이상 운동 패턴의 수정 운동

단관절 운동을 제어할 수 있게 되면 다음으로 스쿼트 동작이나 런지 동작 등 동작 레벨의 제어로 진행한다. 올바른 운동 패턴으로 할 수 있는 것을 목표로 하고, 무엇보다 운동의 질이 중요하다. 부하가 너무 강하면 이상 운동 패턴이 나타나기 쉽기 때문에 환자가 올바르게 제어할 수 있는 부하로 반복 연습한다.

⑥ 안정성이 필요한 관절에 대한 안정화 운동이나 보조기 치료·테이핑

하부 경추·견갑골·요추·무릎관절은 안정성이 필요한 관절이며 위아래 관절에 가동범위 제한이 있으면 보상적 운동이 일어나기 쉽고 안정성에 장애가 발생하기 쉽다. 이들 관절에 대해서는 안정화 운동을 실시한다. 안정화 운동은 단순히 관절의 움직임을 멈추는 것이 아니라 동적인 안정성이 필요하다.

예를 들면, 다리 운동 시 요추에 과도한 움직임이 일어나지 않도록 제어할 수 있는 운동 패턴을 학습할 필요가 있다. 운동 패턴의 반복 연습이 필요하므로, 환자의 동기 부여가 없으면 어렵다. 상태에 따라서는 보조기 치료나 테이핑과 병용해서 실시한다.

⑦ 셀프 운동과 자세 교정 지도 및 일상생활에서의 주의나 지도

일상생활 속에서 부담이 되는 동작을 구체적으로 설명하고 이에 대한 대응방법을 지도한다. 사무작업 등과 같이 같은 자세를 지속하는 경우는 경추·요추에 가해지는 중력 스트레스를 초기화하기 위해서 자세 교정을 지도한다.

물리치료나 도수치료 등 수동적인 치료로 끝나서는 안된다. 치료자가 치료실에서 실시하는 치료뿐만 아니라 환자 자신이 장애의 원인이 되는 일상생활의 습관이나 이상 운동 패턴을 알아차리는 것이 중요하기에 환자에 대한 지도와 교육이 필요하다.

셀프 운동은 획일적인 운동이 아니라 개개인의 문제점에 맞는 개별적인 프로그램으로 지도해야 한다.

참고문헌

1. Sahrmann SA(著), 竹井 仁, 他(監訳) : 運動機能障害症候群のマネジメント. 医歯薬出版, 2005

2. Craig L, 他(著), 菊池臣一(監訳) : 脊椎のリハビリテーション- 臨床マニュアル上巻・下巻. エンタプライズ, 2008

3. Page P, 他(著), 小倉秀子(監訳) : ヤンダアプローチ マッスルインバランスに対する評価と療. 三輪書店, 2013

4. Sahrmann SA, 他(著), 竹井 仁, 他(監訳) ; 続運動機能障害症候群のマネジメント. 医歯薬出版, 2013

5. Cook G(著), 中丸宏二, 他(監訳) : ムーブメント. NAP, 2014

6. Cantu RI, 他(著) : Myofascial Manipulation- Theory and Clinical Application Second Edition. AN ASPEN PUBLCATION, 2001

7. Klein-Vogelbach S(著), 野澤絵奈(訳) : クラインホーゲルバッハのリハビリテーション 機能的運動療法 基礎編. 丸善出版, 2006

8. Kendall FP, 他(著), 柏森良二(監訳) : 筋・機能とテスト–姿勢と痛み– (第4 版). 西村書店, 2006

9. Key J(著) : Back Pain A movement problem. Churchill Livingstone, Edinburgh,2010, p219-263

10. 福井 勉, 他(著) : ジャンパー膝,Osgood-Schlatter 病に対する運動療法, 関節外科15(12), 1996

11. 森 雄二郎(著) : ジャンパー膝, MB Orthop. 9 (10), 1996

12. 世界の腰痛ガイドライン : http://www.tvk.ne.jp/~junkamo/new_page_602.htm

13. Kool JP, 他(著) : Increasing Day at Work using Function-Centered Rehabilitation In Nonacute Nonspecific Low Back Pain:A Randomized Controlled Trial. Arch Phys Med Rehabili 86, 2005

14. Craig L, 他(著), 菊池臣一(監訳) : 脊椎のリハビリテーション 臨床マニュアル上巻. エンタプライズ, 2008

15. Saidoff DC, 他(著): 理学療法のクリティカルパス (下巻) 下肢 症例から学ぶグローバルスタ ンダード. エルゼビア・ジャパン, 2005

16. Greene DP, Robert SL(著), 嶋田智明(監訳): キネシオロジー 日常生活活動の運動学. 医歯薬出版, 2002

17. Travell JG, Simons DG(著) : Trigger Point Flip Charts 1st Edition.Kindle Edition, 2014

18. Liebenson C(著) : Functional Training Hand Book.Wolters Kluwer Health, 2014

19. 荒木茂(著) : マッスルインバランスの考え方による腰痛症の評価と治療. 石川県理学療法 11:3-11, 2011

20. Schultz R.L. et al(著) 鈴木三央 (監訳) : エンドレス・ウエブ 身体の動きをつくり出す筋膜の 構造とつながり. 市村出版, 2010

21. 荒木茂, 他(著) : DVD マッスルインバランスの考え方による腰痛症の評価と治療 - 過緊張の抑 制テクニックと弱化筋の活性化エクササイズ, ジャパンラム, 2011

22. 荒木茂(著) : 非特異的腰痛に対する運動療法. 理学療法 28 : 1366-1374, 2011

23. Kottke FJ(著) : From relax to skill; The training of coordination. Arch Phys MedRehabili 61: 551-561, 1980

24. Osar E (著) : Corrective Exercise Solution Lotus Publishing Chichester England. 2012

25. Gibbons J(著) : Muscle Energy Techniques A Practical Guide for Physical Therapists. Lotus Publishing Chichester, England, 2013

26. Hanny W. J. et al(著) : 頸部深層屈筋群の筋パフォーマンス向上. NSCA, JAPAN, Vol16, No. 4, 2009

27. Finando D 他(著) : Triger Point Therapy for Myofascial Pain The Practice of Informed Touch. Healing Arts Press Rochester, Vermont, 2005

28. Boyel M(著) : New Functional Training for Sports second edition.Human Kinetics, 2016

29. 小田伸午(著) : スポーツ選手なら知っておきたい「からだ」のこと, 大修館書店, 2005

30. 中村千秋(編) : ファンクショナル トレーニング 機能向上と障害予防のためのパフォーマンス トレーニング, 文光堂, 2010

31. McGill S(著) : Low Back Disorders Evidence-Based Prevention and Rehabilitation third Edition. Human Kinetics, 2016

32. 中野 ジェームス 修一(著) : 青学駅伝チームのコアトレーニング&ストレッチ, 徳間書店, 2015

33. Darnell MW(著) : A Proposed Chronology of Events for Forward Head Posture. Journal of Craniomandibular Practice/Physical Therapy Sept. /Nov. 1983, Vol. 1, No. 4

34. Cailliet R, 他(著) 荻島秀男 (監訳) : 肩の痛み 原著3版. 医歯薬出版, 1992

35. Brügger A(著):Lehrbuch der funktionellen Störungen des Bewegungssystems. Zolikon, Brügger -Velag, 2000

36. Kubalek-Schröder S(著) : Funktionsabhangige Beschwerdebilder des Bewegungssystems. Springer, Berlin, 2003

37. Liebenson C (著) : Mid-Thoracic Dysfunction A key Perpetuating Factor of Pain in the Locomotor System. Dynamic Chiropractic 19: 19, 2001

38. 荒木茂, 他(著) : マッスルインバランスの考え方による腰痛症の評価と治療. 三輪書店, 2012

찾아보기

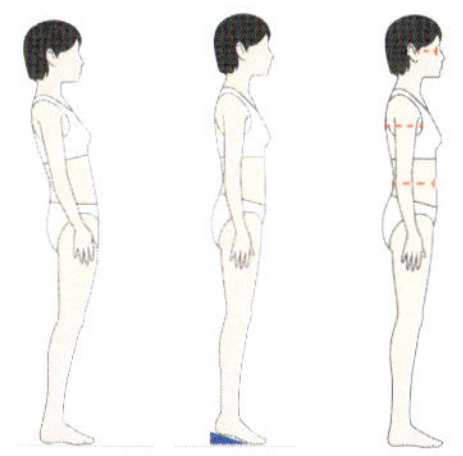

• 한글

ㄱ

ㅈ

ㅊ · ㅋ · ㅌ · ㅎ

• 영문

A · B · C · D

E · F · G · H

I · J · K

L · M

P

Q · R · S

T · U · V · Y

• 기타